全国中医药行业高等教育"十四五"创新教材
河南省"十四五"普通高等教育规划教材

中医思维学

（供中医学类等专业用）

主　编　李根林　禄保平　王海莉

全国百佳图书出版单位
中国中医药出版社
·北　京·

图书在版编目（CIP）数据

中医思维学 / 李根林，禄保平，王海莉主编 . —北京：中国中医药
出版社，2022.8

全国中医药行业高等教育"十四五"创新教材

ISBN 978-7-5132-7755-6

Ⅰ . ①中… Ⅱ . ①李… ②禄… ③王… Ⅲ . ①中医学—
思维—中医学院—教材 Ⅳ . ① R2-05

中国版本图书馆 CIP 数据核字（2022）第 156385 号

中国中医药出版社出版

北京经济技术开发区科创十三街 31 号院二区 8 号楼
邮政编码 100176
传真 010 - 64405721
三河市同力彩印有限公司印刷
各地新华书店经销

开本 787×1092 1/16 印张 14.75 字数 332 千字
2022 年 8 月第 1 版 2022 年 8 月第 1 次印刷
书号 ISBN 978 - 7 - 5132 - 7755 - 6

定价 58.00 元
网址 www.cptcm.com

服 务 热 线 010-64405510
购 书 热 线 010-89535836
维 权 打 假 010-64405753

微信服务号 zgzyycbs
微商城网址 https://kdt.im/LIdUGr
官 方 微 博 http://e.weibo.com/cptcm
淘宝天猫网址 https://zgzyycbs.tmall.com

如有印装质量问题请与本社出版部联系（010-64405510）

全国中医药行业高等教育"十四五"创新教材

河南省"十四五"普通高等教育规划教材

《中医思维学》编委会

主　　审　王庆宪（河南中医药大学）

主　　编　李根林（河南中医药大学）

　　　　　禄保平（河南中医药大学）

　　　　　王海莉（河南中医药大学）

副 主 编　王剑锋（河南中医药大学）

　　　　　蔡长友（安徽中医药大学）

　　　　　林永青（河南中医药大学）

　　　　　孟　复（河南中医药大学）

　　　　　任聪颖（河南中医药大学）

编　　委　（以姓氏笔画为序）

　　　　　王晓辉（河南中医药大学）

　　　　　牛　乐（河南中医药大学）

　　　　　田　丰（河南中医药大学）

　　　　　史晶晶（河南中医药大学）

　　　　　刘容畅（河南中医药大学）

　　　　　孙河龙（河南中医药大学）

　　　　　许菲斐（河南中医药大学）

　　　　　张　娟（河南中医药大学）

　　　　　徐向宇（河南中医药大学）

　　　　　宰炎冰（河南中医药大学）

　　　　　樊　香（河南中医药大学）

编写说明

　　中医药高等教育是在现代科学文化环境中，对打下现代科学文化基础的高中毕业生，实施中国传统文化和传统中医学的教学。巨大的文化反差使中医学生处于极度的学习困惑之中，困惑的症结是不理解古代医家认知思维的特点和规律。如果中医学生在不理解中医知识、理念、理论和临床技艺的情况下学习，是很难步入中医学殿堂的。

　　解决中医学生学习中医学困难的重要途径之一，是注重培养中医学生的中医思维能力。近年来国务院办公厅和教育部等有关部门多次发文阐述中医教育强化中医思维能力培养的重要性。

　　所谓中医思维，是指主要运用中国传统文化的知识认识和解决人的健康及疾病问题的思考活动，中医思维学则是揭示中医思维的本质、特点和规律的系统理论和实训体系，是贯穿于中医学基础、中医经典、中医临床课程教学的核心因素，是培养中医学生中医思维能力的基础性知识体系。

　　中医临床医生应当运用中医思维诊治疾病和指导人们的健康行动，中医学生应当遵循中医思维的规律学习中医学，正是基于上述出发点，我们从二十世纪八十年代开始进行中医思维学研究，于1990年在重庆出版社首次出版《中医思维学》学术专著，提出并创立了中医思维学体系，在积累了一定量的中医专业教学经验、教训的基础上，针对中医学生学习中医学的需要，我们在重庆版的基础上修编为高等中医药院校特色教材《中医思维学》，于2006年在人民军医出版社出版，并于当年在河南中医药大学的中医学类本科专业开设特色课程，受到中医学生们的欢迎。在总结八年中医思维学教学经验的基础上，针对教学中出现的新问题，我们又调整了部分内容结构，于2014年在河南科学技术出版社再次以高等中医药院校特色教材的模式出版《中医思维学》。至今年，中医思维学教学已历经十七年。近年来，我们扩充并优化研究、编写和教学队伍，针对中医学生在学习中医学中出现的新问题，再一次调整了 2014 年版的结构，充实了内容，完成了新版《中医思维学》教材的编写，被河南省教育厅遴选为河南省"十四五"普通高等教育规划教材。

本教材编写的宗旨是针对中医学类专业大学生学习传统中医学的困难，引导中医大学生了解中医学的文化特点、理解中医学的认知思维规律、掌握中医学的学习方法，为学生们架起一座从现代科学文化通向中国传统文化、通向传统中医学的桥梁。

本教材的主要内容：首先，引导中医学生认知中医学与中学文化课的文化差别，学习中医学需要中国传统文化的知识基础，而学生们正是缺少应有的基础；其次，进行中医思维学的学科论证；其三，论述中医思维的文化基础及其活力，阐述中医学的文化特点和科学本质；其四，运用中医思维学的理论分析中、西医学的殊途异道的认知根源，寻找中医理论的思维桥梁，描述中医临床思维的过程和特点；最后，从认知思维的角度阐述中医思维的传承及中医思维能力的训练。

本教材的突出特点是引导中医学生从人类认知思维的层面了解中医学与中国传统文化的内在联系；理解中医学与西医学是在两种文化环境中，经过不同的认知思维之路创造的两种医学体系。告诉中医学生不仅要理解中医学知识点讲的"是什么"，还要了解"为什么"，即懂得古代中医为什么如此认识人的健康和疾病问题；更须知道将来要"干什么"，应准备着用自己的实际行动践行中国传统文化，为传承中医学而奋斗。

本书作为一门与中医学有着立体结构关系的知识体系，适用于中医药高等教育中医学类专业的基础或通识教育，也适用于中医药学相关专业选修性教学；是广大中医临床医生坚定中医文化自信、坚守传统中医理念、坚持中医特色的重要参考读物，还可作为广大中医文化爱好者了解中医学的文化性入门读物。

本教材编写由李根林、禄保平、王海莉、王庆宪共同列出提纲，经编委会反复沟通、论证而定型，王庆宪对全书的编写提出具体要求。第一章由王海莉、史晶晶、许菲斐编写；第二章由王海莉、樊香、刘容畅编写；第三章由李根林、牛乐、宰炎冰编写；第四章由禄保平、孟复、王晓辉编写；第五章由王海莉、孙河龙、徐向宇编写；第六章由李根林、任聪颖、樊香编写；

第七章由王海莉、王晓辉、张娟编写；第八章由禄保平、蔡长友、孙河龙编写；第九章由王剑锋、林永青、田丰编写。最后由王庆宪将全书各章节逐一审定编写。

《中医思维学》编委会

2022 年 6 月

目 录

第一章　通向中医学的认知桥梁　▷▷▷▷

现代中医教育是在现代科学文化环境中，向中医学生传授传统中医学的教学。对于刚刚走出中学校门进入中医药高校的中医学生来说，文化的反差使学生们处于困惑的境地，因为学生没有足够的学习中医学的文化基础，已有的文化基础与要接受的中医学之间存在着认知鸿沟，如果认识不到这种鸿沟的存在，采用学习现代科学文化的认知模式学习中医学，必将难以达到中医教育的目的。

第一节　中医学生的认知鸿沟

中医教学是向中医学类专业学生传授传统中医学的一种社会实践，是一种文化的传递过程。学生们在学习过程中接受教师传授的知识，却由于所学知识与文化基础存在着文化的时代差异，使中医学生的学习出现了一定的障碍，其障碍就是认知的鸿沟，是时空的跨度、文化的跨度和认知的跨度。

一、认知的时空跨度

文化的产生、传承和利用是在一定的时间和空间的变化发展中进行的，在现时代学习传统的中医学就存在着时空的跨度。中医大学生只有认清时空跨度才能比较顺利的进入学习状态。

1. 专业学习的文化定位　中医学类专业的大学生，首先要进行自我文化定位，即先搞清楚如下问题：从哪来、来到的是什么地方、来干什么、将来到哪去等。

第一，从现代科学文化环境而来。进入中医药高校的中医学生，从小就生活在现代科学文化环境中，在家有现代化生活条件，玩的是现代高科技玩具，住的是现代技术盖的房子，坐的是汽车，看到的是当下快速变化的社会等，所有这些事物的观察和认知大多是在父母和老师利用现代文化引导下进行的；到学校学文化，从幼儿园到小学，从小学到初中、高中，学的都是以现代科学文化为主的知识，即使是高中阶段的文科生也没有打下学习中医学所必要的中国传统文化基础。

第二，来到的学校不是以学习现代科学技术专业为主的现代教育环境，而是来到了传承中医药文化的殿堂，主要学习中国古代的知识、理论和技术。

第三，来到这里要接受中国传统文化、传统中医学理论及技术的教育，掌握传承传统中医学的基本能力。这类专业的学习活动是围绕着培养传统中医人才，实施以中医专业课为主体的教学程序。中医学生进行专业学习的目标，是努力使自己成为能主要运用中国传统文化的知识认识和解决人的健康及疾病问题的专门人才。

第四，将来要从事的职业是社会健康事业，施展从专业教育中学到和掌握的专业能力，即运用中华民族抗击疾病和寻求健康的理论、理念及技术，服务于我国乃至世界民众的健康。

进行这样的文化定位是非常重要和必要的，它使学生认识到已有的文化知识尚不能适应中医学类专业的学习，理解了所学专业的文化性质与已学文化的区别，从而理性地认识到为达到学习目标所具备的条件，尤其要深刻认识在通向目标的道路上不具备什么条件，还存在什么困难，然后认真寻找克服困难的途径和方法。

2. 学习内容的时代反差　在现代高等教育环境中学习中医学，存在着巨大的历史与时代的反差，主要表现在年代的久远、社会生产力水平和生活水平的变化等。

其一，年代已久远。现在入学于中医学类专业的学生多是二十一世纪以来出生的，而要接受的知识和技术，却是两千多年来中医人创造的文化，中医学经过了数代人的传承，经过了千百万人的实践与思考的升华，经历了若干朝代的变迁，经过了无数次社会流行性疾病的磨难。

其二，古老的社会。现在的中医大学生所处的是高度文明的社会，而中医学形成和发展的历史时代是人类进入文明时代不久的古代社会，那是现代大学生相当陌生的古老社会。

其三，体质的不同。医学是关于人的身体的学问，现代中医大学生所看到的、所接触的都是现代的人，所熟悉的是现代人的体质，更了解现代人发病、病情和治病的规律。而古代人们的体质如何，身高、胖瘦等是怎样的已不可能获得感性的认识；那时人们的健康状态是怎样的，他们发病、病情及治病的规律等只能凭借记载去想象，而不可能获得实际考察的第一手资料。

3. 社会环境的反差　中医大学生们熟知的社会环境是现代科学、现代技术、现代文明综合体现的现代社会，而中医学形成和发展年代的社会环境却与现时大为不同，存在着巨大的环境反差。

（1）生存、生活条件的反差　中医大学生熟悉的现代人生存、生活的条件是现代化的，饮食不缺，吃得饱，吃得好，冬可保暖，夏可乘凉，寒暑可避等。而学中医应当了解的古代社会的生存和生活条件与现时条件存在着天壤之别。两千多年以前的中国古人居住所是茅草房，冬不能御寒，夏不能遮暑，劳动的体力付出大，饮食物的质量和饥饱程度达不到生存的基本要求。在这种环境下生活的人们，其健康和疾病发生、发展状态及表现规律使中医学生很难理解。

（2）科学、技术条件的反差　中医大学生所熟悉的社会环境是现代社会的主体文化，现时代的技术环境处处是高科技，从衣食住行到生产劳动，再到游玩享乐等都是高科技的展现。而在中国古代，人们不知道什么是科学，与人们生存、生活关系密切的技术很有限，人们的社会文化生活简单而贫乏，当时的科技水平很难为诊断和治疗疾病提供有力的帮助。

（3）社会生产力条件的反差　中医学生熟悉和理解当下社会生产力，却不知道古代中国社会的生产力，尤其不理解在当时的社会生产力条件下，古代的中医人为什么能创造出值得现代人学习和传承的中医学。这些问题不解决，学生们很难领悟中医学的真谛。

二、认知的文化跨度

文化跨度是现代科学文化环境下学习中医的最大鸿沟，它包含两个层面的文化跨度：一是现代科学文化与中国古代科学文化的跨度；二是中西文化的跨度。

1. 环境文化的跨度　环境文化是指与中医学相关的三种不同性质的文化环境：其一是中医教育所处的文化环境；其二是学习中医学所需要的文化环境；其三是中医学产生和发展过程中所经历的文化环境。环境文化跨度是中医学生学习需要跨越的文化环境隔阂。

（1）从现代科学文化环境到学习中医学应有的文化环境　中医学习实践中的学生们必须认清一个现实，现代中医教育是在现代科学文化环境中，实施的古代中国传统中医学的教学，中医专业课教学以外的文化环境全是现代科学文化，生活中的现代文化很容易影响学习中医学必要的中国传统文化氛围，如果忽视这个问题的存在，必然淡化中国传统文化的氛围，影响对中医学理论、理念和知识的正确认知。因此，中医专业课的学习一定要努力营造适合于中医学知识点认知的文化氛围。

（2）从现代科学文化环境到中国传统文化环境　中医学是在中国传统文化的环境中形成和发展的专业文化体系，中医专业课的学习应当熟悉和了解中国传统文化的特点和规律，熟悉中国古代人认知思维的特点和过程，理解中国传统文化与现代科学文化的本质区别，只有这样才可能理解中医学理论、理念和知识的内在含义，才可能真正学到中医学。

（3）必须跨越的环境文化鸿沟　跨越环境文化的鸿沟，是指在中医专业课学习的过程中，学生应当跳出生活中的现代文化环境，否则不能主动进入中医文化的氛围，则难以理解中医学的知识点。在中医专业课学习的同时，还进行着西医学专业课的学习，而现代文化环境又有利于西医专业课的学习。更困难的是，西医专业课和中医专业课都是讨论同样的关于人的机体及其健康、疾病问题，如果不能有效地跳出现代文化、西医学的文化环境，西医课的学习必然干扰对中医知识点的正确理解，进而难以达到中医专业课学习的目标。

2. 文化基础不适应　中医大学生在中学阶段打下的是现代科学文化基础，学习中医却需要中国传统文化的知识基础，文化基础的不适应是学习中医专业知识遇到的实际困难。

（1）已有的文化基础与学习中医学没有递进关系　任何一种学习，任何新知识的获得都是在一定文化基础上进行的；已有的文化基础与新学的文化应具有递进关系；文化基础与学习的文化应具有文化形态的同构性。中医学的学习，对中医理论的理解、中医药技术的掌握，都需要一定的文化知识基础，但中医学上在中学阶段打下的是现代科学文化基础，这样的文化基础与中医学不存在文化形态的同构性，也不具备学习过程的递进关系。如果认识不到这个问题的客观存在，并且不能正确处理，必然影响中医学的学习效率。

（2）缺少学习中医学的文化基础　学习中医学必要的文化基础是中国传统文化，但是从中学毕业走进中医高校的学生却没有打下足够的中国传统文化基础，高中理科生打下的都是以数学、物理学、化学等为主的西方近代自然科学文化基础，他们对中国传统文化知之甚少，远不能满足学中医的需要；高中文科生虽然比理科生多掌握一些中国传统文化的知识，在学习中医学的过程中比理科生稍有优势，但总体上还是属于现代文化基础。他们共同缺少的是中国传统文化知识基础，缺少对中国传统文化认知思维特点和规律的了解，缺少对文化基础与学习关系的认知。

（3）难以克服的学习负迁移现象　学习心理学认为，在学习新知识的过程中，已有的知识基础对理解新知识产生一定的作用，这种现象被称为学习迁移现象。如果已有的知识对理解和掌握新知识具有促进和帮助作用，属于学习的正迁移；反之，为学习的负迁移。中医学生在学习中医专业课时不自觉地利用已有的现代文化基础理解中医学的知识点，却不能获得正确的认知，例如利用已知的生物学知识认知中医学的藏象学说时，常常错解中医学的原意，就是学习的负迁移。

3. 文化性质的跨度　中医大学生的文化基础是现代科学文化，而中医学属于中国传统文化，两种文化存在着文化形态的跨度，中医专业课的学习应当从以下几个方面认识这个问题。

（1）两种文化性质不同　中医学属于中国传统文化的范畴，而中医学生已有的文化基础属于西方近代科学文化的范畴。前者是中华民族在中国古代自给自足的自然经济条件下创造的文化体系，后者是西方人在近代以来大工业生产为主的经济条件下创造的文化体系；前者是距今两千多年前的中国古代的文化，后者是六百年以来西方人创造的文化；前者是以社会文化为主体的文化体系，后者是以自然科学为主的文化体系；前者关于自然的文化，表现出有机动态自然观，其理论结构没有表现出抽象的逻辑关系，后者的自然科学表现出构造性自然观，其理论结构体现出抽象的可演绎的逻辑关系。

（2）应当正确对待文化的跨度问题　在现代科学环境中学习传统的中医学，中西文化和古今文化的跨度是必须面对的现实问题，是绕不过的客观问题，正确的态度是正视文化跨度问题的存在，加强文化问题的研究；学生们在学习、认知和理解中医学的理论、理念和技术时注意中西文化的区别，同时注意中国传统文化知识的补充。

（3）应当努力获得驾驭中西文化的能力　在现代科学文化环境中学习中医学，中西文化的碰撞是不可避免的问题。所谓中西文化碰撞，是指中西文化对同一事物的不同认知和解释，在人们的认知过程所形成的矛盾心理。在中医专业课的学习过程中，西医学专业课也同时开设于中医专业学习的学业中，人体的结构、功能、健康和疾病等是中西医专业课都需认知的问题，中西医对同一事物的不同解释必然引起学生的矛盾心理，却由于已有的文化基础有利于学子们对西医学的认知，教学中又有实验课的支持，学生必然相信西医学的解释，而疑惑于中医学的解释。学生们一旦产生对所学内容的怀疑心理，其认可程度则大为降低，学习的效率必然受到影响。因此，驾驭中西文化是现代中医大学生必须注意提高的能力。

三、认知模式的跨度

认知模式是指学生在学习新知识时所表现的思维方式。中医学生在中学阶段形成并在现代科学文化环境中得到强化的认知思维模式，不适用于学习中医学，学生们必须逐渐掌握能够有效学到中医学的认知思维模式。这是一种难度更大的跨越。

1. 认知思维模式 认知思维模式是文化形态构成的重要因素，不同的文化体系表现出不同的认知思维模式。中医学属于中国传统文化，古代中医人表现出同构于当时社会文化环境的认知思维模式。

（1）熟知的认知思维模式 中医学生熟悉的认知思维模式是现代科学文化的认知模式，其基本形式是以抽象逻辑推理为主导的思维模式。它建立在构造性自然观基础上，善于从物质世界内部结构观察客观事物，主张在物质世界微观条件下，分层次的静态、定性、定量分析事物。在这种认知思维前提下形成的关于认识对象的理论，具有严密的抽象逻辑结构，表现出以抽象概念为基本单位的理论体系。其中的概念具有同一性，概念之间的关系既可演绎又可推理。在这种熟悉和习惯认知思维模式的支配下，中医学生在学习、理解中医理论知识点的过程中，总是寻找事物的物质实体，总是寻找中医理论的抽象逻辑关系，其认知结果很难正确理解中医学相关知识点的本意。

（2）陌生的认知思维模式 中医学所展现的认知思维模式既不具备抽象逻辑思维的规律，又不是从物质世界的内部结构观察和研究人体；而是主要在人的整体机体活动状态下，依靠中医人的宏观感官，获得机体表现于外的信息，借助想象、联想和形象性构思，揣摩机体内部的动态。这种思维模式是学生们从来没有接触过的认知方式，也不知道这种认知方式的思维特点和规律，更不知道怎样寻找能够帮助自己学到中医学的认知方法和途径。

（3）必须掌握的思维模式 进入中医专业学习传统中医学，必须努力了解和逐渐掌握能学到传统中医学的认知思维方式，因为这种思维方式是古代中医人创造中医学的桥梁，他们在当时的生产力和科学条件下，在中国传统文化的环境中，只能充分利用自身的感知能力，在人体的活动状态下主要通过"司外揣内"的认知方法，认识人体的生命、结构、健康和疾病，寻找抗击疾病和保持健康身体的有效措施。在现代科学思维环境中学习古老而传统的中医学，必须掌握中医学的思维本质、特点和规律。

2. 陌生的认知活动 中医学生在中医专业课学习过程中经历两种陌生的认知，一是陌生于古代中医人对事物的认知思维，二是需要用陌生的认知思维方式理解中医学的知识。其具体表现如下。

（1）不理解古代中医人的认知 中医学生习惯了现代文化的认知思维方式，初始接触到中医知识时，怎么也不理解古代中医为什么会这样想问题。例如："心"不是指心脏吗？怎么还"主神明"呢？怎么有思维功能呢？不是人的大脑管思考吗？生物学知识和解剖学都认为人体的躯干分为两腔，由膈肌将其分为上腔和下腔。中医学却将人体的躯干分为"三焦"，而且认为三焦主通调水道，三焦里还可以"气化"等。古人怎么能这样认识人体？他们这样认识的根据是什么？等等。类似这样的疑问在学习中处处可见，这些疑问和不理解是中医学生学习中医学的巨大障碍。

（2）难以理解的中医理论　中医学生习惯于运用抽象思维和逻辑演绎的认知方式理解中医理论，疑惑于中医理论在阐述人体结构和功能时为什么不描述人体内结构的形态，为什么中医理论的阐述不能用演绎思路去理解、用推理的办法延伸理解，为什么中医理论的名词含义不具有同一性，如心为"五脏"之一而属"阴"，为什么在阐述心与肺的关系时心又属阳等问题。不能正确理解中医理论的内在含义，是很难系统学好中医学的。

（3）难以建立起中医思维模式　如果在中医专业课学习或阅读中医教材、文献时不能正确理解其中的含义，也难以系统掌握中医理论的体系。值得注意的是，出现上述困惑的情况并不只表现在少数人，是大部分中医学生都存在的问题。他们应对的办法是背诵，背教材、背知识点释义、背往年的试题，以求顺利毕业。这是目前中医教育存在的最大、最需要解决的问题，问题的核心是难以通过中医专业课的学习使学生们建立起中医学的认知思维模式。

3. 文字、语言的变迁　文字和语言是学习中医知识的工具，但由于历史年代的跨越和文化性质的不同，中医学生很难在短时间内掌握古代汉语言文字的理解能力，学生们陌生于文字的原意，生疏于语言表达的规律。这是由于时代和文化的发展，从客观层面出现的认知和理解古代中医知识含义的障碍。

（1）汉字古今含义的变化　现代文化条件下的中医大学生熟悉的是现代简化字，进入中医专业学习需要阅读中医教材、中医经典著作选读、中医经典原著及古代名医医案等中医文献。第一关是繁体字的障碍，这一关经过不长时间的努力比较容易克服。难以克服的是第二关，即大量的汉字在原文中的含义。其中有两难：一是文字的单音词含义，学生总是按现代汉语的词意理解文中之义；二是中医学有关阐述中的两个单音词本是分别表示不同的含义，学生中很容易将它们认作现代汉语的一个词去理解。

（2）语言表达方式的变化　入学于中医学类专业的大学生们已经习惯于概括性、抽象性的语言表达方式，当学习中接触到一个事物时，学生们习惯于寻找关于事物的形式化定义，认为只有获得相关事物的定义才能理解事物的本质。但是在中医理论的阐述中，很难找到关于事物的形式化定义，看到的是关于事物活动及其关系的个性化描述，很难从中找到作者的认知思路。

（3）语言、文字承载的认知规律　文字承载着语言表达的内容，语言又反映着古代中医人对认知事物的把握，他们在中国传统文化环境中不可能走出如西方近代科学那样的认知思维之路，却表现出具有中国文化特色的认知规律，并将这个规律充分地体现在中医思维的各个环节。

4. 寻找中医认知思维的桥梁　现代科学文化与以中医学为主体的中医文化有着认知思维的鸿沟，如果无视它的存在则不可能理解、把握和有效利用中医学为人类的健康事业服务。欲真正地学到中医学，得到传统中医学的真谛，必须注重中医学认知思维本质、特点和规律的研究，揭示古代中医认知思维之奥秘，才能为学到、学好中医学架起一座认知思维的桥梁。

第二节　中医教育是现代教育环境中的特殊教育

一、中医教育

（一）中医

什么是"中医"，不能简单地解释为"中国的医学"。"中医"一词有两层含义：一层是指从事中医职业的人，即从事中医医学活动的人，以中国传统文化为知识基础，能主要运用传统中医学的理、法、方、药从事医疗活动，能运用传统中医学的理论、理念为民众指导健康行动的专业人员；另一层含义泛指与中医有关的人和事，如中医人、中医医疗活动、中医学、中医药文化、中医事业等。本节主要在职业群体层面讨论中医。中医是一个充满活力的专业群体，一个创造社会效益的专业群体，一个传承传统中医学的专业群体。

1. 充满活力的专业群体　中医在古代中国形成一个专业群体之前，社会上思考关于人的健康和疾病的认知及实践，存在于中华文化的混沌体中。职业的独立使他们有了专属认知对象，在距今五千多年以前，他们与中华民族共同进入文明时代，开始创造属于中国传统文化一个重要组成部分的中医药文化，成为创造中华优秀文化的方面军。

因此，"中医"的本质含义是以中国传统文化为知识基础的专业群体，是主要运用中国传统文化的知识认识和解决人的健康及疾病问题的专业群体。之所以称为"中"医，主要因其与同时存在于我国医疗卫生事业内的西医有着文化与认知本质的不同。其一，医学实践活动依据的文化基础不同。西医依据的文化基础是西方近代自然科学，如物理学、化学、生物学等，从事西医的人主要依据这些文化知识、理论和技术认识和解决疾病及健康问题；而自古以来在中国大地上从事医疗与健康的中医专业者主要以中国传统文化为知识基础观察大自然，观察人体及其活动，观察人与大自然的关系，进而依据宏观观察到的信息，揣摩人体内的功能活动和异常变化。其二，基本认知观不同。西医对人体疾病与健康的认知，是在自然科学构造性自然观的支配下，通过对人体实体形态结构及功能的观察、测量、测试等微观静态检查，形成以人的机体结构和功能为对象的抽象概念体系；而中医对疾病和健康问题的思考，是在中国传统文化的有机动态自然观的指导下，依据人的机体在活动状态下表现于外的信息，揣摩体内的动态。其三，基本认知思维模式不同。西医主要是以抽象概念为基本单位的抽象逻辑思维模式，其理论都具有可演绎的逻辑关系；而中医在思考人体的功能活动和疾病状态时，运用的是以形象思维为主导的思维模式，中医理论体系不具有可演绎的抽象逻辑关系。

由上可见，中医的本质含义是"中"，是以中国传统文化为知识基础，在有机动态自然观的指导下，运用以形象思维为主导的认知思维模式，从事关于认识和解决人的健康及疾病问题的社会实践的专业群体。

中医这个专业群体非常勤于思考，在西方医学传入中国之前，社会上并没有用"中医"这个词来称谓他们，他们早在人类社会实践的初次大分工之后，就已经形成了一个专门思考和解决人体的健康与疾病问题的群体。当他们从混沌的社会实践体系中分离出来以后，就以社会广大民众的健康为己任，勤于思考、勇于实践，为中华民族的繁衍昌盛作出了特有的贡献。

在抗击疾病和寻求健康的实践中，自古以来的中医人总是不局限于现象，不停留在表面，不拘泥于经验，充分发挥思维的活力，不断把中医事业推向新的发展阶段。

不了解中医的人们常常认为中医对疾病的认识只限于现象，没有深入事物的本质；其实古代中医正是透过现象寻找事物的本质。思维是实现理性跨越的桥梁。例如中医通过望、闻、问、切等检查手段，感觉到的虽是患者发热、恶寒、咳嗽、脉浮的现象，但在他们的认知中把握到的却是患者感受风寒之邪、肺气失宣的疾病本质。正是思维活动使中医实现了从现象到本质的飞跃。

不理解中医的人们还认为，中医对疾病和人体的认识没有深入人体的内部。其实中医认为人体的活动"有诸外必本诸内"，体外的表面现象只是体内活动的外现。中医正是依据人体在活动状态下表现于外的征象，经过特有的思考活动，揣摩到体内的情况。例如患者数日不大便、腹痛拒按、发热、谵语、舌红、脉实等虽是机体的表面病情，中医仍然借助思维的力量，把握到体内的宿食与热邪相结于中下焦的病机。可见，古代中医并非只凭经验，也不是只观察表面，他们从来没有停止对客观事物的思考，当经验积累到一定量以后，勤奋的思考使他们将经验升华为理论，丰富多彩的中医各家学说、浩瀚的中医理论等都是历代中医在丰富的临床经验基础上，经过一系列思维活动创造的理论体系。

2. 创造社会效益的专业群体 在中国古代社会文化的环境中，中医这个群体虽然属于文化人的大群体，但其社会活动却不以舞文弄墨为主，而是一个注重实践、注重技术、践行理论，以取得客观现实效益为准则和目的的实践性群体。

在中国古代社会文化活动中，人们把中医称为"先生"，意为有文化的人。但这个文化群体不像其他文人那样以读书著文为主，而是在读书的同时，注重联系实际，将民众疾苦作为实际观察对象，以为民众除疾健身为实务，始终站在社会抗击疾病的最前线。每逢天降疠气，民病丛生，古时中医人总是不顾生命危险忙碌于疫区，依据先人的遗训，观察现实的病情，摸索抗击疾病的方法；每逢战乱四起，民不聊生，他们仍然以解民之疾苦为己任，以最大的努力减轻战乱给民众带来的创伤；在无疫无乱的祥和年代，古代中医人有了较多的时间思考实践中遇到的问题，并寻找防病强体的方法，有时他们用自己的身体作为试验客体，在理论的指导下摸索适应自然、调节自我等养生保健的途径和方法，同时指导广大民众的健康行动，从而为后世留下了丰富的保持健康身体的宝贵财富。

古代中医群体又是社会优秀文化的践行者。中国传统文化的主体是社会文化，突出体现着人本主义精神，无论是中国古代自然哲学，还是中国古代宗教理论，均将对人的研究、对人生的感悟等作为中心议题。中医群体既是中国传统文化的认知者、创造者，又是中国传统文化的践行者，是他们将空洞的人本主义说教引入对人机体的认知，或作为寻找疾病发生、发展的理论依据，或作为指导调理人体活动、恢复健康的实践标准。其实践的结果及对中医学的发展又充实着古代精神文化的内涵。例如道家思想关于"自然无为""致虚守静"及逍遥自在的理论和人生感悟，是中医在临床实践中寻找疾病原因、疾病机制和调理机体活动的重要依据，从而将道家学说空洞的说教充以实践的内容，从另一个方面极大地丰富了道家思想的内涵。此外，中国古代民俗文化本来是只在民间流传的文化形式，是中医人将广大民众对日常生活行为的认知、感悟，运用于认识人体疾病和追求健康的实践，又以实践充实了民俗文化的内容。

坚持实践第一的原则，是历代中医从事中医医学活动的准则。其一，历代中医人坚持实践出真知的原则。在古代传承中医学，继承者须先拜师，学徒从最基本的操作做起，如炮制、晾晒中药材饮片等，继之才能跟师持笔作辅助，待徒弟具备了一定的感性认识后，为师者才逐渐向徒弟传授诊病调病之理、法、方、药；每个临床中医人都注重临床经验的积累，而临床经验的取得必须坚持在诊治实践中不断摸索、验证，才能获得真正的经验。历代中医名家之杰作，都是在丰富的实践经验基础上升华的结晶。如东汉张仲景的《伤寒论》和《金匮要略》，正是医圣在多年的实践中对经验升华的结晶。不坚持临床实践，是写不出符合实际的临床巨著的。其二，将实践的疗效作为认知活动的新起点。古时的中医人已清醒地认识到，仅靠一两次接触患者是不可能完全搞清楚病情的，人们总是将实践的结果作为新的认知起点，因而他们总是非常认真地对待每一次临床诊治。其三，试探性治疗是中医临床试验的最佳形式。中医学没有建立起实验研究的体系，这是中医学的文化本质所决定的，但历代中医人并没有远离实验这一科学的方法，试探性治疗是先辈们坚持实践第一的最有力说明。

3. 传承传统的群体 古代中医人不仅是创造中医文化的群体，一个为社会民众解除疾苦而不断实践的群体，一个引导人们寻求健康之路的群体，还是一个继承、践行和传承中国传统文化的群体。

首先，坚持代代相传，从不间断。中医学在形成体系以前，先民们同疾病斗争的经验，以及寻求健康的感悟和方法，均以口耳相传的形式代代传递；中医学形成体系以后，其理论和技术是职业从医者传给下一代继承者的核心内容。传承的表现形式有两种，一种是家族传承，中医学传承的世袭性在中国古代表现得尤为突出，因为这是中医人生存的职业之道，在中国古代出现过许多"中医世家""祖传中医"的名医之家；另一种是师徒授受，这是古代中医世代相传的一种主要形式，也是中医学术思想多元化发展、学术流派丰富多彩的客观基础。

其次，传承传统。"勤求古训"是中医学传承的一个认知特点，这种传承以崇古为著，崇古的观念虽然不是科学发展的可取之法，却是保存、保全、保留和保持传统的重要思想基础。历代中医人正是在这种思想的指导下，一代一代的将传统中医学的理论和技术传承下来，没有这种传承，后世人就不可能看到中医学和中医文化的全貌了。

其三，传承中医文化。中医学和中医文化有一定的区别，中医文化是指历代中医人在认识和抗击疾病及寻求健康的实践中创造的一切物质和精神的总和，其中精神文化既包括中医学的理论和技术，也包括历代医家在中医医学实践中所形成的社会活动的精神产物，如医德、医风，以及关于中医名家的传记、故事等，还有关于古代中医活动的历史事件等；而中医学仅指中医的理论和技术体系，是中医文化的专业文化。

在传承过程中，历代中医人不仅传承了中医学的科学系统，而且传承了先辈们留下的良好行医道德和行医作风，如唐代名医孙思邈就是古代中医家传承中医文化的优秀代表。

（二）中医学

中医学是中国传统文化的重要组成部分，是中华民族在抗击疾病和寻求健康的社会实践中，经广大中医人思维的升华而形成的关于医学的理论和技术体系，是一门中国古代科学体系，是优秀的专业文化和最具活力的专业文化。

1. 中国古代科学的一部分　传统中医学不是现代科学，也不属于近代科学，它是在中国传统文化环境中形成并发展起来的中国古代科学的一部分。

关于中医学属不属于科学，有必要先讨论一下关于科学的含义，科学应当是对一类客观事物相对正确反映的理论体系。人类对客观世界的认知是无休止的，人类不可能完全、彻底、正确的反映客观存在，任何科学理论、知识和观念等，相对于客观世界和人的社会实践，都是对客观世界相对正确的反映。中医学是在中国传统文化环境中，在一定程度上对人的健康和疾病问题的相对正确的反映，相对于客观存在的大自然、生命、人体、人的健康和疾病的无限性及复杂性，相对于后来人类对上述问题深刻认识和医学的发展，中医学的科学性也是相对的。

中医学的科学性是建立在古代中华民族广泛的社会实践和中华优秀文化基础之上的，因为中医学并不是从一片空白中产生的，中医学的知识基础是中国传统文化中关于自然和社会的知识。中医学所运用的文化工具是汉语言和汉字，中医学的理论、理念、技术的传播和保存，中医人的医学活动资料等都是以汉语言和汉字为载体工具的；在认识医学问题时又不断地从中国传统文化的天文、地理、人文知识中吸收营养；中国传统文化中的许多理论、观念被古代中医人吸收和运用，如中国传统文化道家学说中的人文思想观念，常被中医人引来认知人的社会活动规律；中国传统文化中关于认识客观世界的许多方法论学说，被中医"拿来"直接用于医学问题的思考，如阴阳、五行学说的引用就是最典型的说明。

科学的基础是实践，中医学之所以可以成为科学的一种存在形式，其根基就是建立在实践经验的基础上。我们祖先同疾病斗争的实践，是从脱离了动物就开始的，不过在那漫长的岁月中，人们并不知道主动认识客观事物，也不知道主动寻找产生疾病的原因。还是当人类进入精神文化启蒙的时期，先民们才开始主动寻找疾病、健康与人的活动之间的因果联系，才开始有目的的借助工具同疾病斗争，有目的地寻找健康的方法。《黄帝内经》成书以前的数千年间，中华大地已经形成了一个以解除人的疾苦为目标的实践群体，他们通过口耳相传，后来又利用文字传播，从而积累了丰富的临床经验。但经验不是科学，经验必须经过一系列的理性思维活动，将疾病的发生、发展与转归，将机体疾病与健康的内外联系给予系统的说明，建立起因果联系的理论体系，才能踏上科学之路。

2. 最优秀的专业文化 在中国古代的春秋战国时期，中国传统文化已形成了包括中医学在内的多学科文化群，其中以文学、哲学、中医学为主，其他还有历史、天文、算术等。在这些文化学科群中，只有中医学既形成了理论体系，又有相应的实践基础。中医学是中国传统文化体系中最优秀的专业文化。

首先，中医学拥有完整的学科体系。中医学是中国传统文化体系中唯一具有完整理论体系，又有与之相应的实践体系的专业文化系统。其根据有三：一是中医学拥有独立的认知对象，这是同范围内其他文化形式所不具备的，中医学的专属认知对象就是人的生命机体及其自然存在、社会存在，以及人与自然和社会的动态关系。二是中医学有着广泛的实践基础，社会民众的疾苦和寻求健康的行动就是中医学的实践平台，解除民众的疾苦，为民众指导如何健康行动，使中医学牢牢地扎根于客观实践的基础之上。三是系统回答了关于认识对象的"是什么"和"怎么样"的医学基本问题，中医学在《黄帝内经》成书的时代就形成了"藏象学说""气血津液学说"和"经络体系"等，完成了中医学基础理论的构建；阴阳、五行学说的引进，用以说明中医医学事物的内、外关系，从而形成了中医学阴阳、五行学说系统，完成了方法性理论的构建；病因、病机及治疗理论的形成，说明中医学在《黄帝内经》时代已形成了临床理论雏形。上述三种理论的有机结合，完成了中医理论体系的构建。独立的认知对象、广泛的实践基础和完整的理论体系，使中医学在中国传统文化体系中最早完成了学科体系的构建，这是中国文化的其他自然文化如物理、数学、化学、生物、天文等文化形式，包括社会文化的儒家学说、道家学说等所不及的。

其次，中医学将自然文化和社会文化融为一体。中医学属于自然科学文化的范畴，但中医学并没有将人的机体主要作为自然体来研究，也没有将人的健康与疾病现象只作为自然现象研究，而是一方面充分吸收中国文化关于自然文化的元素，从人的自然属性认识人的机体；另一方面又吸收中国传统文化关于人的社会关系的文化元素，认识人的社会存在与健康及疾病的必然联系，使中医学表现出自然文化和社会文化的双重属性，中医学成功地将中国传统文化的自然文化和社会文化融于一体。其认知思维的客观基础是人的机体原本就具有自然和社会双重属性；其认知思维的文化基础是中国传统文化的人本主义精神；其认知思维的思想基础是古代中医人认为人的社会存在是疾病发生、发展的"内因"，认为自然环境的变化无常是使居于天地之中的人发生疾病的"外因"。

其三，全面体现着中国传统文化的特点。中国传统文化在精神层面凸显人本主义精神，在风格层面讲究和合、圆满、中和，在表达方式上体现思辨性。这些中国传统文化的基本特点在中医学中都得以充分体现。中医学在认识生命、认识人体、认识健康及疾病的过程中，都强调人的因素，人有极强的适应大自然的能力，同时又表现出极强的自身严密性和规律性；中医学的理论和临床诊治非常强调和合的协调性，追求圆满的归宿理念，把握不偏不倚的适度；古代中医人在说理过程中通过思辨的方法，把复杂而深刻的中医学理论有条不紊地表述出来。

3. 最具活力的专业文化　中医学不是一个自我封闭的学科，它以不断解决社会的医学难题为发展动力，以临床疗效作为检验理论的依据，不断吸收环境文化的营养，从而表现出极大的活力。

（1）以社会民众疾苦为己任　中医学是中华民族在抗击疾病和寻求健康的实践中诞生的，诞生以后仍以社会民众的疾苦为己任，时刻指导着中医人认识和解决健康及疾病问题。中医学自体系形成以后，一直在解决社会医学难题的实践中不断发展、提高和完善。有重大影响的几次发展分别是两汉时期中医人战胜外感热病、金元时期四大学术思想家的形成、明末清初时期对温病的认识和解决。东汉时期以张仲景为代表的一代中医人，在以《黄帝内经》为代表的基础理论指导下，仔细观察当时外感热病的各种表现，努力寻求发病、转归的规律，摸索治疗的方法和方药，终于创立了以《伤寒论》为代表的中医临床辨证论治的理论体系；金元时期民间疾苦丛生，以刘完素、李东垣、朱丹溪、张从正为代表的一代中医人，在中医理论和前辈经验的指导下，在解决疾病难题的过程中，从不同角度阐发了他们的学术见解；明末清初时期民间温病四起，新的健康难题摆在广大中医人面前，以吴又可、叶天士等为代表的一代名医依据中医理论，吸取前辈经验和教训，反复实践，苦苦思索，终于创立了温病学说，为中医学增添了光彩。

（2）坚持实践是检验理论的标准　中医学的基础理论及临床、方药理论，都是对实践经验升华而形成的理论体系，并在医疗实践中受到检验。历代中医人始终坚持临床效果是检验一切理论标准的原则。在临床实践中，中医人要验证所诊疾病的判断、治则、方药等是否切合病情，唯一的办法就是实践，因为中医学没有建立起实验研究的机制，临床试探性治疗则是最可靠、最现实、最及时的检验，也是中医学坚持实践是检验理论标准的有力证据。丰富多彩的中医历代临床经验，先辈们通过"医案""医话""札记"等形式传至后世，都是他们在实践中经思维的升华而得到的精华。古代中医人著书立说及学术流派的创立等学术成就的取得，都是在实践中经过无数次的磨难才悟出的具有深刻含义，是对中医医学活动具有实际指导意义的中医理论成分。

（3）不断吸收环境文化的营养　中医学在中国传统文化环境中，不断吸收社会的文化优秀成分，促进了中医学的发展，丰富了中医学的内容。中国古代哲学是中医学吸收最多、作用最大的营养源，如中医理论中的阴阳学说、五行学说、人与天地相应观念等，都是中国古代自然哲学的优秀成分；中国哲学的儒、道思想体系更是中医学认识人的健康及疾病问题的重要思想来源；此外，中国古代天文、军事、历法、文学等也是中医学认识医学事物和进行中医实践不可缺少的知识基础。

（4）生命的活力　中医学与中国传统文化体系同时形成于我国春秋战国时期，在中国古代长达数千年的历史长河中，中医学为中华民族的繁荣昌盛做出了不可磨灭的贡献。当西方文化像潮水一般涌来时，西方医学成为社会医疗体系的主体形式时，中医学以其认知优势和实践特色一直是我国民众抗击疾病和寻求健康不可缺少的医学体系，为我国国民健康事业继续发挥着不可替代的作用。

（三）中医学的教育

中医学教育的本质含义是传统中医学的继承，由于时代和文化环境的不同，中医学的继承表现为不同的形式。在现代科学文化环境中的中医教育，与在中国古代的中国传统文化环境中的中医教育有着许多不同。

1. 中医学的传承　中医学之所以传承数千年，是因为有中医人在代代相传。在中国古代文化环境中，中医的传承主要通过师徒授受的方式，也有不少中医从业者是通过自己阅读有关中医学的书籍，在为人诊疾除病的过程中逐渐成才的。

在中国古代文化环境中传承或自学中医学具有如下特点：其一，文化环境适应传承中医学。中国古代的文化环境是中国传统文化，在这样的文化环境中学中医没有文化形态方面的差别，文化环境中的相关知识都有利于学习中医，有利于理解中医学相关名词、术语的含义。其二，社会的医疗环境适合学习和实践中医学，因为当时的社会环境只有中医一种医疗形式，社会的人们有了健康方面的问题只能找中医药人。其三，学习实践机会多。跟师学中医是在老师的临床实践中学习，从炮制中药材到为患者按老师的处方抓中药，再跟着师傅模仿望、闻、问、切等，这样在实践中理解中医知识和理论，学得实在，理解的透彻。其四，有利于中医学术思想的传承。因为是师傅手把手地传授，老师的学术特长很容易被学徒接受。

2. 现代中医教育　现代中医教育是指在现代科学文化环境和现代化教学条件下，实施的以大学式教学为形式的高等中医教育。中医大学生在中医药高校学习中医学专业是典型的现代中医教育。

现代中医教育的教学体制还是沿用新中国成立初期设定的教学模式，在半个多世纪的教学实践中，随着现代科学技术的发展，我国高校的现代化建设也随之发展。国内中医药高校的硬件建设是模仿现代科学专业教学需要发展的，中医教育的教学体制基本上类同于现代其他高校的自然科学专业教学模式，其课程设置是根据现时代临床或科研的需要而设的，其中现代化实验性教学投入占有专业教学很大的比重，同时占有较大的学时比例。

现代中医教育将西医学专业课的教学用时纳入中医学专业课的总学时，并且中、西医学专业课设置在同一个教学过程。在实际教学活动中，西医专业课的教师依照培养西医医学专业人员的要求讲授，而中医专业课的教学是按照培养中医专业人员的要求开展教学活动。

3. 现代中医本科教育　中医学高等教育的本科阶段是中医教育的根基，即为培养中医专门人才打基础的教学。因此，中医学本科阶段的教学重心是继承，一切教学活动都应围绕着完整、全面继承传统中医学的目标而展开教学。继承性中医学本科教育，应当符合如下原则。

首先，继承是传承的前提。中医学是中医人五千多年以来创造的优秀健康文化，是已被中华民族五千多年抗击疾病和寻求健康实践证明行之有效的古代科学。正是因为她的优秀和合理，现在和未来民众的健康事业需要她的存在并继续发挥抗击疾病和保护健康的作用，所以要继承。只有继承才能保存和利用；只有继承才能知道和掌握，只有知道和掌握才能有效利用，才能熟练运用；只有继承才有真谛可传承，不继承则没有真实的内容可传承；只有继承了传统的中医学，才能使中医学代代相传，使未来的社会民众享受到中华祖先的健康智慧。

其次，是还原传统中医学的教学。继承性教学是还原性传授，即还原中医学本来面貌的继承，不坚持原貌的传授不是继承性教育。继承性教学不应依据现代科学的标准舍去传统的内容，如果在中医学本科阶段的中医专业课就开始去掉个人认为不合适的内容，久而久之，势必造成传统医学内容越来越少的局面，就没有传统可言了；不应改造性的实施教学，所谓改造性教学就是不向学生传授传统中医学的原意，教材编写或教师讲课，过多的掺进个人的见解，有碍于学生对古代原著原意的理解；不能批判性的传授和接受，在本科教和学的过程中不应抱有批判性态度，因为否定性认知心理可能产生对应学内容的排斥，从而影响对原著原意的正确理解；不应掺杂西医学与教学内容相关的认知，包括理论、知识、理念和技术，如因教学的需要做中西医对比，必须加以说明传统中医的认知思路，说明当时认知能力和水平的必然性。

其三，是全面传承中医学的教学。继承性传统中医学的教学活动应当树立全面继承的观念，全面继承是系统性继承，因为中医学本身具有完整的系统联系，只有在整体层面把握到中医学的理论、理念、知识、技术之间的内在联系，才能有效地掌握中医学的整体联系；全面继承是中医学的全部，这里说的全部，并非所有的传统中医的内容，而是中医学某一领域的内在联系的完整性；全面继承不能片面或部分的传授或接受，因为本科阶段的学习在于掌握中医学的体系；全面继承不能断章取义的讲授和吸收，断章取义是割裂知识或理论的整体联系，仅从字面或局部的理解，甚至由此认为已学到了中医学是不可取的；全面继承的关键环节在于正确领会，只有正确领会原著的原意，才能循着原著的思路而寻求全面继承。

二、特殊的中医教育

中医教育是现代教育环境中的特殊教学实践，是通过一系列的适应于培养特殊人才的特殊教育理念和特殊教学策略，完成培养传承人才目标的教学过程。中医大学生了解中医教育的特殊性有利于学生们展开自主学习。

1. 现代教育环境中的特殊教学实践　中医教育显著特殊之处是在现代科学文化环境中，实施中国传统文化，实施传统中医学的教育，培养能主要运用中国传统文化的知识认识和解决人的健康及疾病问题的传统型中医专门人才。

首先，培养目标特殊。在现代高等教育的环境中，各院校都以培养现代化科学和技术需要的现代化人才，其能力目标是能运用现代科学理论和技术，解决现代化科学和建设实际问题，具有创新创造能力的创新性人才。而中医教育的培养目标是继承古代传统中医学理论和技术的专门人才，其能力目标是熟练运用中国传统文化的知识和技术，运用传统中医学的理论和技术服务于民众健康事业，能解决现时民众疾苦问题，能掌握指导民众有效进行健康行动的能力。

其次，教学内容特殊。中医药高校周围的现代高校的高等教育内容是以最新、最现代化的理论和技术为教学内容。而中医教学内容不以现代科学、西医学为主，是以古老的、传统的文化为主，以两千多年以前古代中医创造的中医学理论、理念、知识和技术为主。其中的基础性理论是以《黄帝内经》为核心的理论体系；其专业性理论和技术是两千多年以来历代中医家积累和概括的临床理论，包括运用中药和方剂的理论，以及与应用理论相适应的技术体系；其课程体系应是以传统中医学为主线的专业课程系统；中医教育也开设西医学专业课程，但不能占据中医专业教学的主体。

其三，教学模式特殊。现代普通高校的教学模式与现代科学技术的发展同步，其教学硬件设施以现代高科技为主，体现着现代科技发展的水平，其教学手段则充分利用现代高科技和现代通信技术。而中医教学模式不同于现代科技教学，这是由中医学的文化特质所决定的，中医学与现代科学技术有着文化形态的本质区别，其教学的基本模式也不同。

2. 中医本科教学的特点　中医教育的基本特点是在现代科学文化的环境中，对打下现代科学文化基础的高中毕业生，实施中国传统文化、传统中医学的教育。中医教育的基本特点决定了中医学类专业本科阶段的教学特点。

（1）树立起中医学的信念　从中学阶段现代科学文化的环境中走进中医专业的课堂，学习两千多年以前的古代科学，首先遇到的是信念问题，即能否尽快树立起对中医学的信念。刚入大学的中学毕业生初始接触中医学，虽然从情感层面认为中医学是中国古代的优秀文化，但是学习的动力来源于信念的心理驱动力，当学生们没有深切体悟到中医学的科学性和合理性时，暂时的热情会逐渐消失，取而代之的是疑惑心理。而当学生们对学习的内容一旦产生不信任的心态时，其学习主动性和积极性必然受到消极影响。因此，引入性专业学习是中医本科阶段教学区别于其他本科专业教学的突出特点。引入性中医专业学习内容主要有关于中国传统文化、中医文化的通识；关于中医学科学本质和文化特点的认知等，其目的是逐渐树立起学习中医学的信心，从而自觉投入学习和思考。

（2）建立起中医学的体系　中医大学生进入本科阶段学习，这是培养传承型中医专门人才的基础阶段，无论本科毕业后继续研究中医学，还是走上临床实践，其根本的任务是必须在其认知理念、知识体系和医学学科层面建立起中医学核心体系。中医学体系应包括如下内容：以中医思维为主导认知、领悟和理解中医学的理论含义和技术原理；以中医基础理论为认知指导建立具有整体、动态和宏观层面的人体结构与功能的人体生命活动知识体系；以中医生命观建立起中医人体健康理念体系；以中医学发生疾病 – 病程机制 – 调节机体为主线的中医诊治系统；以中医学"治未病"为核心理念的中医防病认知体系等。

（3）树立中医思维的理念　思维是认知、理解和把握客观事物的桥梁，思维也是学习一切科学和文化的必由之路，因为学习是一种高级的心理活动，是对新知识的吸收过程。在这个过程中，当新学的知识进入认知程序时，学生立即调集与新知识有关的已知知识，并寻找已知知识与新学知识的联系，当已知的知识与新知识建立了一定的联系，可以说学生已在一定程度上理解了新知识。在上述过程中，已知知识与新知识寻求联系的过程就是学习中的思维，其中的关键环节是调集什么样的已知知识，以及与新学知识寻求怎样的联系，是属认知思维方式的范畴，如果在中医专业课学习中医专业知识时，引用现代科学文化或者相关的西医学知识，寻求新旧知识之间的演绎或抽象概念逻辑的关系，这不属于中医思维，其认知思维的结果，即对新知识的理解也不符合中医学的原意。正确的中医思维是在理解新的中医知识点时，调集与之相关的中国传统文化知识，寻找已知知识与新知识的具体形象联系，这样认知思维获得的对新知识点的理解可符合中医学的原意。寻找客观事物宏观的、动态的联系，是争取正确理解中医学知识含义，学到传统中医学的根本途径，学生们应特别注意自我中医思维能力的训练。

三、继承性教育

中医大学生必须清醒地认识到，中医本科阶段的学习是继承传统中医学。

1. 社会需要继承型中医人才　社会在发展，人类要健康，但是人类生存于大自然之中，人类的生存、发展和健康受着大自然的制约。在应对自然灾难面前，人类需要多种抗击疾病和寻求健康的文化，中医学是中华民族践行数千年的优秀健康文化，人类的健康事业需要传承中医学的专门人才，中华民族的复兴大业需要中医专才。

（1）中医学是中华优秀文化的瑰宝　中医学是中华民族在数千年抗击疾病和寻求健康的实践中，经过符合人类思维发展规律的认知而升华的文化瑰宝，她的宝贵之处在于其凝聚着数千年中华民族抗击疾病和寻求健康的智慧；在于其拥有灿烂的中国传统文化底蕴；在于其充满活力的认知思维方式；在于其将人的健康和疾病问题置于大自然的统一体中，形成人的生命活动必须顺应客观世界的合理自然观；在于其积累了丰富的保持健康身体的实践经验等。这样的优秀文化不仅是中华民族的瑰宝，也是全人类不可多得的瑰宝。

（2）人类的健康事业需要中医专才　人类社会发展的一个重要目标是不断提高全人类的身体健康水平，而人类健康水平的不断提高需要懂得人体健康的人践行健康文化，引领和指导人们的健康行动。全世界的医学专业工作者都是人类健康事业的实践者，但是侵害人体的疾病是多变的和未知的，人类的健康之路也是复杂的、艰难的。在人类健康事业的实践中，需要多种掌握健康文化的专门人才，多种人才的有机配合和能力互补，才是寻求人类健康的正路。中医人正是人类健康事业需要的践行中医药文化的专业专门人才。

（3）中华民族的复兴需要中医专才　在人类为健康事业奋斗的大军中，中华民族是最坚定的重要方面军，因为中华民族比其他任何民族更懂得健康，全中华民族的健康是实现民族复兴大业的基本目标之一。中医人最懂中国人的生活习惯和身体体质，中国人知道充分利用西医学在防治疾病的优势，同时重视发挥中医学在保持民众群体身体健康中的作用，中医专业队伍是承担如此重任的生力军。但是目前我国中医专业队伍急需坚定中医信念、坚守中医传统、坚持中医本色的专业人才，中医本科学习的根本任务是继承传统中医的理论和临床技术。

（4）中医专业人才是传承和践行中医学的生力军　继承不是读一读传统经典著作或理论而实现的，也不是宣传和论证一番其重要和必要性就可以了，传承是一种实践，是一种由思维着的主体在相应领域内创造客观效益的社会实践。中医学的传承是从一大批有志于继承中医学的学生们的努力学习开始的，学生们在校内主要运用中医思维掌握中医学的理论和技术，出校门坚持运用传统中医学的理、法、方、药为民众解除疾苦，为民众引导健康行动。只有这样遵循传统中医学并思考着、实践着的生力军，才能实现传承中医学的目标。

2. 继承是传承和发展的基础　传统中医学是距今两千多年以来的古代科学，欲在现代科学文化环境中保留、保存、传承和发展它，让它为现在的事业服务，继承是先决条件，没有继承就没有保留，没有继承就没有传承，没有继承就没有发展。中医本科学习就是继承传统中医学。

（1）没有继承就没有保留　中医学作为一门古代科学，不是可以将其书籍、文献资料保存在书库里的文化，中医学是活的文化、活的科学。活的标志是有思维着的专业群体在运用中医学认识和解决实际问题。如果将中医学存在书库里，却没有人运用它，那么时过几代的人们就读不懂也用不成了。因此，继承的含义是世世代代都有人们在用它认识和解决实际问题；继承是世世代代都有一个群体能系统地、完整地理解其原意；继承是真正意义上的保留和保存；继承是使优秀的科学文化始终有人能理解它、利用它、践行它，使其以"活"的状态存在于以人为主体的社会实践中，这是中医学生的光荣使命。

（2）没有继承就没有传承　前一代人欲将古代的中医学传给后一代人，传授者自己必须先继承，只有传授者熟知欲传授内容的实质内涵和完整体系，才能传之有物，传之有神，传之有灵。在中医专业课堂上听课，应当紧紧跟随老师的思路，运用中国传统文化正确领会知识点的含义，而不能以现代科学文化领会中医知识的含义。

（3）没有继承就没有发展　中医学的继承和发展的关系是基础与延续的关系。不能在哲学的层面理解中医学的发展，哲学的"发展"是指事物的质变，而中医学的发展不需要质的改变，需要的是依据传统的理念和理论，认知和解决不同时代的社会给中医学提出的健康问题。中医人之所以能在不同的历史时期，或者在不同的客观条件下解决不同的民众健康问题，靠的就是继承在手的传统的中医学体系，无论疾病怎么变化，中医人认知客观事物的基本方式没有变，中医学解释疾病和健康的理念没有变，中医人依据传统的中医学理论和技术不断解决着社会提出的医学难题，就是中医学的发展。

3. 中医事业需要继承型人才　中医事业之所以成为我国卫生健康事业的重要组成部分，是因为以中医学为核心的中医药文化在我国的卫生事业中发挥着重要作用，而践行中医药文化的专业群体就是具有传承能力的中医人。传承传统中医学是中医大学生神圣的责任。

（1）中医事业需要发扬中医特色　中医事业之所以成为我国卫生健康事业不可或缺的组成部分，是因为中医人利用中医学可以解决许多医学难题，为提高我国人民的整体健康水平发挥特有的、不可替代的作用，这正是中医学内涵的特有基质，即中医学的特色所在。中医特色的保持和展现是靠中医人对传统中医学的继承实现的。

（2）中医事业不能乏人乏术　任何事业的兴旺都是靠人的劳动和智慧创造的，中医事业要在我国现在和未来的健康事业中发挥特有的作用，不能没有人，不能没有强有力的中医专业队伍；有了专业队伍，队伍里的人还必须有精湛的中医之术，在中医专业学习中医学就是为了我国的中医事业后继有人。

第三节　中医思维是通向中医学的桥梁

中医学生进入中医学类专业学习，却因为已有的文化基础与中医学有着认知鸿沟而受阻，这是因为学生们不了解中医学的形成和发展经过了怎样的认知思维之路，不知道怎样寻找学好中医学的认知之路。

中医思维就是古代中医人创造中医学和现代人学到中医学的认知之路，中医教育的任务之一就是为中医学生架起一座通向中医学的认知思维的桥梁。

一、中医思维是创造中医学的已经之路

任何科学的创造都是在实践的基础上经过了合理的认知思维之路，不同的科学创造可以表现为不同的思维之路，中国古代的中医人在抗击疾病和寻求健康的认知思维过程中，逐渐形成了体现中国传统文化认知特点的中医思维体系。

（一）中国传统文化的认知思维之路

1. 人类的认知思维　思维是人的基本功能。思维就是思考，人类的思维从人类脱离动物起就开始了属于人类的思维，人类的思维与动物思维的重要区别是人类的思维可以创造文化。人类所有的文化都有思维的参与，物质文化的创造离不开思维，从最简单的原始劳动工具的改造，到现在的高科技制造，每一项都凝结着人类思维的智慧；人类创造精神文化的历史只有一万多年，却呈现加速度的发展，至目前已创造出不可计数的精神文化。

思维是人类认识客观世界的桥梁。人类要生存，要为生存创造越来越好的物质和文化生活条件，必须认识客观世界，掌握客观世界的活动规律。人们通过感官感知客观世界的现象，只有思维可以更深刻的认识客观世界的本质、联系和规律。人类所有的文化和科学都是经过了认知思维创造出来的，人们听的歌、看的剧、欣赏的美术作品等都是人类认知成果的体现形式。

思维是适应和利用客观世界的桥梁。人类认识客观世界的目的是为了适应和利用客观世界，适应和利用的过程也需要思维，思维可以使人类遵循大自然的规律，享受大自然的恩惠，躲避大自然的伤害；思维可以支配人们如何有效利用大自然，创造出更好更多的生活资料。

2. 不同的认知思维之路　人类可以利用思维能力创造文化，但是创造文化所经过的认知思维之路却不同。导致人类表现出不同认知之路的基本因素有不同的民族、不同的

地域、不同的生产力水平等。

不同民族创造文化的认知之路可能不尽相同，这是由于不同的民族，其心理趋向不同，有的民族性格温顺、提倡圆满、寻求和合，有的民族性格率直、争强好胜、追求理性等；文化积淀不同，如语言、文字的区别等；还有生活习惯的不同等都是影响不同民族表现为不同认知之路的重要因素。

不同地域如西方的古希腊，由于其地理条件的三面环大海，一面环山的贫瘠自然环境，是影响他们形成理性的、实证性的认知之路的重要原因。而与之处于同一时代不同地域的中国中原大地，土地肥沃、雨水充沛、气候适宜等地域因素，是影响古代中国人形成有机动态自然认知观的重要因素。

不同的生产力水平是影响人们创造不同认知之路的更直接的因素，中国古代长期的自给自足的自然经济和较低的生产力水平，是中国文化选择以不脱离客观事物形象为主导的认知思维方式的客观基础。而西方近代大工业机械化生产力条件，是西方近代自然科学走上以抽象逻辑推理为主导的认知之路的根本原因。

3. 中国人走出自己的思维之路 中华优秀传统文化之所以表现出与西方文化不同的特质，是因为中华民族走出了一条不同于西方民族不同的认知思维之路，这是中华民族在长期的社会实践中逐渐探索和积淀的认知思维之路。

首先，凝结了中华人近万年认知智慧。早在人类精神文化启蒙的时代，长期固定生存、生活在中国大地的中华人，是我们中华民族的祖先，在他们开始主动认识客观世界的时候，特别注重寻找客观事物的整体联系和动态联系，并且借助想象、联想和形象性构思，努力实现对客观事物的本质和规律的把握。在中华人在从未断代的认知中，依靠这种认知方式一直走到文明时代，走进中华民族的认知一切事物的思维中，直至迎来中国文化的第一个盛期，即我国历史的春秋战国时期，中国传统文化已经形成了独具特色的文化体系，支撑其独特文化的基因是从精神文化启蒙时代一直传承、从未断代的思维模式。

其次，中华民族五千多年认知的积淀。五千多年以前，中华民族已经屹立于世界民族之林，在创造满足繁衍和昌盛中华民族的物质生活资料的实践中，在创造中国传统文化的思维中，我们的祖先在劳动中、在生活中观察大自然，在思考中寻找客观事物的联系，在积累了丰富的实践经验基础上寻找客观世界的本质，概括客观事物活动的规律，中华认知思维模式在实践和思考的过程中积淀。

其三，符合人类思维发展的规律。人类思维的发展规律是从无到有，从简单到复杂，从形式单调到形式多样。在蒙昧时期的若干万年中，人类的思维都是被动的，对客观事物的认知都是以集体表象的形式出现；到了精神文化启蒙时代，人类拉开了主动认识客观世界的序幕，个体的认知思维活动成为社会认知的基本单元，整个人类社会的人们只能利用观察到的客观事物形象、记忆中的事物形象、梦中事物的形象和想象中的事物形象，寻找其中的某些形象联系。史前文化的神话传说、崇拜和巫术等都是这种思维方式的产物，在此后的数千年间人类主要依靠这种思维方式认识客观世界。由于人类生产力水平的不断发展和认知思维能力的不断提高，人类的认知思维不断向抽象化发展，直至人类进入大工业生产时代，抽象思维方式逐渐成为人类认知客观世界的主导思维方式。

古代中国虽然没有较早地萌发和形成以抽象思维为主导的社会思维模式，但是古代中国人的思维方式适应于中国社会当时自给自足的自然经济，适应于当时社会较低的生产力水平。古代中国的社会思维模式为古代中国人创造领先于世界的生产力和科技发明提供了基本条件。

中国古代的思维模式符合人类思维发展的基本规律。

（二）中医学的认知思维之路

创造中医学的古代中医人在中国传统文化的环境中，在实践的基础上充分发挥善于思考的优势，逐渐形成了中医认知思维的模式。

1. 史前中华民族祖先对人体自身的认知　早在一万年前的人类精神文化启蒙的时期，我们的祖先就开始了主动认识人体自身的思考，只是由于文化条件和认知能力的有限，使史前的认知表现出极为简单和极为不合理的状态。其一，认知与实践脱节。摆脱人体自身的不适和疾病是刺激人们思考的动力，当时的人们还不知道从人的活动自身寻找疾苦的原因，认为疾苦都是恶魔附身，试图通过巫师的诉说驱散恶魔，而真正使疾苦消失或减轻的原因是疾苦者本人的劳动和自身修复能力。其二，用想象解释疾病现象。疾病的缠身使当时的人们产生认识它的愿望，但当时的人们只能从观察到的现象，借助想象解释疾病发生、发展的情况，并用想象的语言治病。其三，医巫为一体。在长达数千年的时间内，巫文化统治着我国史前社会的活动，真正起到促使疾病好转的实践被巫术笼罩着，表现为医巫实为一体的状态。

认识人体的基本思路　随着人们认识能力的不断提高，社会劳动的大分工，使一部分勤于思考的专为人们除疾解困的巫师们，在实践中渐渐丢弃了巫语，专注于能除病祛邪的操作，使这部分人的劳动渐渐脱离了巫术的束缚，走上了为民除病的正确的认知思维之路。其认知思维的基本思路主要表现在如下几个方面。

第一是观察和实践。当从事为人除病的劳动脱离了巫术以后，观察人体的活动则成为当时人们认识人体的主要任务，例如人的呼吸、饮食、劳作、睡觉、排泄等现象；人体的自身反应如出汗、咳嗽、心跳、疼痛、痒痒等现象；人体生存和生活的环境如太阳、月亮、阳光、刮风、下雨等自然现象。这些都是当时古代中医观察的对象，并将观察到的相关现象与人体的不适和疾苦联系起来，在为人解除疾苦的实践中寻找环境、人体活动、人体反应等现象与病苦之间的关系。

第二是总结和思考。长期的实践必然积累丰富的经验，在经验反复出现的事实，必然引起人们的思考，在思考中将人的健康状态与疾病状态分离开；在思考中将不同的病苦表现与相关的环境状况及患者的活动联系起来，便成为当时的中医对病证分类的基本认知任务，东汉医圣张仲景的《伤寒论》就是经过这样的认知过程创造的奇迹。

第三是实践验证。人们在观察、实践、总结和思考中获得许多关于对人体、生命、人的活动、健康、疾病、生活环境等多方面的认知，其中必有许多假设、想象和反推，更有许多经验和教训，获得的这些新的认知、观念、理论及思想等，是否为真、合理、有用等都必须在新的实践中进一步验证，中医学的理论、各科临床经验、各类经典著作等都是经过历代中医人反复验证。

2. 中医思维的特点和规律 古代中医人在认识人体及其健康和疾病问题的思维中，既表现出与西方医学认知的特殊性，又表现出了与古代中国其他认知领域的不同，概括起来主要有整体性和动态性的认知观，以及司外揣内和意会的思维特点。

（1）整体性的认知观 古代中医在认识人的生命和健康时，将人置于天之下地之上的统一体中，认为人是大自然的一部分，人的生命依赖于大自然而生存，天气的变化，地上的气候等都是影响人体健康的重要因素；在认识人体的生命活动时，不是只注重人体局部的结构与功能的变化，而是从局部的变化中寻找人体整体的联系；在诊断疾病时注重从机体表现于外的征象，寻找体内的病机；在治疗疾病时不是只注意病变局部的调理，而是注重全身整体功能的调节，认为人体生命活动的正常运行，可以促进机体局部的恢复。

（2）动态性的认知观 中医在观察大自然、观察周围的事物、观察人体时发现所有的认识对象都在运动变化之中，由此认为应当在动态情况下认识事物。中医对人体的认识都是在人体活动状态下，依据机体表现于外的信息，反推体内的机体活动状态；在认识疾病时认为疾病每时每刻都在变化，人体抵御外邪的能力也无时不在抗击，病邪也在不断变化，因此治病是针对动态的病机趋势，因势而利导，如果治疗有效应中病即止，调整新的治疗措施。

（3）司外揣内的认知思路 西方医学观察人体是建立在构造性自然观的基础上，他们总是在人体微观结构的形态层面认识人体的构造与功能。古代中医在中国传统文化的支配下，从不主动破坏人体的完整性，是在人体完整和生命活动状态下观察人体，不打开人体就借助"司外揣内"的思维方法探知人体。所谓司外，即依据机体在活动状态下表现于外的征象；揣内，则有推测、猜测、揣摩之意。所有关于中医学对人体内的认知，古代中医主要依靠这种思维方式把握人体内部。

（4）意会思维的认知悟性 意会，有会意、直觉、领悟等含义，意为在缺少清晰思路或理不清认知过程的情况下大概理解认识中的事物，这是中国传统文化中一个独具特色的认知思维现象，在古代中医人的认知思考中得到广泛的应用。中医界流传着一句"医者意也"的认知思维名言，意思是指中医学的许多理念、理论的深层含义有时很难搞清楚，常常通过意会的过程悟到其意；意会的另一层含义是指中医学的许多道理，有时很难用通俗的语言清楚表达出来。因此，在中医课堂上理解老师对某一难点的解释，或在阅读中医经典著作中对某一知识点的理解时，不能仅从语言或文字的表面理解，应当充分利用意会的认知技巧，获得认知对象的大意。

（三）中医思维的桥梁作用

思维是人们从感性到理性、从实践经验到理论阐述的认知桥梁。古代中医人在认识和解决医学问题时，中医思维是实现认知跨越的桥梁，从观察事物的现象到把握事物的本质；从对个别事物的把握到把握事物的一般存在；从经验的积累到理论体系的形成等无不经过这一桥梁。

1. 从现象到本质 人类对客观事物的认知，是从透过现象寻找本质开始的，因为现象只是事物在活动状态下表现于外的、个别的、散乱的征象，只有事物的本质决定着事物的发展，体现着事物的真相。中医人欲有效地解决疾病问题，为民众指导有效的保持健康身体的方法等，必须实现从事物的现象到事物本质的飞跃。

从现象到本质包含从自然现象到自然事物的本质。古代中医人认识到，人生存于大自然之中，中医人必须掌握大自然现象的本质，才能适应天地而减少疾病。人们从天气炎热、寒冷、刮风、下雨的时间及程度等现象，思考其对不同人、处在不同情况下产生的影响；从空气中的不清新的气味或者杂乱腐败的物质等现象，思考空气中的污秽性质和程度，认识到腐败的物品滋生疠气的可能等。

从现象到本质包含从人体活动现象到人体生命的本质。古代中医人在缺乏先进科技的条件下，主要依据对人体在活动状态下表现于外的信息，思考藏于体内的人体结构和功能。人们观察到人体从口鼻吸气、呼气的现象，推测体内有一个主管气的宣发和肃降的功能系统；观察到人的饮食将水谷混合入口的现象，又观察到消化后的废物却从前阴排出清的，从后阴排泄浊的，经思考反推人体内必有一个分清泌浊的过程和主管内藏的系统；观察到水谷入口时是清香的现象，又观察到排泄物却是腐臭的现象，思考人的体内必定对入口的水谷食物有一个腐熟的过程，并且有专门的内藏之器主司其职等。中医学所有关于人体的结构和功能的认知都是经过从现象到本质的思考而获得的。

从疾病外在征象到机体的内在病机。对疾病本质的认识是一个医生最基本的任务，如果不能从患者杂乱无章的病证现象中找到疾病的本质，则不可能抓住疾病要害而制定出有效的治病措施。诸如发热、头痛、咳嗽、纳差、疲乏、舌苔、舌质、脉象等所有关于患者的不同程度的不适及痛苦，都是疾病的外在症状，即事物的现象，历代中医人都是透过对症状现象的分析，逐一寻找症状与机体内外活动的联系，即单一性病机，再将寻找到的单一性病机，根据中医理论整合为一个具有整体联系的病机，对整体性病机的概括即为关于某一具体病证的"证"，证是中医人对一个具体疾病的理性把握。

2. 从个别到一般 理性思维的另一个重要任务是认识客观事物发生和发展的规律，古代中医人运用中医思维实现了从个别到一般的飞跃，在一定程度上实现了对医学事物的规律性把握。这些规律包括人体生命活动的规律、疾病发生发展的规律、疾病诊断的规律、疾病治疗的规律等。每一种规律下还有许多具体的规律，如关于人体生命的规律中有人体生长发育的规律、人体生老病死的规律、人体一年四季脉象变化的规律、一个人一天之内不同时辰脉象变化的规律等。所有这些规律的获得，都是古代中医人从无数同类个别现象中概括出来的规律。与西方文化不同的是，古代中医人没有从众多的同类事物中进行抽象的规定和概括，而是在具体的个性化的描述中寓意抽象的重复出现的规律。如《黄帝内经》中关于人体发育规律的描述，"女子七岁，肾气盛，齿更发长；二七而天癸至，任脉通，太冲脉盛，月事以时下，故有子；三七……丈夫八岁，肾气实，发长齿更；二八，肾气盛，天癸至，精气溢泻，阴阳和，故能有子……"这些关于人体生长发育的描述，看似对个人个性化记录，实则是对所有当时医者见到的男、女从幼到老的概括性描述，是实现从个别到一般飞跃把握的阐述。

3. 从经验到理论　任何一个有生命力的学科，都是实践和理论的统一，都拥有广泛的实践基础和丰富的实践经验，都经过了从实践向理论的飞跃。中医学之所以能称得起科学，其中一个重要因素是，在中医学形成理论体系以前的若干年间，中华民族已经经历了长期的同疾病作斗争的过程，并积累了丰富的经验，那时的经验主要依靠口耳的语言和操作性动作传播及积累，是因为祖先利用文字记载事物的能力还不能达到完全保存下来的条件，我们今天难以看到古代中医人早期关于抗击疾病、寻求健康的实际经验记载。但是我们完全可以推论，如果没有丰富的经验，《黄帝内经》的作者们不可能有那么深入的思考，不可能表达出对健康和疾病问题的深邃思考，也不可能总结出符合客观规律的经典之作。历代名医阐发的中医学术思想，无一不是在自我经验的基础上，经思维的升发而创立的学术思想体系。以医圣张仲景为例，《伤寒杂病论》的巨著正是在其几十年为人治病经验基础上的理性升华成果。

二、中医思维是学好中医学的必经之路

中医学是创立于两三千年以前的中国古代文化，中医人当时的认知思维完全不同于现代人的思维，与现时代人的思维有着鸿沟，欲学到传统的中医学，必须寻找跨越思维鸿沟的路径，中医思维则是中医学生必须跨越的鸿沟，是领悟传统中医学的必由之路，是坚定中医信念的心理动力。

1. 须跨越的鸿沟　在现代文化环境中学习中医学遇到的时空、文化和认知等三大鸿沟，是不以人的意志而存在的客观事实，中医教学的实践必须面对和正视它们的存在，研究它们的性质，寻找跨越的桥梁。

如果中医教育忽视它们的存在，将中医教育等同于现代科学文化的专业教育，学习者仍然遵循现代科学文化的认知规律，必定找不到认知和掌握传统中医学的有效途径，从而难以实现培养传承型中医人才的目的。

欲达到中医教育的目的，使中医专业教学办成培养传承型中医人才的基地，教育者必须研究中医学的认知思维特点、本质和规律，在教学过程中引导受教育者认清中医教育的基本特点，努力自觉补充学习中医学必须具备的中国传统文化知识，注意避免习惯的抽象逻辑思维方式，加强自我中医思维能力的培养。

2. 领悟真谛的必由之路　中医学不仅是一个庞大中国古代科学体系，而且是一个同时具有自然科学和社会科学有机结合的复合文化体系，在学习中医学的过程中，既不能简单套用自然科学的理解方式认知中医学的理论和知识，也不能将中医学作为纯社会科学的文化去认知，唯有中医思维是适用于中医学学习的必由之路，这是因为：

其一，中医思维是中国传统文化思维的组成部分。中医学是中国传统文化的重要组成部分，古代中医人是在中国传统文化的环境中认识医学问题的，是中国文化认知大环境中的一个专业领域，中医思维是古代中医人运用中国传统文化知识，认识和解决医学问题的实践中逐渐形成的相对独立的认知模式。在认知过程中，中医人一方面将人体看

作一个活动的自然有机体，一方面又将人体看作由精、气、神支撑的有思想、有灵魂的生命体，这是中医思维创造具有自然和社会双重文化属性的中医学的认知根源。

其二，中医思维是古代中医人创立中医学的已经之路。古代中医人在长期观察自然、观察人体、观察疾病的过程中，积累了辨别事物真伪、性质和程度的思维经验；在分析事物本质，寻找事物内部及内部与外部联系的思维中，摸索到把握事物整体和动态联系的认知思维规律；在诊治疾病和指导民众健康行动的反复实践中，悟到了坚持在实践中检验认知效率的思维原则。古代中医人正是在认识和解决医学问题的认知思考实践中，逐渐形成了具有中国传统文化特色的中医思维模式。寻找古代中医创造中医学的认知之路，揭示其认知活动的本质、特点和规律，帮助现时代的中医学生打开中医认知的大门，是现代中医教育的一个重要任务。

其三，中医思维是领悟中医学真谛的智慧之舟。中医学形成于中国古代，发展于中国传统文化的环境之中，古代中医人所经历和运用的认知思维方式和方法，都是今天的人们所不熟悉的，如依据人体在活动状态下表现于外的信息，是借助想象或联想揣摩体内状态的，而今天的人们会认为这是不可靠、不科学的，没有直接观察或测试到人体内部的情况怎么能认定其揣摩是真的呢。此外还有意会、联想、取象比类等都是古代中医熟知而运用的思维方法，却是今天的人们所不熟悉的。中医教育的目的是理解中医学的理论，是悟到中医学的真谛，是掌握中医学的技术，但是运用理解现代科学文化的思维方式却难以理解中医学的真谛，唯一可行的出路是掌握中医思维的技能，它是引领学习者系统、全面领悟中医学的智慧之舟。

3. 凝聚中医信念的认知动力 信念是做好一切事业的心理动力，无论做什么事，人们总是觉得这件事有必要做，而且一定要做好，因为要做的事是非常有意义的，是值得人们倾力而为的事，这就是信念，信念可以鼓动人们有毅力地做好一切事业。学习中医学亦是同理，如果接受教育的学习一方不知道学习的内容是科学的、合理的、难得的、宝贵的，甚至认为是不科学的和不值得努力去学的，那么他就不可能对学习的内容产生信任、认可的心理，自然不可能发挥主观能动性而发奋学习。信念可在对认知对象不断的理解中得到凝聚，中医思维使中医学生在不断加深对中医学的理解中感悟到中医学的魅力，凝聚对中医学的信念，从而激发自主、主动学习的心理认知动力。

（1）中医思维使中医学生感悟中医学的魅力 如果在中医专业课的学习中运用现代文化的认知规律理解其中知识的含义，很容易处于困惑状态。只有运用中医思维才能逐渐领悟中医学理论的本意，理解中医诊治技艺的合理性，进而感悟到中医学的魅力。魅力激发兴趣，兴趣推动深入学习和思考。

（2）中医思维使中医学生凝聚中医信念 信念不是天生的，信念是人对客观事物的认识过程中逐渐滋生和强化的。中医学生满怀激情进入中医学专业，但是热情不能直接激发学习的动力，学习的动力由心而出，鼓动心力的基础是对学习内容的信任和认可，而信任和认可心理观念的形成，是通过在运用中医思维正确理解中医知识含义的过程中实现的，对中医学理解的程度愈深，其对中医学的信念愈坚。可见，中医思维不仅是学到中医学的必由之路，也是树立中医学信念，树立中医药文化信念的必由之路。

（3）中医思维引导中医学生自主学习　社会上的任何学习新知识、新理论、新科学的学习活动，都需要学习者本人充分发挥自身的主观能动性，如果学生不能主动进入自主学习状态，主要依靠课堂划重点，背教材等被动学习态度是难以学到真知识的，学习者本人也很难在学习的知识领域做出突出的贡献。中医思维引导学习者进入中医学的认知领域，恰当的思维方式一方面使学习者获得对学习内容的正确理解，另一方面引导学习者在认知思维中产生新的问题，当依靠习惯的背书认知方式解决不了这些问题时，必然沿着中医思维的思路进入自觉寻找合适的相关知识，进入自主学习的良好机制。

三、架起一座中医思维的桥梁

古代的中医人经过中医思维的认知之路创造了中医学，在现代文化环境中只有运用中医思维才能学到中医学，中医教育的重要任务之一则是为中医学生架起一座通向中医学的桥梁。这座桥梁是跨越古今、中外文化之桥，是跨越古今、中外认知鸿沟之桥，是通向传统中医学科体系之桥。

1. 一座文化的桥梁　对刚走出中学校门的中医学生直接进入专业教育，缺少文化过渡的衔接，中医思维能力的培养，正是要为中医学生架起一座从现代科学文化通向传统中医学的文化桥梁。那么，为什么要架设文化之桥，怎样架设文化桥梁，如何引导中医学生顺利通过这座桥是值得注意的。

首先，跨越文化鸿沟的需要。文化是认知的基础，人们的任何学习活动都是在一定的文化基础上进行的，人们只有了解正在学习的学科文化性质、特点和规律，认识到已有基础文化的差距，注意在学习中驾驭文化的差别，才能顺利进入新知识的学习状态。从现代科学文化基础到传统的古代中国文化之间的鸿沟，是学习中医学过程客观存在的现实，如果认识不到它的存在，必然难以学到中医学。中医思维的文化之桥将从人类文化的发生、发展、表现形式等层面，解读古今文化、中外文化的区别与联系，为中医学生驾驭古今、中外文化提供认知思维的技能。

其次，架设这座从现代科学文化通向中国古代文化的桥梁，需要从两个方面相向架设。一方面是教学、教材和教师向有利于学生学习方向努力，教学管理部门应当将培养中医学生的中医思维能力放在教学管理的重要位置；研究中医教学思维的本质和规律，编写适应于中医学生理解的关于强化中医思维能力的教材；专门开设关于中医思维能力培养和训练的课，中医专业课教师应将中医思维融于各科的教学过程中。另一方面，学生注意主动自我学习过程中的认知思维方式的调节，向着教师和教材引导的方向，努力建立自我学习认知的新模式。教和学双方相向努力是架起跨越文化鸿沟桥梁的基本构成要素。

其三，正确引导是中医学生顺利过桥的必要条件。中医学生走进中医文化的氛围，陌生的文化环境使他们处于困惑状态，对于正在寻找前行之路的学生，此时最需要的就是引路人，引路人应当选择最适宜于学生接受的方式引导学生顺利踏上中医思维之桥，这些方式、方法包括：引导学生补充中国传统文化知识；注意克服用抽象推理认知方式理解中医学知识的习惯；注意古今、中外文化差别分辨能力的训练；注意克服以背诵教材代替学习认知的学习理念；注意用中国传统文化的知识理解中医学知识点；同时注意不能引用现代文化知识解读中医知识点含义等。

2. 一座认知的桥梁　中医教育的目的是培养具有传承传统中医学能力的专门人才，而获得传承能力的前提是全面掌握和深刻理解传统中医学的内涵，掌握和理解的学习心理过程就是认知。现代中医教育的突出特点是不能照搬现代科学专业教育的教学模式，学生不能主要运用现代文化的认知方式学习中医学。中医教育应当探索一条适应于培养中医专门人才的教学体系，为中医学生搭建一座从现代文化认知模式通向传统中医学认知模式的桥梁，则是构建中医教育体系的重要一环。这座认知桥梁的主要作用是为中医学生从现代科学文化通向中国传统文化、传统中医文化指明道路，指导学生尽快补充中国古代文化知识，帮助学生深刻理解中医学理论的文化特点和科学本质，引导学生熟悉并掌握古代中医人认知思维的本质、特点和规律，直至学生掌握中医学的学习方法和具备自主学习中医学的能力。

3. 一座科学的桥梁　在现代科学高速发展的今天，为现代中医教育架设传统的、古代的认知思维桥梁，是否符合科学发展的原则，这是处在中医教学实践中的教和学双方都应当思考和回答的问题。我们认为这是一座科学的桥梁，其根据如下：

首先，现代环境下中医教育的需要。符合科学发展方向的社会需要就是合理的，合理是具备科学性的基础。中医教育实践虽然处在现代科学文化环境中，传承的却是古代中医文化，这是我国卫生健康事业的需要，需要大批的运用中医思维认识和解决民众健康问题的专业人才，不具有中医思维能力就不能运用中医学服务于民众的健康事业。

其次，传承传统中医特色的需要。中医学之所以传承数千年，在科学高度发达的今天仍然保持着活力，能解决一部分医学难题，其活力的根基正是传统中医学认识和解决医学问题的认知思维特色，其中凝聚着中华民族抗击疾病和寻求健康的智慧。中医学生借助中医思维的桥梁继承古代中医人认知的智慧，并传授给下一代中医人，使中华优秀传统特色传承不息。

其三，科学并不以时代的古今为界。界定一个事物的科学属性并不能以事物产生的时代为依据，不能认为近代科学以前的文化和创造都不是科学，科学性的本质含义是合理性、正确性和实用性。以中医思维为核心的中医认知思维之路是符合人类认知思维发展规律的，数千年的中医医学实践证明其是正确的。

第二章　中医思维学概论 ▷▷▷▷

第一节　思维及关于思维的研究

一、思维的概念

关于思维的含义有不同的解释，本教材主要从人的思考活动讨论思维。思维是人脑的基本功能，是人类社会最美丽的花朵，是地球上最高级的物质运动形式。

1. 思维的定义

（1）**思维的含义**　思维即是思考，是人类的基本活动之一。首先，人在清醒状态下每时每刻都在思维。人们在工作中要思考，思考被操作事物的特点，思考怎样做好工作；人们在学习中要思考，接受书本知识或他人讲授的知识，利用已有的知识理解新学的知识；人们在交往中要思考，思考对方表述的意思和目的，思考交谈中事物的状况，思考怎样表达自己的观点；人们在安静时也在思考，思考他所观察到的事物，思考他所做事物的经验、教训，思考他的行动计划，思考实现人生目标的步骤。其次，思维伴随着人生的始终。人的思维与生俱来，初生婴儿睁眼看到世界的人和物，听到外界的声音，就开始了简单的思考；幼儿学说话要思考，记忆人物和事物也要思考；儿童时代进入文化课的学习，从认字到阅读简单的短文，从 1+1=2 到 10 以内的加、减、乘、除等也是思维；青年时代转入科学知识的学习，都必须思考，关于自然现象，关于物质，关于几何，关于数学，关于历史、地理等现象及其本质的认识都要思考；成年时代要工作、要奋斗、要进步，是人生中思维最活跃的阶段；人生到了老年，也在不断地思考，思考人生的经历、思考保持健康身体的道理与方法等。其三，人们做每件事都要思维。做事前要了解事物的特点和规律，计划做好这件事的步骤，构想做完这件事结果时的情形。其四，每个人都在不停地思维，每个社会群体也在不停地思维，一个企业的管理、投资、生产、销售、市场、人才等运行都需要一个群体的思考；一个民族的崛起、强大和富强需要全民族的智慧和奋斗；一个国家的发展也需要全体人民的团结和努力，更需要领导这个国家政党的集体智慧。

（2）**思维的生理基础**　思维是人脑的基本功能。人脑是中枢神经系统的一部分，它由后脑、中脑、和前脑组成，前脑又分为间脑和端脑。承担思维活动的大脑在端脑的大脑半球，它位于中枢神经系统的最高部位，左右对称，即大脑的左半球和右半球，思维活动主要在大脑的左右半球进行。关于思维时大脑活动的微观机制，目前人类还不能用物理学和化学的方法确切描述其过程和机制。有研究表明，大脑的左、右半球在承担思维活动时，表现出不同的功能：正常人大脑的左半球以语言功能为主，人在进行抽象逻辑思维时以左半球活动为显；大脑的右半球在感知空间图像、感受音乐和艺术时很活跃。又有研究认为，人大脑的左半球主要承担抽象逻辑思维，右半球则主要承担形象思维。

（3）思维的客观性　哲学的基本问题认为思维是第二性的，这是在人的思想和理性认知层面讨论思维的，形式逻辑中关于思维的含义也是在第二性层面讨论思维的。当我们从人的思考活动这个层面讨论思维时，思维就具有第一性的特征。因为人的思维是以大脑细胞活动为基础的，是一类客观现象，其客观性表现在如下几个方面：其一，人类的思维活动是通过大脑细胞的物质运动实现的，虽然人类今天还不能用物理学和化学的方法揭开思维活动的奥秘，但思维确实是一种特殊的物质运动；其次，思维活动表现为一个过程，占有一定的时间，如人们做一道数学题，计划一个工作方案，诊断一个患者的病情等，都占有一定的时间，表现为一个客观过程；其三，思维活动本身是人们可以感知到的事物，人们通过自我思考过程的回忆，可以在一定程度上把握思维活动的本质；其四，在大脑思考活动层面讨论思维，思维活动不以主观意志而存在，不论人的主观意志态度如何，思维活动总是在进行着；其五，思维活动形成的思想观念、理论是第二性的。

（4）思维含义的概括　关于思维概念的内涵，过去有两个层面的含义，其一是指思想、观念、理论，如逻辑学所说的思维，即概念、判断、推理等，是思维活动的产物，这是在思想或理论的层面讨论思维；另一层含义，是指思考活动，即人类依靠大脑细胞的活动认识客观事物的思维活动。本教材只在思维（思考）活动这层含义讨论思维，即把思维作为一种客观现象来讨论，是在哲学基本问题的第一性层面讨论思维的。思维的概念应含有以下几层意思：其一，是指以人的大脑活动为表现形式的思考活动；其二，是人类认识、适应和利用客观世界的桥梁；其三，是人类间接地、深刻地认识客观世界的必由之路。

2. 思维的起源

（1）人类思维产生的时间　人类思维的发生应当与人类的诞生同步，如果说人类的历史已经有 100 万年之久，那么人类的思维也有 100 万年的历史了。其根据有如下几个方面：首先，思维是人类创造劳动工具的必要条件。制造劳动工具是人脱离动物、迈入人类的重要标志之一，而人欲制造劳动工具，必须思考劳动对象的特点和用于制造劳动工具材料的特性。其次，思维是人类创造文化的桥梁。人类诞生的根本标志是创造和使用文化，而创造和使用文化的过程，就是思维对客观世界反映的过程，只有思维活动才能创造出文化，如寻找生存的山洞，打制有棱角的石头等，都需要思维把客观事物在思想中联系起来。其三，思维是人具备社会属性的前提。人脱离动物，过渡到人类的重要特征之一是人的社会性，人可以通过语言的交流表达对事物的认识和态度，思维活动是人实现社会交流必要前提，没有思维活动就不可能进行社会交往。我们不可能用实证的方法考证人类思维发生的具体时间，理论推理是我们研究思维起源的主要方法。

（2）思维产生的条件　人类思维的产生是地球上生物进化的一个非常重大的事件，是人类诞生的关键性环节。那么在生物进化的数千万年间，是什么原因突然使一部分类人猿越出了动物进化的程序，是思维的质性变化，从而改变了这类猿种的进化历程，使其朝着智人的方向发展。首先，大自然的刺激是激活大脑的直接因素。恶劣的自然环境，如风、雨、雷、电、严寒、酷暑等直接威胁着类人猿，当他们的本能性动作难以抵御恶劣的自然刺激时，生存的欲望刺激着大脑的激化活动，由本能反应到主动思考，主动想办法；异类动物的伤害、侵袭等刺激着类人猿想办法更有效地躲避伤害或抗击侵袭。其次，良好的自然环境激发类人猿主动利用大脑，思考寻找适宜的生活环境，如寻找好的栖身地，想法获得更多的食物等。其三，生存的基本需求刺激着大脑的优化发展和进化。要生存就得找食物，而什么东西可吃，什么东西不可食；什么食物好吃，什么食物不好吃；用什么方法得到食物，用什么方法获得更多的食物等，都需要用大脑把记忆中事物的形象联系起来。其四，社会交往。原始人群内人与人有许多信息要交流：劳动过程需要协调、分工、合作，获得的食物需要合理分配等都需要人与人之间的信息交流。其五，记忆、语言、情感等心理因素的具备。记忆是思维的必备条件，没有对事物的识记和回忆，就不可能在思考中把事物联系起来，不可能进行思考；语言是人们之间交往的信息载体之一，它使关于客观世界的知识和关于社会活动的信息得以社会化，为人们的思维提供材料；情绪、情感是人们对客观事物态度的主体体验，没有这种体验，原始人就不可能激发思考的热情，思维也无从产生。

（3）人的思维与动物思维的区别　思维不是人区别于动物的唯一标志，许多高级动物也有简单的思维，也有一定的情感反应，也有一定的记忆功能，因为它们也有大脑。人的思维与动物思维的区别可从以下几个方面体现出来，首先，人类的思维具有明确的目的性，是为了生存，为了发展，为了争取更好的生存条件而思维；而动物简单的思维多出自本能反应，无目的性，个别动物简单的运算能力也是人工长期训练后获得的。其次，人的思维具有极大的自觉性和自控性，思维活动出于自愿的、可控的，即思考到什么程度为止，思考什么内容等都是人自己能把握的；而动物的思维是无序的，不自觉的。其三，人的思维有语言的参与，语言包括无声的表情、肢体的动作等都是事物信息的载体，思维可以根据语言所载的信息直接进行思维加工；而动物的思维没有语言的介入。其四，人类的思维是社会性行为，在思维起源的时代，表现为一种简单的集体表象；而动物思维不具备社会属性。其五，人类的思维具有传承性，可以通过口耳相传，其横向传达给他人，其纵向可以传给后代，这是人类知识积累的基本条件；而动物的思维不具备这个特征。其六，人类的思维发展快，思维方式不断演变，方法多种多样，内容不断丰富，其思维发展的速度与人类知识的积累程度成正比，而动物的思维发展速度与人类相比等于原地不动。

3. 思维的发展

（1）思维发展的含义　发展有两层含义：其一是哲学意义的发展，是指事物的质性变化，质的飞跃；另一层含义，泛指事物的变化，人类思维发展的过程中有量变，有表现形式的变化，也有质变的飞跃。

思维的发展主要体现在深度、表现形式及思维产物的质和量诸方面。所谓思维的深度，是指思维反映客观存在本质、规律和联系的正确程度。在原始时代的早期，人类的思维非常简单而表浅，只能对事物表面现象简单联系的把握；在文明时代到来的前夕，社会处在神秘的神话时代，人类已开始主动认识客观世界，思维活动开始向事物的本质发展，表现出思维的深度；到了近代以来，科学和技术之所以飞速发展，与人类思维的深入发展有着密切的关系。思维的表现形式是指思维活动本身所体现的某些特征，其思维表现形式的变化，记录着人类思维发展的轨道。思维产物的质和量是指思维活动所创造的精神文化的科学水平和人类知识总量。

（2）思维发展的动力　人类思维发展的根本动力来源于人的社会实践，来源于社会生产力发展的需要。具体表现在如下几个方面，首先，发展生产力的需要是思维发展的主要动力。人们欲获得更多的物质和文化生活资料，就必须发展生产，而发展生产的前提是正确把握客观事物的本质、规律和联系，实现这个目的的唯一途径是借助思维的桥梁，只有充分发挥人脑的功能，激发思维的活力，才能正确认识客观事物，最大努力地做出符合客观规律的决策。其次，社会实践的需要是思维发展的重要动力。人们的社会实践千行百业，每行每业都有需要解决的问题，例如一个患者的疑难杂症可以激活一个医生的思维，一个时期的医学难题可以激活一代医学家的思维，使一个专业群体的思维能力提高到新的水平。其三，求知的心理欲望是发展思维不可缺少的动力。在人类历史的发展中，确有无数的思想家、理论家在没有任何客观需求的情况下，凭着对真理、对知识渴求的愿望，长期处于思维状态，或独立思考，或与人辩论，从而推动了社会思维的发展，如以古希腊时期亚里士多德为代表的大批思想家的理性思索，在西方文化的发展史中起到了非常重要的作用。

（3）思维发展的基本规律　人类思维发展的基本规律，就思维的表现形式而言，呈现由简单到复杂、由形式单一到形式多样的发展趋势。就思维的发展与人类社会发展的关系而言，思维发展的规律表现如下几个基本规律。其一，人类思维的发展同步于人类社会的发展，即人类实践的范围愈广，社会实践的层次愈深，思维发展的广度愈阔和深度愈甚，每当人类社会生产发生质性飞跃的时候，也是人类思维发生深刻变化的时期。其二，思维发展的水平基本适应于人类社会生产力发展的水平。人类的任何思维都是在社会生产力基础上的发生的，思维时刻在反映实践着的客观事物，因此，思维必须适应生产力的发展水平。其三，在少数特殊情况下，局部的、部分的群体或个体思维，可能暂时超前于社会生产力发展的水平，出现暂时的生产力的发展不适应思维水平发展的局面。

二、思维的作用

1. 思维是人类通向客观世界的桥梁　人类生存的地球是一个由复杂的物质世界和人类社会共同构成的客观世界，人类只有不断地认识这个客观世界，才能顺应它的规律，创造出大量的精神和物质财富。思维是人类通向客观世界的桥梁。

（1）思维是人类向客观世界的接近　客观世界存在于人的感觉和思维以外，人凭自己的感觉只能感知一部分客观世界的表面现象，而客观世界是无限的，人们在相对的时间内不可能完全把握客观世界，但可以通过思维逐渐了解客观世界。首先，人类需要把握客观世界。人类要利用宇宙，就需要了解宇宙的结构和运动规律；人类的农业生产欲增产丰收就需要了解农作物生长的特点和规律；医生欲有效地治疗疾病，就需要了解疾病的实质。其次，客观世界是可知的。浩瀚的宇宙仅凭人的肉眼和各种望远镜观察是不能认识它的，只有经过人的思维才能逐渐认识它；农业种植仅凭观察也不能掌握作物高产的规律，只有思维才能获得丰收的秘诀；四诊只能获得患者疾病的症状，只有经过一系列的辨证才能把握疾病的实质。其三，思维是接近客观世界的唯一途径。仅凭观察是不可能真正把握客观世界的，观察只能使人们了解客观世界的表面现象，而不能把握客观世界的内在联系。例如，诊断一个患者，观察只能看到患者的神、色、形、态，只有合理运用中医辨证方法进行合理的思维，才能获得正确的诊断。经验也不能使人们科学地认识客观世界，经验的积累只是无数个性过程的重复，而不可能上升到规律的高度，只有把无数经验进行科学的归纳，升华其中的道理，才能成为具有指导意义的理论，其中的归纳和升华都是大脑思维的体现。因此，只有思维才能把复杂的客观世界规律化、系统化和理论化。

（2）思维是把握客观世界的唯一途径　人类的感觉只能把握极少一部分客观世界的表面形象，客观世界的内在本质、内外联系及其各种规律等，都必须经过大脑的思维才能把握。首先，思维可以使人们认识事物的本质。事物的本质一般都蕴含在事物的内部，思维可以根据事物在活动状态下表现于外的各种信息，经过判断、推理或构思等一系列的思维活动，达到把握事物本质的目的。如医生的四诊只能获得关于患者发热、咳嗽、恶寒等症状，经过思维则可把握到风寒袭肺、肺失宣降的本质。其次，思维可以使人们把握事物的联系。客观世界的各类事物有着复杂的内部和外部联系，思维可以根据事物的特性、状态等寻找事物之间的关系。例如，中医理论中关于五脏之间的联系，是历代医家根据心、肝、脾、肺、肾等五脏功能的本质，结合内脏功能表现于外的信息，建立起五脏功能关系模式。其三，思维可以使人们把握客观世界的活动规律。世界上的任何事物都有自己的规律，只有思维活动，经过以归纳为主的思维方法，可以使人们认识到各种事物各自的规律。如古时医家通过对人在各个年龄段生理活动的特点，经过以归纳为主的思维，概括出人体生理发育规律。

（3）思维是一条成功之路　纵观历史上所有创造出奇迹或对社会发展做出重大贡献的人们，无一不是经过长期的、合理的思维活动；在现今社会的各行各业奋斗的人们，包括企业家、科学家等人们的成功，没有一个不是经历过认真、复杂、艰巨的思维活动才实现的。

2. 思维是创造文化的无形工厂　人类的文化主要有两大类，一类是物质文化，一类是精神文化，所有文化的产生都必须经过思维活动这个加工厂。

（1）思维是创造物质文化的模型工厂　物质文化是人类创造的一切为人所用物质的总称，从原始人打制的砭石、为遮身而编制的草片、为捕猎而准备的木棒等，到现代人制造的飞机、宇宙飞船等，无不打上人类意志的烙印，所有人类生活、生产、学习所用的物品及资料等都是物质文化。我们之所以称这些实物为文化，是因为在它们身上体现着人类的意志和智慧，人类所创造的每一件实物都是人们意愿上想要的，都要经过人的思维才能实现。首先，任何物质产品创造前，这个物品的形状、结构、功用等都是在创造者的大脑中经思维逐渐形成。如原始人建造住房，可能要经过数万年，若干代人的思索，才搭建起像今天西瓜地里看瓜棚式的住房；又如现代人乘坐的汽车、火车、飞机等交通工具，都是经过人们在一定的科学原理基础上经工程师们的构思、计算才制造的。纵观所有人类创造的物质财富，没有一样不凝结着人类的智慧。其次，任何物质产品的创造都必须通过个体思维才能实现。思维只能以个体形式存在，个体思维可以创造一定的物质产品，集体思维可以通过若干个个体思维的有机组合，完成具有复杂结构物体的创造。其三，人类物质文化的进步依赖于人类思维的发展。人类的物质财富有一个由少到多、由简单到复杂的发展过程，任何一个产品的改进或改造，都需要人脑的思维，都是在人的思维中形成新产品的形状、结构等思维中的模型之后，在大脑的支配下通过一定的操作过程才能不断创造出新的、改进后的物质文化。

（2）思维是精神文化加工厂　人类的一切精神文化，包括知识、科学、宗教、思想、艺术、法律、制度等都是思维的产物，思维是一切精神文化的加工厂。首先，思维是一切意识、知识和科学的加工厂。文化的源泉是人类的社会实践，但实践本身不会生产精神文化，只有经过思维，在大脑中对客观事物的感觉进行加工，才能把对自然、社会的认识反映出来，形成各种文化。其次，思维使人们产生对客观事物的态度，形成各种情感，再经过以想象、构思为主的思维，形成艺术，艺术也是思维的产物。其三，思维是语言的基础。在人类语言的形成和发展的过程中，从理论上说思维与语言同步产生于人类的进化过程中，但语言是思维中形成了必须要表达的思想、情感后才刺激发音系统的；在现代人的文化交流中，同样是人们先经过思考形成一定的观念、观点、计划、思想或理论之后，才通过语言表达出来。

3. 思维指导人们改造客观世界的实践　认识、适应和利用客观世界是人类社会实践的基本内容，都必须在大脑思维活动的参与下才能完成，特别是利用客观世界的实践，对人类的发展有着特别重要的意义。思维对利用客观世界的作用体现在人类实践的全部过程和全部环节，体现在人类利用客观世界的宏观过程和微观细节。

（1）思维是社会生产力的核心关键因素　生产力三大要素中的主体因素是人，而人力的体现在于智力，智力的发挥是思维作用的外现，因此，所谓人在生产力发展中的作用，集中体现在思维的作用。首先，生产资料的获得需要人们的思维去发现，如矿藏的发现、土地的开垦等。其次，生产工具的制造和改造，需要思维活动才能发现旧工具的缺点，寻找改进劳动工具的途径和办法，构思新工具的功能和结构。其三，只有思维活动才能把关于物质世界的本质、联系和规律等原理和理论转化为指导生产力的活动计划和措施。

（2）思维是调节社会生产关系的主体因素　生产关系是经济基础的重要组成部分，它能否适应生产力的发展，怎样适应并推动生产力的发展等，都需要人的思维来判断和调节。首先，思维调节生产资料的分配和管理，所有制性质的确定和调节需要大量的社会调查，研究其中出现的问题，寻找解决问题的办法，如我国在改革开放的前期，关于把农村经济转化为家庭联产承包责任制的决定，是经过了从中央到地方无数人的思考、论证，才作出的决断，没有艰苦而复杂的思维，就不可能获得农村经济改革的成功。其次，依靠思维调节社会生产的组织。生产愈发展，社会愈进步，思维对于社会成员在生产中关系的调节愈重要，例如当我国的完全计划经济已不适应中国特色社会主义事业发展时，正是经过党中央的深思熟虑，决定调节为以市场经济为主导的经济方式。其三，思维调节着社会分配的制度。社会劳动成果分配是生产关系中重要的一环，处理不好必然影响生产的发展，管理部门总是依据经济管理的原则，精心计算各种劳动量和产品价值的关系，制定分配的原则，核出各层次分配的数额。

（3）思维是指导微观实践过程的核心因素　人类的任何社会实践都是通过个体的实践实现的，在任何个体的实践中，思维活动贯穿于实践过程的始终，指导着实践的发展方向。首先，只有思维才能形成实践目的表象。任何实践都是有目的的，而实践的目的是实践开始前就已经表象地存在于实践者的思维中，实践的目的不是主观愿望，是实践结束时实践对象的具体状态，例如，做鞋的目的是成品鞋，医生开方治病的目的是机体从病理状态向生理状态转化的情景。而实践目的的形成，必须经过实践者大脑的思维加工，其思维的过程是依据事物的本质和规律，经形象性构思，逐渐形成实践过程结束时的情形，例如，中医开具治病药方的目的是依据诊断的病机，根据中医理论，经形象性构思，形成机体从病机状态向生理状态转化的情形。其次，只有思维才能保证实践的效率。实践活动是由多种因素构成的复杂过程，实践者依靠思维的大脑不断调节实践措施，以保证实践效率的获得。其三，只有思维能保证实践的连续，一种实践结束，新的实践必然要开始，人们欲争取更大的劳动效率，必须不断总结实践中的经验、教训，从而保证新的实践的顺利展开。

4. 思维推动社会的发展　社会之所以能不断发展，正是由于人类在不停思维，思维产生的理论、思想、观念从原则上指导着人类的实践。人类在大约一万年前摆脱蒙昧的社会，进入主动认识客观世界的精神文化启蒙时代，人类开始了主动思考的社会思维；人类从史前文化跨进文明时代，没有思维的作用，人类不可能创造出记载历史和传达思想的文字体系；没有思维，人类不可能迎来第一个文化盛期，中西方民族也不可能出现体现本民族文化特点的社会生产力情况和不同社会形态；正是由于中华民族的智慧和独特的思维模式，才创造了古代中世纪领先于世界的中国古代科学技术；中国共产党集中华民族的智慧，领导中国人民从站起来到富起来，再到强起来。在一个特定社会环境中，思维又可以形成指导人们实践的措施、方法、步骤，从而使社会生产力不断得到发展，社会财富不断增加，社会文化不断丰富。可以说，人类的思维指导着人类的社会实践，推动着人类社会的发展。

5. 思维促进人类的发展

（1）思维促进人脑的发育　人类的思维有赖于大脑的进化，在人类步入文明时代的进程中，正是由于大脑的不断进化，为思维活动创造了丰富的物质和文化条件。反过来，思维活动又可以刺激人脑的发育，人脑发育到一定程度，主要不在于体积和重量的增加，而在于大脑功能的增加。首先，思维可以刺激人脑的活力，经常思考问题，可以使大脑更加灵活。其次，思维可以促进心理活动的正常发育，如人格、品质等心理素质的培养，都需要通过思维促进人脑的发育。其三，思维可以延缓人脑功能的退化，因为思维可以增加大脑血流量。

（2）思维使人类从野蛮走向文明　人类从野蛮走向文明的重要标志是文化，是人类获得创造和运用文化的能力，而文化的创造和运用必须经过思维的桥梁。因此，正是思维活动，使人类逐渐认识到熟食的好处，认识到火对于生存的重要性，认识到人与人的关系应当和睦相处等一系列文明行为及生活方式的重要性，从而逐渐抛弃了野蛮行为。思维的逐渐成熟是人类从野蛮走向文明的根本因素，只有思维才能找到怎样把生食变成熟食的办法；只有思维才能想出钻木取火的办法，才能找到保存火种的途径；只有思维才能处理好人与人之间的关系。

（3）思维使人类不断增强综合能力　人类要生存，要获得更多的物质、文化生活资料，就必须不断增强自身的能力，而能力获得的基本途径是社会实践，其微观机制是思维能力的作用，只有思维才能促进语言的发展；只有思维才能引导人们怎样观察客观世界，才能提高人们的注意力和合理分配注意力；只有思维才能使人的情感、情绪等心理调节能力不断增强；只有思维才能使人的手、脚更加灵活，才能操作更加精细的仪器。总之，思维使人类不断增强各种能力，思维使人类创造出越来越多的物质和文化财富。

三、思维的分类

1. 思维的表现形式

（1）思维的方式　思维是大脑的思考活动，大脑在对客观事物或知识进行"加工"时，必然表现出某些形式，由于多种因素的作用，使思维活动表现出多种方式，因此思维方式是人们在思维中表现出的相对稳定的大脑活动形式。如中国古代文化在思维过程中直接对感觉表象进行思维加工，而西方科学家在思维过程中首先对感觉表象进行抽象的规定，从而使中西方民族表现为不同的思维方式。

（2）思维的方法　思维方法与思维方式不同，后者是相对稳定的基本的思维过程，以规律的形式存在，如西方文化的抽象思维方式、逻辑思维方式和演绎思维方式等；而前者是灵活的、可变的思维技巧，如比较的思维方法、想象的方法、倒果求因的方法等。

（3）思维表现形式的确定　思维活动是一种心理现象，目前还不能用物理测试或化学分析的方法准确描述它，只能通过思维活动本身及思维活动的产物，如意识、思想、理论、艺术等文化形式，追溯创造文化的思维过程所表现的思维形式；通过思维者内省思维过程所表现的特点，以确定其思维方式和方法的表现形式。

2. 思维分类的标准　关于思维的研究是一个永久的议题，人们希望通过关于思维的研究解决许多文化和科学本质的问题。但是由于没有规范关于思维分类的方法和标准，使关于思维的研究处于一定的混乱状态。因此，规范思维分类的方法和标准是研究思维表现形式的前提。

思维分类方法的选择，只能从思维活动本身寻找其过程的特点和差别，而不应该依据思维活动的产物——思想、观念确定思维方式的差别，诸如"创造性思维""新思维"等关于思维的概念，多是依据思维产物的特点而划分的，这样并不利于思维活动本质、特点和规律的揭示。思维活动的特点和差异，主要表现在思维脱离客观事物的程度。因此，以思维活动脱离客观事物的形式和程度为依据，考察各种思维的特点，寻找其中的差异是划分思维分类的理想方法，其划分的标准则依思维活动脱离客观事物的程度。

3. 思维活动的四种方式　依思维过程脱离客观事物的程度和方式，人类的思维主要表现为动作思维、形象思维、抽象思维和灵感思维四种思维方式。

（1）动作思维　思维活动中不能脱离自身的动作，如正在操作中的劳动等，如果中断自身的动作，思维活动不能保证连续性。这种思维的特点是思维者关于思维内容的知识很少，相关知识记忆的时间很短。该思维方式主要表现在人类早期原始时代原始先民的思维活动中，他们关于认识对象的知识很少，很肤浅，而且对知识的记忆力很差，记忆时间很短。因此，思维过程很难脱离自身正在进行的相关动作；1～2岁婴儿的思维也表现为以动作思维为主。此外，一些高难度技术操作过程的思维，其思维过程也可夹杂部分短时的动作思维。

（2）形象思维　思维活动虽可以脱离自身的动作，却不能脱离记忆中客观事物的形象，以客观事物的表象为思维加工基本内容的思维方式，称作形象思维。形象思维的最大特点是思维过程不能脱离客观事物的形象，包括感知的表象、记忆中的表象、想象中的形象和联想中的表象。形象思维主要表现在人类进入文明时代前后至大工业时代的以前的古代时期，在此期间，由于知识总量的有限和生产力水平的限制，人们只能主要依靠表象的加工把握客观世界，进行正常的社会实践。形象思维也是现代人不可缺少的思维方式。其一，少年儿童的思维活动以形象思维为主，在儿童的思维中，主要表现为具体事物形象的联系。其二，聋哑人主要通过形象思维把握客观世界。其三，艺术家、文学家的创作思维过程是以形象思维为主导。其四，所有人的思维，包括科学家在科学活动中的思维也体现有形象思维。爱因斯坦认为，形象思维是科学创造中的实在因素。形象思维过程中常见的方法有想象、联想、形象性构思、形象的比较、形象的分析与综合等。

（3）抽象思维　以抽象概念为基本单位，思维过程可以脱离客观事物形象的思维方式称作抽象思维。其思维的特点是先对感觉表象进行抽象的规定，在形成概念的基础上，再依概念的内涵寻找事物之间的逻辑关系，其方法有归纳、推理与概括、分析、综合等。抽象思维是人类思维发展到大工业生产时代以来的主导思维方式，近代以来的科学理论和技术主要经过了以抽象思维为主导的思维途径，抽象思维是现代人社会实践中的主要思维方式。

（4）灵感思维　又称顿悟思维，思维者很难体会到这种思维的具体过程和方法，是一种由于人脑灵感而突然获得思维成果的思维活动。实际上，在灵感产生以前，思维主体已经对认识对象有了一定的了解，虽然人的主观意识没有感觉到在思考，而大脑的潜意识已经在运行着思维，一个偶然时刻大脑突然闪现出问题的答案。这种思维可能存在于文明时代任何人的社会实践中，科学家许多发明的灵感都体验过这种思维。

4. 影响思维表现形式的因素　人们在认识、适应和利用客观世界的思维活动中选择什么思维方式，受自然、社会和主体心理等多方面的影响。

（1）自然因素的影响　影响思维表现形式的自然因素主要有人类进化的因素、大脑的因素和地理环境的因素等三个方面。首先，人类的进化与人类思维方式的发展变化有着密切的关系，当类人猿还没有进入到人类的时候，它们只有极为简单的本能反应；类人猿迈入到人类的大门后，智人只能将正在活动中事物的形象建立简单的联系；当人类即将走出野蛮，走近文明时代时，记忆时间的延长，使梦境、想象、联想、交织在一起，促使着末期原始先民思维方式发生质的变化；进入文明时代，其思维方式必然发生深刻的变化。其次，人类大脑的发育与结构也是影响思维方式的主要因素。人的发育是一个由简单到复杂、由幼稚到成熟的过程，它与人类思维方式的发展呈正比，人类思维方式发展同样经过了由简单到复杂的过程。在人类的早期，人脑是不可能承担复杂的抽象思维的。据现代脑科学研究，大脑左、右两半球的思维功能是有区别的，左半球以抽象思维为主，对抽象的逻辑思维、数据计算等较为敏感；右半球则擅长于形象思维，对事物的形象、图形、艺术、音乐、表意性文学等较为敏感。其三，地理环境可以通过影响人的视野，锻炼人的性格，激发人的某些心理趋向，构成影响人们思维方式选择的重要因素。如古希腊人居住的希腊半岛三面环水，一面靠山，这样的地理环境，为他们提供了长年航海、经商、与外交往的自然条件，从而为他们选择抽象的逻辑思维打下了实践的基础。

（2）社会因素的影响　影响思维表现形式的社会因素主要有社会生产力水平、文化环境、知识的质和量三大方面。首先，社会经济因素主要是指社会生产力水平，人们选择以哪种思维方式为主导认识和改造客观世界，取决于当时的生产力水平，而思维方式必须适应于生产力的发展水平。较低生产力下条件的人们，运用简单的思维方式。例如，原始先民的社会实践范围极为有限，他们的思维不能脱离自身的活动。思维方式作为社会意识的一种形式，有时也可能表现出超前于社会生产力水平的发展，但是它却难以对不适应的生产力产生积极作用。如萌发于古希腊时期的抽象逻辑思维，并不能适应于当时的生产力水平，从而没有发挥太大作用。其次，文化环境可以从社会群体的文化积淀等方面影响于思维方式的选择。例如，中医学萌发和形成于中国传统文化的环境中，其文化积淀是古代中医人主要经过以形象思维为主导的主要原因。其三，社会知识总量的多少和文化的性质，也是影响思维方式的重要因素，当人类的社会知识总量很贫乏的时候，人们不可能对少量知识进行抽象，也无从进行抽象的推理；如果社会知识的性质以事物的整体形象性观念为主，其社会思维方式必然选择形象思维。

（3）心理因素的影响　思维是一种心理活动，是人类最高级的心理活动形式，是心理活动的核心。心理活动的智力因素如感觉、记忆、语言等都是思维活动的内在因素，智力因素的不同表现，可以从思维的内在结构影响思维的表现方式；心理活动的非智力因素，如情绪、性格、意志等，可以从思维的心理环境影响人们思维方式的选择，如性格内向者多擅长于逻辑思维，性格外向、活泼者，多擅长于形象思维。

5. 思维方式在社会实践中的体现　社会思维环境是多种思维方式的混合体，从人类思维的纵向发展过程看，人类思维的活动是一个对各种思维方式充分利用的过程；从社会思维的横向断面看，人类任何思维活动都充分利用各种思维方式。首先，从人类思维发展过程看，动作思维、形象思维和抽象思维分别是人类思维发展过程不同阶段的主要思维方式；在具体思维过程中，人们总是尽最大可能，充分利用已掌握的思维方式进行思维活动，如在形象思维主导的古代社会思维环境中，也常常利用动作思维，同时也萌发了抽象思维。其次，从人类思维发展的任何一个断面看，社会思维总是呈现多种思维方式的共同存在，其断面相距于现时代愈近，其社会思维呈现的思维方式愈多，而且多种思维方式的有机结合程度愈高。其三，现代社会之所以仍然存在多种思维方式的混合状态，是因为现时代社会人群仍然受着地域文化、民族心理等多种因素的影响，从而表现出不同的思维方式。

个体思维过程是多种思维方式的有机结合体，人们在认识和改造客观世界的实践中，也不是单纯地只表现为某种思维方式，而是多种思维方式的有机结合，原因有：其一，客观事物是复杂的，多变的，而人在相对时间内认识、适应和利用客观世界的能力是有限的，人们只能充分利用自己掌握的思维方式，最大限度地把握客观世界。其二，认识过程中的某些假设、假说的形成需要形象思维，而假设、假说的证明却需要逻辑推理的证明。其三，实践活动开始前在大脑中形成的目的表象，是具体支配人们实际操作的目标。而实践目的形成不能没有形象思维。其四，科学实践证明，人类的思维愈发达，愈表现为多种思维方式的有机结合。爱因斯坦曾说，现代科学的思维离不开抽象思维和形象思维的有机结合，形象思维是现代科学思维中的实在因素。

在一个独立的思维过程中，一般都有一种思维方式主导着思维过程，主导思维活动的思维方式称为主导思维方式。如在中国古代科技发明创造过程中，其主导思维方式是形象思维；中国传统文化的思维之路也是以形象思维为主导的思维过程；近代科学的创造是以抽象思维为主导的思维过程。

四、关于思维的研究

1. 思维是人类探索的对象　思维活动是一种自然现象，更是一种社会现象，是人类最希望揭示其奥秘的现象，也是人类最难揭示其奥秘的现象。

人类的思维活动与人类同生存，是人类最早探索的现象之一，如果说人类探索大自然奥秘的实践是从进入文明时代开始的，那么探索人类自己思维现象的思考从文明时代的前夜——巫文化时代就有了萌芽，那时的先民通过神话解释人的思维现象。进入文明时代后，人类一刻也没有停止对自身思维的探索，特别是近代以来，关于思维的研究已是现代科学的重要课题。思维现象是地球上最高级的物质运动形式，是最难探索的现象之一，是人类不懈追求的目标。

思维活动是一种物质运动形式，但目前还不能用物理学或化学方法揭示它的奥秘。目前的研究只能发现思维活动有物理活动和化学反应的征象，但却不能揭示这些物理、化学现象与思维活动的产物——思想、观念的必然联系，更不能用物理学和化学的方法，描述思维活动的微观过程。关于思维的研究，仍然停留在宏观层次，通过思维者对思维过程的体验，以及思维活动的产物——思想、理论的表述，追溯思维主体所表现的思维特点、本质和规律。

2. 思维是哲学的基本问题　哲学的基本问题是思维与存在的关系问题，哲学认识论已解决了思维与存在关系中孰为第一性、孰为第二性的问题；解决了思维能否正确反映存在的问题。但是哲学的基本问题绝不仅仅表现在上述两个方面，还有一个思维怎样反映存在的问题，对这个问题研究的意义绝对不亚于前两个问题，其根据主要表现在如下几个方面。

（1）被忽视的基本问题　恩格斯在谈到哲学基本问题时，已经认识到思维与存在的关系并不是只表现在两个方面。他说，从客观实践到理论的过程中还有一个漫长的道路，谁肯在这方面下功夫，谁就能成功。恩格斯在晚年已经意识到这个问题的重要性，并鼓励青年人要在这方面下功夫。传统的哲学认识论研究的重点放在了哲学的党性问题上，忽视了思维如何反映存在的问题。

（2）思维是最基本的环节　人类一切有意识的活动，一切认识、适应和利用客观世界的实践，都必须经过思维这个环节，只有思维才能在一定程度上把握客观世界，只有思维才能迸发出利用客观世界的决心和智慧，因此，思维是人类通向客观世界的桥梁，是人类通向客观世界最基本的环节，是必由之路。近几十年来，人们已经意识到研究思维的重要性，例如，国外关于发生认识论的研究、认知科学的研究、国内关于思维科学的研究等，都属于思维的研究。

（3）最有活力的课题　哲学研究应当有所突破，应当循着哲学基本问题规定的方向发展，因此，关于思维活动的研究，是哲学研究中最有活力的课题。近年来，哲学社会学研究一度出现困惑，是因为哲学研究没有紧扣基本问题，没有把思维活动这个具有自然和社会双重属性的基本问题纳入主要研究方向，这是一个最具活力的哲学课题。

3. 思维研究是揭示一切社会本质的重要途径　人类社会的一切事件、一切活动都与人的思维有关，因此，一切社会现象都可以通过对思维活动的研究，揭示社会活动的本质。社会的一切经济基础都凝结着人类智慧，都是在人类思维支配下的劳动创造的。社会的一切上层建筑，如国际关系、法律、国家和军队等，都必须通过人的思维才能形成和实施。社会的一切经济活动，如商业谈判、商品交易、市场调查、厂矿经营等每一种经济活动方式，每一个活动的细节，都必须有思维的参与，只有思维才能体现人的主体意志，反过来，通过关于思维活动的研究，则可探求社会活动的本质、联系和规律。

4. 思维研究是揭示一切文化本质的重要途径　人类为什么有文化，怎样创造了文化，又如何利用文化？世界为什么形成了东方文化和西方文化？为什么出现民族？为什么产生宗教？为什么有艺术？艺术为什么能与人们产生情感共鸣等。这一切现象的发生都不能没有思维活动。反之，从思维活动的研究入手，是揭示一切文化奥秘的重要途径。近年来关于文化问题的研究已成为我国理论界的热门课题。首先，思维研究是探讨中西文化分道扬镳的核心环节。精神文化是人类在社会实践基础上经思维活动创造的精神财富，如果我们能从思维这个环节，分别追溯到中西文化萌发的源头，一定能找到中西文化分歧的思维因素。其次，思维研究是揭示中西科学技术发展轨迹的可靠途径。在世界第一个文化盛期之后，古代中国出现了科学技术发展的高潮，在整个中世纪一直领先于世界，但是为什么近代科学没有在比较发达的中国古代科学技术基础上崛起，反而在中世纪科技几乎等于零的欧洲发生，仅仅是社会和自然因素吗？在思维这个环节必有深刻的原因。其三，思维研究是揭示教育本质，寻求高效教育规律的重要途径。因为教师传授知识离不开思维，学生接受知识更离不开思维。

5. 思维研究是揭示中医学科学性的根本途径　中医学是中国传统科学的重要组成部分，是我国现实社会实践中唯一存活的中国古代自然科学，是仍然创造着客观效益的传统科学，但是它的科学地位至今没有确立，使中医事业在现代科学文化环境中处于困惑之中，其症结在哪？一个重要原因，就是没有揭示中医学和中医临床活动的思维规律，没有证明其认识论依据。中医思维的研究是揭示中医学科学性的根本途径之一。

第二节　中医思维

一、中医思维学的研究对象

1. 中医思维的概念

（1）**中医思维**　是中医人运用中国传统文化的知识认识和解决人的健康及疾病的实践过程中，在从事中医医学活动过程中所表现的思考活动，主要包括如下几个方面的含义：第一，是指中医人这个群体的思维活动。中医是我国医疗卫生事业社会分工的一个专业群体，这个群体最早是在中医与巫医分离之后单独形成社会职业时形成的，数千年来，中医群体一直在实践着、思维着、创造着。第二，是指在从事中医医学活动过程中的思维。运用中医理论和方法认识自然、社会、疾病和养生问题；运用中医的理、法、方、药诊断和治疗疾病；运用中医学理论指导人们实施保健、养生活动。第三，不包括中医专业人员从事西医医学活动中的思维活动。

（2）**传统的思维**　中医思维是一种传统的思维模式。中医在从事医学活动的思维过程中，充分体现出传统思维的特点。首先，中医思维在中国传统文化环境中形成模式，并成熟和发展于这个文化环境。其次，中医思维主要依靠中国传统文化的知识。其三，中医思维同构于中国传统文化的思维模式。

（3）**特殊的思维**　中医思维在现代科学文化环境中是唯一存活的传统思维模式，它与现代科学思维相比，表现出极大的特殊性。其一，中医思维不是像现代科技思维那样将感觉表象静态化，而是把感觉表象动态化，借助想象和联想，在宏观层次把握客观事物的本质、规律和联系。其二，中医思维主要依靠中国传统文化的知识，认识和解决医学问题。其三，中医思维没有主要表现为抽象的逻辑推理，而是经过以形象思维为主导的思维之路。

（4）**唯一存活的传统思维**　在我国现时科技思维环境中，唯有中医思维以中国传统思维的模式存活，除此以外的中国古代自然科学都在西方科学传入中国以后相继被西方科技所代替，如中国古代数学、天文学等，基本上已被近现代科学所淘汰。

（5）最具活力的传统思维　中医思维具有极大的活力，它在中华民族数千年的繁衍和发展中发挥了巨大的作用；在科学高度发达的今天，仍然能为人类的健康事业贡献自己的力量，并且能解决许多西医学难以解决的难题，在如何养生、保健等方面更能显示它的活力。

2. 自成体系的客观现象

（1）一类客观存在的现象　中医思维不是偶尔少见的现象，而是一类客观存在的思维现象。首先，中医思维是客观存在。中医思维是中医专业从业者利用自己大脑细胞的活动把握和利用客观世界、认识和解决医学问题的实践活动，是一种特殊的物质运动形式，其物质基础是中医人的大脑细胞。其次，中医思维是一类具有悠久历史的客观现象。中医思维自中医在中国古代社会形成独立的职业群体之时就已经开始了，并且一直存在于中国传统思维环境中，成为中国传统思维体系中一个不可缺少的、最有活力的专业思维体系。其三，中医思维是一类社会专业思维现象。在中国传统文化的环境中，认识和解决人体健康和疾病问题的思维普遍存在于中医人的实践中，从自然与人的关系，到疾病的发生、发展、诊断、治疗，再到指导人们养生等，都是在中医思维的基础上进行的，即使在现代科学文化环境中，中医思维仍然是社会思维环境中客观存在的思维现象。

（2）一类自成体系的客观现象　人类的思维活动是一类庞大的客观现象，中医思维属于医学思维中的一种形式，而且是一种传统思维的形式，在现代科学思维环境中，形成了一个自成体系的思维领域。首先，中医思维可以不依赖于现代科学的理论和技术，主要运用中国传统文化的知识和技术进行医学思维；其次，中医思维有自己的系统理论——中医学的基本理论作指导，又有一套适应于中医理论的实践体系，从而形成了完整的科学思维系统。其三，中医思维吸收了中国传统文化中自然科学思维的特点，又吸收了社会科学的文、史、哲等学科的思维特点，将两种思维有机结合于医学问题的思考，以适应人的自然和社会双重属性的需要。

综上所述，中医思维具备了建立独立学科的基本条件。任何理论都是对客观现象的理性解释，或称理性描述，任何一个学科都是对一类客观现象系统的理论描述，中医思维具备了一门独立学科研究对象的条件，即中医思维是一类自成体系的客观现象；是一类普遍存在的客观现象；是一类与人的生存和发展有着密切联系的现象。应当建立一门关于中医思维的理论体系。

二、中医思维是一类特殊的思维现象

1. 现代科学思维环境中的特殊领域

（1）现代科学思维环境　以现代科学文化为基础，其文化性质是在西方近代科学文化基础上发展而来的现代科学体系；其思维模式是以抽象概念为基本单位的逻辑体系；其技术是以现代科学技术为主导的实践体系，现代人已经完全适应了现代科学思维的环境。

（2）中医思维领域　是指在现代科学文化环境中，中医事业所涉及的实践范围，主要有中医医疗事业、中医教育事业和中医科研事业。中医专业人员在这三种实践中所体现的思维活动共同构成中医思维领域。中医医疗实践主要表现为运用中医学的理、法、方、药认识和解决健康及疾病问题，核心是诊断和治疗疾病；中医教育实践主要表现为教育者要遵循中医文化认知的规律，将中医文化、传统中医学传授给学生，学生以继承中医学知识和技术为目的；中医科研则表现为以如何真正地继承中医学遗产，开发中医诊治技术为中心任务的研究。

（3）现代思维海洋中的孤岛　现代人的社会实践所表现思维领域阔如大海，各学科、各领域在思维方式和方法等逐渐形成一个大体系。而中医人在医学实践中所表现的思维模式却完全不同于现代科学思维，它自成体系，不依赖于现代科技而存在，更可贵的是它不仅能生存在现代思维环境，而且还能通过它的思维技艺解决许多西医学难以解决的难题，为现代人的健康事业做出特有的贡献。中医思维犹如现代思维海洋中的孤岛。

2. 特殊的临床思维　中医临床思维主要体现在四诊、辨证、治疗等几个环节。

（1）特殊的四诊　中医的四诊包括望、闻、问、切，与西医学的视、触、叩、听在形式上相近，但实质却完全不同。西医学通过视、触、叩、听获得患者机体实质病理的改变，并且主要依靠现代仪器获取与疾病相关的检测数据；中医通过四诊获得患者机体在活动状态下表现于外的征象，这些征象的特点具有宏观性、形象性和动态性。①宏观性：是医者或患者可以通过感官直接感知的。②形象性：四诊所获得的症状不是抽象的数据而是机体病理活动的形象。③动态性：四诊所获得的症状是机体病理活动的状态。

（2）特殊的辨证　辨证是中医临床的核心环节，也是中医临床的特色，中医辨证的过程是对病情分析判断的过程，其思维活动不像西医学那样依据定性定量的检测结果进行推理，而是依据宏观、动态、形象的症状，借助想象和形象性构思追溯出体内的病机，对病机高度概括的表述称之为证，中医的证不是一个抽象规定性的概念，而是机体动态性病机的概念。

（3）特殊的治疗　中医治疗体现为以思维活动为主的过程，可分为制定治则、实施治疗和治疗反馈三个发展阶段。治则即治疗原则，制定治则的过程是以思维活动为主要形式的实践过程。与西医学不同，中医制定治疗原则不是针对机体的实质性病变，经推理确定治疗原则，而是针对在辨证过程中形成的动态病机，根据病机的趋势，在想象和构思中因势利导，逐渐形成扭转病机向生理状态转化的形象，中医治疗以内服汤剂治疗最有代表性。构思治疗的过程是一种改造客观世界的高级思维活动，其思维过程不像西医学那样根据治疗原则选用协定处方，执行模式化的治疗方案。中医治疗是针对病机状态，在治疗原则的指导下，精心选药组方，方中药物作用机制是一个生动的药力作用态势。治疗思维反馈是依据治疗的效果，反思诊治思维正确与否的过程。

3. 特殊的社会文化交流　中医临床诊治对象是人，人是有思维、有思想的，中医人利用中医知识和技术为患者服务的过程有着复杂的文化交流，而文化交流的深层基础是中医思维模式与社会思维模式的交会。

（1）医学对象的双重属性　医学的对象是人，作为自然的人，人类生存在大自然之中，受着自然规律的制约；作为社会的人，人们生活在社会之中，受着社会种种规律的制约。正是因为人的双重属性给医学实践带来了一系列特有的现象。西医重视人的自然属性，主要从自然属性思考人的疾病与健康问题，而中医学一方面把人作为自然的人，从人与自然的关系思考疾病和健康问题；另一方面非常强调人的社会属性，注重社会因素与人的疾病和健康的关系。

（2）医学对象对医学的反思维　中医的临床活动，是一个有着主客双向文化交流特殊的思维过程，其表现为中医要用传统的方法为患者诊治疾病，为健康人寻找养生之路，这是一个主体向客体的正向思维活动；作为有病在身的人，或是准备找医生咨询健康问题的人，他们在找医生以前，必有一个对医学、对医者反认识的思维活动，即依据自己对医学的了解，经过一个选择医学（找中医还是找西医）、医院和医生的过程，这是一个复杂的思维过程；中医诊治或咨询的过程，有着复杂的文化交流，其中主要是中医的传统思维与病家的现代文化思维的交会，是在现代文化环境中，中西文化的碰撞在医疗活动中的体现。

4.特殊的认知活动　中医教育的基本内容是向受教育者传授中国传统医学。中医教育的基本形式是在现代科学文化环境中向打下现代科学文化基础的中医学生传授他们非常陌生的中国传统文化。

（1）现代思维模式的惯性　中医学生在中学阶段培养起来的抽象逻辑思维模式，已习惯地用于学习的思维中，当学生们将这种思维用于中医知识理解过程中时，常常产生如下几种状态。其一，把中医理论的名词、术语当作抽象概念，试图寻找其中的逻辑推理关系；其二，把中医关于机体结构的名称作为机体的实体理解，试图寻找体内的实物；其三，用现代科学的标准衡量中医学。上述思维的惯性给学习中医与正确理解中医知识的内涵带来了负面作用。

（2）特殊的认知规律　学习是一种认知活动，认知的实质是一种高级思维活动，因为认知的核心是理解，而理解的过程则是把新接触的知识与大脑中已有的知识建立起有机联系的过程。学习中医学的思维活动是更加特殊的认知活动。其一，不能把学习现代科学的方法强加于中医学的学习过程；其二，想象和联想是理解中医知识含义的实在因素；其三，注意克服现代文化知识在学习中医学过程中产生的负迁移现象。

三、中医思维是一类必要研究的现象

爱因斯坦在谈到中国传统文化的思维之路时想不通古代中国人走的什么路，他认为西方人依靠形式逻辑和科学实验创造了整个西方近代科学，中国的贤哲没有走上这两步，却创造了辉煌的中国古代科学。爱因斯坦之谜至今没有彻底解开，中国传统科学和技术经过了什么样的思维之路，至今没有系统的描述，如果一个自然科学的理论没有认识作依据是站不住脚的。中医学欲在未来科学之林占据一席之地，中医事业欲在未来社会的发展中发挥更大的作用，必须揭示中医学的奥秘，揭示中医思维的本质、特点和规律。

1. 中医思维是一类没有揭示本质和规律的现象　中医思维是中国传统科技思维的重要组成部分，这是唯一存活在现代科学思维环境中的中国传统科技思维，是一类还没有运用现代理论描述的思维现象。

（1）没有经过抽象思维的道路　在自然科学界，关于自然科学的理论有一个命题，即任何科学理论都是以抽象概念为基本单位的逻辑体系。而中医学的基础理论即没有形成抽象概念体系，其理论阐述也没有建立起可演绎的逻辑体系。首先，中医基础理论关于自然、人体和疾病等客观事物是什么的名词、术语所表示内容都不是指事物的实体，如中医理论的"心"并非指心脏实物；其次，中医理论关于具体事物的含义，既没有严格的质的规定性，也没有量的规定性，没有形成形式化的定义体系，自然也没有建立起概念体系；其三，中医理论关于事物关系的论述，都是建立在对事物活动状态下宏观关系的动态描述。仅此三条，即可认定古代中医人在创造中医理论的思维过程，确实没有经过抽象的逻辑思维，中医思维走了一条与西方科学思维完全不同的道路。

（2）经过了符合人类认识规律的思维过程　中医学能存活数千年而不衰，至今仍创造客观效益，说明中医学具有极大的科学性，说明人类在思维的反映存在的道路上并不是只有抽象思维一条道路，中医思维符合人类认识的客观规律。首先，中医思维是在积累了丰富的实践经验基础上的升华。在中医理论体系形成以前的数千年间，中医群体已经积累了大量的各类疾病的诊治经验，并积累了大量对大自然和人体观察的资料，从而为中医思维准备了丰富而足够的思维升华的素材；其次，中医学的理论已不是经验的描述，更不是客观现象的直观表白，而是在经过了一系列的思维加工，如根据机体在活动状态下表现于外的动态信息，揣摩体内活动的情景；根据患者的体外征象，借助想象和形象性构思体内病机的动态形象；并进一步针对病机，因势利导，经生动的构思，形成调理病机的原则；再根据调理的原则精选方药，力求制定最佳的治方。可见中医在把握客观事物的过程中，同样经过了艰难而复杂的思维。其三，中医思维使中医人更深刻地反映了医学的基本问题，把握了疾病的本质，逐渐找到了理想的治病措施。

（3）尚未进行科学描述的思维现象　现代哲学认识论对近代以来的科学活动，都给予了思维本质和规律的描述。而关于中国古代科学的思维，还没有人进行系统而科学的描述，更没有人把中医思维的本质、特点和规律进行系统的描述。首先，中医理论之所以称之为理论，其理论结构的基本单位是什么？这些基本单位又处在思维反映存在的什么层次？其理论通过什么逻辑有机组合起来等，都没有给予理性的回答；其次，中医能看病能解决许多临床问题，但是中医是怎样从外部现象深入机体内部的，怎样把握疾病本质的，在认识疾病的漫长道路上，表现了怎样的思维规律等，也没有系统的描述；其三，中医人的实践是临床治疗，而治疗过程又充分体现着思维活动，这种思维与哲学认识论有什么关系等，仅凭传统的认识论是难以回答上述问题的。

2. 中医思维学研究是继承中医学遗产的需要　中医事业能否继续生存的前提是能否有效继承中医学遗产，但是，由于中医思维与现代思维环境形成巨大的反差，只有站在文化学和哲学思维的角度，揭示中医思维的本质，才能使中医教育自觉按中医学的认知规律办学。

（1）营造中国传统文化氛围的需要　中医学生学习中医学的最大障碍是文化反差，而中医思维特点、本质和规律的揭示及了解，是消除文化反差进入中医文化氛围的重要途径。文化反差的表现如下：其一，进入中医院校的大学生在中学阶段打下的是现代科学文化的基础，学生们已熟悉和习惯于现代文化的内容和形式，而具有中国传统文化特点的中医学，使学生们产生极大的陌生感，茫然之中不知如何学习；其二，学生们在中学阶段已经习惯于抽象逻辑思维的思维模式，当运用这种思维方式理解中医学的理论时，学生们却不能理解其意。其三，学生们时刻生活在现代科学文化环境之中，文化环境与中医学亦形成文化反差。其四，刚刚进入大学学习的高中毕业生，并不具备辨别文化性质的能力，突然的文化反差很难激起他们学习的热情。中医思维研究将从文化的层面揭示中国传统科学文化及中医思维的本质、特点和规律，并以深入浅出的教材形式表述出来，必能为学生们学习中医学营造传统思维的文化氛围。

（2）理解中医理论内涵的需要　学习一门知识的关键环节是理解学习内容的内涵，否则是不能真正学到知识的，中医学生在学习中医学时，很难进入中医思维的氛围，仅凭死记硬背而应付考试，学业虽已结束，成绩虽已合格，却深深感到没有学到中医的真知。中医思维的研究，将为开启中医理论内涵的大门送来一把钥匙。首先，中医思维研究有助于正确理解中医理论的内涵，例如当学生们了解到中医学经过的是另一条非抽象思维的桥梁，就不会把中医理论的"心"当作解剖学的心脏去理解了。其次，有助于自觉遵循中医思维的规律而学习，中医学主要经过的是形象思维为主导的思维道路，想象、联想和形象性构思是中医思维过程中的实在因素。掌握中医思维的特点和规律，有利于学生自觉循着中医经典原著的语序，进入原著的语境，从而体味到其中的语义。其三，有助于分辨中西文化的本质区别，学习中医学的过程处于中、西医学文化共存的环境，如果没有辨别中、西医学文化的能力，很容易混淆两种知识的含义。反之，掌握了中医思维的规律，则可居高临下，自觉分辨中、西两种医学文化的区别与联系，从而激发学习中医学的热情，提高学习的效率。

3. 中医思维学研究是抢救中医临床技术的需要　中医学是一门"活"的传统科学技术，"活"的主要标志是在我国现时社会实践中，有一个庞大的群体——中医人还在运用中国传统文化的知识思维着，在认识和解决健康及疾病问题。但是，随着文化环境的变化及其他多方面的综合因素，中医临床技术出现一定的乏人乏术现象，为使中医临床技术代代相传、继承和发扬，必须重视临床技术的继承，而中医临床技术传承的最大困难是临床思维的社会化，即临床思维过程能否迅速被同行们所理解，先进的、正确的和高效的诊治技术能否迅速被同行们吸收。中医思维学研究则可以为临床诊治技术的外化、吸收和交流提供思维学的理论和方法。

（1）有利于临床诊治技巧的外化　人们常误认为名老中医的诊治技术不外传，其实不然，老中医的许多诊治思维技巧是在意会中领悟的，如果他们没有关于思维学的知识，是很难表述其思维过程的。中医思维学研究将为人们提供系统的关于中医临床思维的理论和方法，以利于他们准确内省诊治思维过程，并通俗地表达其思维的细节，从而把中医临床思维最难描述的细节外化为具有社会意义的技能。

（2）有利于临床诊治技艺的传承　中医临床技术发展的最大难题是继承名老中医临床经验。而名老中医经验传承的障碍在于徒弟难以体会老师诊治的技巧，徒弟在没有把经验积累到一定程度时，是难以体会到老师的思维技巧的。中医临床思维规律的研究，有利于年轻的中医迅速进入名老中医诊治思维的氛围，从而真切体味老师诊治思维的技巧。

（3）有利于中医临床技艺的交流　一种技术能否在社会得到推广和发展，与这种技术的社会化程度有着很大的关系。中医临床诊治技术欲不断推广、传承和发展，必须最大努力地使临床技术社会化。中医临床思维研究有利于中医人通俗地把诊治思维技巧表述出来，从而使优秀的、成功的临床诊治技艺迅速广泛交流。

第三节　中医思维学研究概述

一、中医思维学的概念和范畴

现代思维科学是近年来在我国兴起的新学科，它与国际上的认知科学、发生认识论等新兴学科相对应，以人类的思维活动为研究对象，是一门渗透于一切领域之中的基础学科，并可分为若干分支学科。中医思维学属于现代思维科学中的一个分支。

1. 中医思维学的概念　中医思维是一类在现代科学思维环境中存活的传统思维现象，是一类可以创造特殊的社会效益的思维现象，同时又是一类没有进行科学描述的现象，因此，中医思维是一类有必要进行理论研究的思维现象。

（1）中医思维学的研究对象　欲揭示中医思维的奥秘，必须选择最准确的角度，运用最恰当的学科。任何理论和技术都必然经过人脑思考的环节，中医学和中医临床技术是历代中医在实践基础上经过思维升华的传统科学，把历代中医作为思维的主体，把中医在医学活动中的思考活动作为研究对象，是中医思维学研究的基本任务。运用现代思维科学的理论和方法研究中医思维，是中医思维学研究的第二个任务，过去多从认识论的角度证明中医学的唯物主义问题，难以揭示中医思维的本质，现代思维学研究正是把人的思维活动作为研究对象，把中医思维看作人类思维的一种形式，运用现代思维学的一般原理和方法，展开对中医思维的研究，就形成一门独立的新型的交叉学科——中医思维学。

（2）多学科的交叉研究　中医思维学研究涉及心理学和哲学认识论、科学史、语言文字学等多个学科。思维本是心理活动的一种形式，思维过程又需要其他智力心理活动的配合，同时受到许多非智力心理活动的影响，所以，中医思维学研究需要利用心理学的一般原理和方法，解决中医思维中的某些心理问题。哲学认识论认为，理性认识是人们对客观世界无休止的接近，而中医人的思维，正是人们在中医学这个领域向客观世界无休止接近中的"接近运动"。中医理论是"接近"程度的标志或主观表达形式。辩证法和逻辑学本是关于思维产物的辩证关系和逻辑结构的研究，是因为有了辩证的和逻辑的思维活动，才可能产生理论形式的辩证和逻辑体系。中医思维活动的产物必须通过语言表述出来，因此，中医思维与语言学也有密切的联系。

运用现代思维学的理论和方法展开对中医思维现象的科学研究，以揭示中医思维的奥秘，并以现代思维学的语言描述出来，是谓中医思维学。因此，中医思维学是关于中医医学思维活动的本质、特点、表现形式、历史发展及其一般规律的科学。它含有以下几层含义：其一，中医思维学是运用现代科学对一门古老的传统科学的研究；其二，是对一个具有悠久历史的专业群体思维活动的科学研究；其三，它是一种科学研究，具有系统性、深刻性、科学性和先进性。

2. 中医思维学的范畴　中医思维学是现代思维学研究的重要分支，是现代科学大网的一个结。

（1）不属于中医学的范畴　中医思维学不属于自然科学范畴，不是把人体的生理、病理、诊断和治疗等医学基本问题作为研究内容，不回答关于健康和疾病的问题，因此，中医思维学不属于医学、中医学的范畴，但却是中医从业者知识结构中必不可少的部分。

（2）思维科学的一个分支　中医思维学属于现代思维学范畴，是思维学研究在中医实践领域的具体研究。思维科学是一个大学科，是关于思维的本质、特点、表现形式、历史发展及其规律的科学研究，人类社会实践的每一个领域都有思维的参与，都与思维有着密切的关系，每一个领域都可以通过思维学的研究解决许多与思维相关的问题。中医思维创造了古老的中医学，揭示中医思维的奥秘，是思维学研究的重要任务，是思维学研究在中医领域里的具体体现，是思维科学研究的重要分支。思维的研究属于智力研究的范畴，智力研究属于软科学范畴，中医思维学研究当属于软科学研究范畴。

二、中医思维学与有关研究的区别

中医思维学研究的是中医在医疗活动中的思考活动，与中医学本身有着本质的区别，与中医哲学思想、中医辩证法研究、中医心理学研究等有着明显的区别。

1. 与中医学的区别

（1）对象不同　中医思维学与中医学的研究对象各有不同。虽然两者研究的对象都是人，前者的研究对象是中医医学活动的主体，是作为一种社会实践的主体出现，他们在中医医学活动中是掌握知识、科学，并利用知识和科学进行文化活动、创造客观效益的主体，因而只具有社会属性；后者的对象虽然也是人，但不是人的社会活动，而是人的机体，机体的疾病与健康才是医学的研究对象，因为疾病和健康问题与人的社会活动、心理活动有关系。所以，后者所指的人主要是自然属性的人，以自然属性为主，只是在研究机体的过程中涉及人的社会属性。其次，前者的研究对象是人在中医医学活动中的思维活动，其实质是人利用知识和技术进行的实践活动；而后者是人的生理和病理活动。其三，前者的对象是无形的，主要依靠中医人的回忆和相关的医学资料作为研究对象；而后者是有形的，客观存在的人的机体。

（2）目的不同　中医思维学与中医学的研究目的不同，其一，前者的基本任务是为了揭示人在某一领域里的思维特点和规律；而后者是为了揭示人的机体生理、病理活动的本质和规律。其二，前者的最终是为了提高人在某一实践领域里的能力；而后者是为了提高人的健康水平。

（3）方法不同　中医思维学与中医学的研究方法各异。首先，获得研究资料的途径不同。前者可以通过研究对象对自我思维过程的回忆，得到一部分思维的资料，也可以通过医学文献，如医案、医话、杂文、论文、著作等获得研究资料；后者则需中医人通过感官直接感知机体的生理、病理活动信息，或通过患者及监护人的表述获得病情。其次，前者可以通过对思维过程的分析，对中医文献资料的分析，追溯思维者的思维过程；后者则需通过对临床资料的分析，逐渐形成机体内的病机形象，作出疾病性质的判断。其三，前者通过内省、观察、阅读、分析、综合等一系列的研究方法形成系统化、理论化的现代科学理论；后者则是通过司外揣内、意会、辨证等一系列方法，把握疾病的本质，寻找调节机体活动的状态，努力使发病的机体向着正常生理活动转化。

2. 与中医哲学思想研究的区别　中医哲学思想的研究对象是中医理论和中医临床活动中所体现的世界观和方法论。而中医思维学则研究这些哲学思想是如何在思考中形成的。前者要研究中医学中"天人相应"说的朴素唯物主义世界观及其在中医理论中的作用；后者则研究古代中医人是怎样把自然和人作为一个整体来思考的。前者要评价中医理论所达到的哲学水平，研究中医理论在反映医学现象时所达到的程度；后者则追溯中医家是怎样在思维中获得的医学理论，经过了哪些思维方式和方法，其过程是怎样发展的等。

3. 与中医辩证法研究的区别　中医辩证法是中医学与唯物辩证法的交叉研究。它的研究对象是中医理论和临床中所表现的辩证法思想，是运用辩证唯物主义的基本原则或自然辩证法的一般原理，探索中医学在阐述生理、病理、诊断和治疗时，所表现的普遍联系和发展的规律。其中也涉及思维的辩证法，但并不把回答思维辩证法与中医理论的辩证法的必然联系作为主要研究对象。中医思维学将寻找中医人是如何辩证思维的，从辩证的思维到思维的产物——理论辩证法的客观过程。中医辩证法研究中医理论表现了怎样的对立统一观的思想，其水平如何？而中医思维学则主要在中医辩证法的基础上，分析中医是怎样动态思维的，怎样把握客观事物的普遍联系和运动发展规律的，如张介宾是怎样把"一丸红日之大宝"与人身真阳之宝联系起来的。

4. 与中医心理学研究的区别　中医心理学不是关于中医心理活动的研究，而是关于患者心理活动与疾病之间关系的研究。它以研究患者的心理为主，是中医学与心理学交叉研究的科学。它引用心理学的一般原理，研究中医理论中有关心理活动与疾病关系的论述，研究心理养生、心理治疗的规律等。而中医思维学则主要研究中医在医学活动中的心理活动与思维的关系，研究各种心理活动对中医思维活动的影响等。如中医心理学研究情绪与人的健康、疾病和治疗的关系，而中医思维学则研究中医的情绪对中医认识过程中的影响。

三、中医思维学是一门历史的科学

将中医思维的研究作为一门学科，过去没有正式提出，也没有形成中医思维学的概念和研究体系。但是对中医思维活动的探索，却不是现在才开始的，早在中医学形成的时候，古代中医人在认识疾病的同时，已注意了自我思维的探索。

在《黄帝内经》中，已有许多关于医家思维活动的记载。其中在描述古代中医人思考活动时，如《灵枢·本神》写道："所以任物者谓之心，心有所忆谓之意，意之所存谓之志，因志而存变谓之思，因思而远慕谓之虑，因虑而处物谓之智。"这是《黄帝内经》关于古代中医人心理活动的概括。文中所谓的"心"，泛指医家的心理活动，其中对"思""虑""智"等的概括，实际上就是关于思维发展过程的说明。《灵枢·外揣》篇在概括中医人的思维方法方面，《黄帝内经》作者们从总体特点出发，还高度概括了"取类比象"的思维方法：中医人认识人体是"远者，司外揣内；近者，司内而揣外，是谓阴阳之极，天地之盖"。这是当时的医家对"近取诸身，远取诸物"比类思维方式的具体阐述，并认为这种思维方法是古代中医人把握机体的重要思维途径。

历代中医在研究先贤医道之时，也不忘探索前辈的思维规律。如唐代王冰追溯关于"汗"这个中医术语的概括过程时，在《素问·阴阳应象大论》中注道："然其取类于天地之间，则云腾雨降而相似也，故曰阳之汗，以天地之雨名之。"清代张志聪在注释《灵枢·外揣》篇中关于脏腑表里关系的论述时写道："尽得其情者，外可以揣内，内可以揣外，外内相应，天地之道也。"这是对经文"日与月焉，水与镜焉，鼓与响焉……动摇则应和，尽得其情"等思维过程的推测。

中医史上还留下了许多古代中医关于临床思维研究的记载。如金元之际，著名医家朱丹溪在概括医生临床思维的实质中谈道："医者，意也，以其传授虽的，造诣虽深，临机应变，如对敌之将，操舟之工，自非尽君子随时反中之妙，宁无愧于医乎！"许多中医还注重思维的社会性研究，如朱丹溪曾不止一次地批评当时的中医界中存在着思维僵化的现象："和剂局方之为书也，可以据证检方，即方用药，不必求医，不必修制，寻赎见成丸散，病痛便可安痊""集前人已效之方，应今人无限之病，何异刻舟求剑，按图索骥，冀其偶然中，难矣！"

更使人惊奇的是，古时中医已开始对人类思维的物质基础进行探索。《灵枢·海论》有"脑为髓之海"的记载；《灵枢·大惑论》中说："五脏六腑之精气，皆上注于目而为之精，精之窠为眼……"这里已经把视觉与脑生理联系起来；明代著名药物学家、医学家李时珍首次把脑与人的精神活动联系起来，提出"脑为元神之府"；清代名医王清任在《医林改错》中描述道："两目系如线长于脑，所见之物归于脑"，"两耳之声归于脑"，"鼻通于脑，所闻香臭归于脑"。

古代中医对自身思维活动的研究，是中医思维研究的萌芽。随着科学的发展和中医学术思想发展的需要，人们逐渐认识到揭示中医思维奥秘的必要性和重要性。在哲学认识论研究的影响下，人们曾依抽象思维的规律寻找中国古代科学文化的思维途径，但总是得不到肯定性结论。如爱因斯坦曾在一封信中说，西方科学是依靠形式逻辑和科学实验创造出来的，而中国的贤哲没有走这两步，惊奇的是却创造了全部中国古代科学。所谓全部中国古代科学，自然包括中医学。我国不少理论家曾循逻辑思维的规律，寻找中医理论的思维途径，也未能做出系统的描述。

近几年来，理论界开始从思维活动本身研究中医学的思维途径，出现了如下三种意见。一种意见认为，既然大量的研究证明中医学没有经过抽象思维的途径，那么在思维反应存在的道路上就不是只有抽象思维一条，其中形象思维也是人类的一种基本思维方式。在中国传统文化的环境中，中医学主要经过的思维桥梁是形象思维；中医学在形成和发展的过程中，也萌发了抽象思维，只是因为主、客观条件的限制，抽象思维没有上升到主导地位；在中医具体的认识过程中，并不是只有一种思维方式的作用，而是多种思维方式的综合。另一种意见认为，古代时期的中医学是以形象思维方式为主，现代中医的思维却是抽象思维。第三种意见认为，中医学是一个唯象理论体系，应当建立唯象中医学的思维模式研究等。

第四节　中医思维学研究的内容、任务和意义

一、中医思维学研究的内容

中医思维学研究的内容可分为基础研究、应用研究和开发研究三个主要组成部分。

1. 中医思维学的基础研究

（1）研究的含义　中医思维学的基础研究是关于中医思维学学科本身的研究，即关于中医思维学基本问题的研究，如研究对象是什么，为什么成为一门独立的研究对象？该学科的基本概念是什么？它在现代科学之网中处在何种位置，与相关学科有怎样的联系等。因此，中医思维学的基础研究是关于本学科的基本概念、范畴和表现形式及其一般规律的科学研究。

（2）研究的内容　中医思维学基础研究的内容主要有如下几个方面。其一，关于思维一般原理的研究，思维有什么本质、特性和规律，思维的概念和分类；思维的作用，思维的表现形式及影响思维表现形式的因素等。其二，思维与中医医学活动的关系。其三，中医思维的文化基础研究。其四，关于对象的研究，即中医思维如何成为一类独立的、必要研究的客观现象的，研究中医思维有什么作用和意义等。其五，关于中医思维学概念、范畴及与相关学科关系的研究，论述中医思维学的内涵，阐述中医思维学的范畴，理清它与相关学科的区别与联系。其六，中医思维学研究的方法。

（3）研究的意义　任何一门学科的创立都必须进行该学科的基础研究，其意义在于：其一，明确研究的对象，因为只划定了研究对象，才能展开一系列的研究；其二，选择研究所依据的科学理论；其三，规定研究任务和方向；其四，为该学科的研究奠定基础。

2. 中医思维学的应用研究　中医思维学的应用研究是本学科研究的主体和核心。

（1）应用研究的含义　中医思维学的应用研究是运用中医思维学的理论，展开对中医基本理论、中医临床理论和中医医疗活动的研究，以揭示中医在认识和解决医学问题的思维活动的本质、特点、联系和规律。上述表述包括如下几层含义：其一，应用研究的目的是揭示中医思维的奥秘；其二，科学研究必须有科学理论的指导，揭示中医思维

应用研究本质的科学理论是现代思维科学和中医思维学的基本理论；其三，应用研究是中医思维学研究的核心和归宿。

（2）应用研究的内容　中医思维学的应用研究分为三部分。其一，中医理论的思维途径；其二，中医临床思维研究；其三，中医思维环境研究。中医理论思维途径的研究主要有中医理论的文化学特点；中医理论萌发和形成的思维特点；中医理论思维途径的追溯，包括中医基本理论的形成；中医临床理论的形成；中医学术思想萌发的思维特点和形式等。中医临床思维研究可分为中医诊断思维、中医治则思维和中医治疗思维三部分。中医思维环境研究则把中医思维放在社会思维的大环境中考察，从而分析中医思维在不同历史时期的社会思维环境中，中医思维的处境及它与思维环境的关系。

（3）应用研究的方法　中医思维学应用研究的方法主要有两个途径。中医理论思维途径的研究主要通过对中医学文献资料的追溯，从文献的字里行间所显露的古代中医的思路，寻找其思维的经过和表现特点，中医临床思维研究亦可以依据中医临床文献，追溯古代中医诊治的思路；另一途径是对现实中医临床工作者进行调查或自我内省的方法，研究中医临床诊治思维。

3. 中医思维学的开发研究　思维的开发是智力的开发，中医思维的开发主要在于中医学的继承和中医临床技术的继承。中医事业的当务之急是继承，没有继承，什么都不可谈，而中医学的继承，首先依赖于中医思维的开发，只有把中医思维的奥秘揭示出来，才能为广大有志于中医事业的志士学到中医学的真谛打下基础；中医临床技术继承的核心是名老中医诊治技巧的继承，只有把少数名老中医临床思维的技艺通过思维学的原理开发出来，成为社会化的知识，才能使祖传的中医临床技术被更多的人领悟和传承。

二、中医思维学研究的任务

中医思维学研究的根本任务，是引用现代思维科学、脑科学、心理学、哲学认识和语言学等学科的一般原理及最新研究成果，探讨中医理论的思维途径，揭示中医诊治思维的奥秘，为有效继承中医遗产，为提高中医诊治效率和开发中医智力，提供科学理论与方法。

1. 证明中医学的科学性　中医学是中国传统文化的优秀组成部分，中医临床是我国医疗卫生事业中不可缺少的健康文化，这是众所公认的事实，但是，当论及中医学理论的性质和中医学的科学实质时，很少有人持肯定的态度，甚至许多人持否定态度。这就形成一个急需解决的大问题：回答中医学的科学性，证明中医学的合理性。而证明中医学科学性的关键是证明中医理论和中医临床实践经过了怎样的符合人类认识规律的思维途径，证明中医理论的认识论依据，并用现代语言从理论与实际结合的方式描述出来。

2. 揭示中医学的文化基础　中医学和中医医疗活动是在现代科学文化环境中的科学活动现象。现代科学文化与古老的传统文化有着许多层面的差别，欲使中医学在现代科学文化环境中获得一席之地，必须揭示中医学的文化本质和文化基础。中医学是一种传统科学，它有什么文化特质，它在什么性质的文化土壤中滋生和发展，在现代科学文化环境中发生了什么样的碰撞；这些碰撞对中医学的传承、生存与发展产生什么影响等，都必须通过中医思维文化基础的研究予以系统地阐述。

3. 为传承中医文化遗产架起一座桥梁 在现代科学文化环境中学习传统科学文化，最大的障碍是文化氛围的反差，学习者打下的是现代科学文化基础，又生活在现代科学文化环境之中，并已习惯于现代科学的思维方式。在这样的条件下学习古老的传统科学文化，实如隔着久远历史的鸿沟，中医思维学的重要任务之一就要从现代科学文化架起一座通向中国传统文化、传统中医学的桥梁，为现代人传承中医学营造必要的文化氛围。

4. 为抢救名老中医临床经验提供理论和方法 继承祖国医学文化遗产的当务之急，是迅速有效地抢救名老中医临床经验，因为名老中医的临床经验并不在古今中医文献之中，而是存在于他们临诊的思维活动之中，思维活动可以随着人的自然消失而消失；名老中医思维的经验并不像现代科学技术那样可以模式化的描述，个性化和特异性是中医临床诊治技艺的突出特点；中医的许多技艺是在意会和悟性中实现的，而意会和悟性的认知是难以通俗地表达出来的，学习者也难以领会到。研究的任务之一就是要为抢救名老中医的临床经验提供系统的、有效的理论和方法。

三、中医思维学研究的意义

1. 揭示中国古代科学的奥秘 中国古代科学是一个未解之谜，早在 20 世纪中叶，世界科学史界和理论界就开始寻找中国传统文化的发展轨迹，认为中国古代科学没有经过像西方科学的发展过程，不知道中国传统科学技术经过了什么样的思维之路。中医学和中医临床是中国传统文化的代表，并且是唯一存活在现代科学文化环境中的传统文化。揭示中医学的本质、特点和规律，将为揭示中国传统科学的奥秘打下基础。

2. 为中医学研究提供具有立体结构的知识体系 欲学好用好中医学，只有中医学一种知识体系是不够的，古代中医人一般都有文学、哲学、历史等方面的知识，许多古代名中医，同时又是有名的哲学家或文学家。在现代科学环境中从事中医事业，首先必须具备驾驭知识的能力，如果你分不清哪些是中国传统文化，哪些是现代科学文化，甚至把两种文化知识混为一体，必然给学习中医学和从事中医事业带来许多麻烦。中医思维学为中医专业工作者处在文化学的高度，居高临下，驾驭两种科学文化提供一个现代科学知识体系。

3. 为巩固和扩大中医阵地充实文化基础 医学的对象是人，人是有文化、有思维的，社会的人们有健康或疾病方面的问题认不认中医，直接关系到中医临床阵地的巩固与否，关系到中医事业的生存和发展。中医事业的困惑与中医文化的社会化程度有极大关系，如果社会的人们都像了解现代科学那样了解中医学的思维特点和规律，了解中医学的科学性所在，那么中医学的阵地不仅能得以巩固，而且能不断发展。

4. 使中医专业人员在实践中获得更多的自由 "工欲善其事，必先利其器"。中医学的继承和中医临床的实践，是以思维活动为主的社会实践，在现代科学思维环境中进行中国传统思维为主的社会实践，必须掌握中医思维与现代科学思维的区别和联系，自觉按中医思维的规律从事中医学的学习和实践，必将在中医思维的王国里获得更多的自由。

第五节　中医思维学的研究方法

思维活动与物体运动不同，物体运动视之有形，触之有感，闻之有声；思维活动也不同于社会活动，社会活动可以体察事件的始末，思维活动既看不见，也摸不着，目前虽然可以测试到人在思考活动时大脑电位的变化，却不能依靠物理学或化学的方法描述思维的微观过程。中医思维学研究只能依据思维的产物——中医文献和对中医思维活动的调查等方法，在一定程度上实现对中医思维的把握。

一、文献追溯法

文献是语言的记录，是思维活动外化的一种形式。追溯是循着文字语言所展现的思路，对产生文献时思维过程的逆向寻找。中医思维学研究的文献追溯法，是指依据中医学的文献，如著作、医案、医话、论文、报告、录音等思维产物的记录，追溯文献作者的思维活动，对其思维过程进行研究的方法。这是中医思维学研究的主要方法。因为研究者不可能接触到所有的中医人，不可能体察到所有中医的医学活动过程，更不能观察到中医人在医学活动中思考活动的实景，如大量的古代中医人的思维过程，是研究者永远不可能体察到的客观现象。

根据研究对象的特点，文献追溯法可分为三类：其一，根据运用资料的直接和间接关系，可分为间接和直接文献追溯；其二，根据研究对象的不同层次，可分为群体追溯和个体文献追溯；其三，根据文献的典型特点，可分为专门文献追溯和专人文献追溯。

1. 间接和直接文献追溯　间接文献追溯是依据有关文物、文献，间接地推测当时人们的思维过程。如根据原始时代的砭石、骨针、壁画或其他有关原始文化的资料，推测原始先民是怎样发明砭石，怎样从砭石发展到骨针等。直接文献追溯是根据中医理论或医案、医话等医学文献的阐述，直接从文献作者的思路研究其思维活动，分析当时的人们是如何将丰富的经验上升到理论的思维过程，如根据《黄帝内经》关于水在体内代谢的阐述，直接研究其作者关于气化学说的思维活动。

2. 群体和个体文献追溯　群体文献追溯是根据群体性中医文献资料，追溯其学术思想、学术理论、临床诊治技艺思维特点及规律的研究方法。例如金元时期中医四大家的学术思想，在中医学的发展中起了重要作用，依据他们的学说，研究这一时期共同的思维特点，是这种研究方法的具体体现。同样，也可针对其中某一派别，追溯其学术思想是怎样在他们的思维中萌发的，其发展过程表现了怎样的思维特点，以便从中寻找对今天临床思维的启示。个体文献追溯，是针对某中医个体的学术思想或医疗经验，寻找其思维特点的研究方法。这种研究方法可以针对某个中医全部的资料，也可以针对其在某一阶段、某一学术问题上或某一具体诊治活动中的资料进行研究。

3. 专门和专人文献追溯　专门文献追溯是对某些中医发展过程中有着较大影响的

特殊医学文献，进行专门思维研究的方法。如《黄帝内经》《伤寒论》等中医经典著作或其他具有某种特色的中医文献，都表现了独特的思维方式与方法，将这些文献中的思维过程描述出来，有利于更好地传承中医遗产。专人文献追溯是根据某一中医名家的全部医学资料，追溯其思维发展过程，寻找其思维的特点和规律。此法与个体思维机制追溯的区别是，不在于寻求其医学文献本身的思维特点，而在于追溯一个人思维发展的脉络，研究他们在中医活动中所表现的思维技巧和风格。

二、调查法

调查法是研究者对从事中医医学活动中思维过程的自然状态，进行有目的的调查了解的研究方法，主要有观察、开调查会、个别访问和测试等形式。这种方法的特点是能在较短的时间内，获得大量的研究资料。其对象是现时的、正在进行的思维活动。

运用调查法应注意如下五个方面的问题：第一，要有明确的调查目的，在调查开始前，必须明确要调查的内容，欲解决研究中的哪些问题等；第二，选择恰当的调查方法，其原则是尽量选择简便、易行，又能获得真实资料的方法；第三，拟定调查步骤，做哪些准备工作，怎样开头，先调查什么，后调查什么，都需恰当安排，做到心中有数；第四，做好调查记录，调查记录是关于调查对象的第一手资料，是进行中医思维研究的直接依据，应当认真记录，记录的内容以思维发展过程为主；第五，调查中应努力避免主观偏见，切忌按主观需要寻找符合自己观点的资料，应尽量使被试者反映他们思维的自然状态。

1. 观察　从事中医医学活动的人，总是要通过各种途径反映他们的认识，如表情、举止、言语、动态、书写病历、开写处方等，都是在思维支配下的医学活动，通过对这些活动的观察和分析，可以追溯被试者的思维活动，构思他们的思维过程。这种方法的特点是在思维的自然状态下考察思维活动，不受被试者主观意识的掩饰，有利于获得真实的研究资料。

2. 开调查会　针对调查对象是群体的调查方法，宜采用座谈会的形式进行调查。其调查过程是研究者根据调查提纲，向被试者说明调查内容，然后通过自由发言或问答两种形式，获得调查资料。自由发言有利于反映被试者表述思维的自然过程，但被试者一般没有思维学的认知，可能表述不完整、描述不准确；问答式则可弥补自由发言形式之不足，使被试按照调查提纲提供必要的资料。开调查会的优点是与会者可以相互提醒，有利于获得生动、全面的资料。

3. 个别访问　个别访问又称谈话法，即研究者单独与被试者交谈，从中获得研究资料的方法。依谈话的内容是否直接涉及思维活动，可分为两种：一种是与被试者交谈有关医学理论或临床活动，研究者从交谈中分析被试者在萌发学术思维、概括中医理论和诊治过程中的思考活动；另一种是研究者启发被试者自我回忆医学活动中的思考活动。这种方法受被试者知识水平、表达能力的限制，有时不能正确反映自我思维过程。这两种方法的有机结合，是谈话法的优化研究途径。

4. 测试　是向被试者提出含有一定内容的测试题目，由被试者用书面或电子形式，回答自我思维中的一些问题。例如对中医学生进行学习效率研究时，可就学生在学习中对学习内容的理解、记忆等问题拟成问答卷，由被试者按要求逐一回答，收集这些答卷，作为研究的资料。这种方法主要用于对群体的研究，而且问题又比较集中和统一的研究内容。其优点是可以不受时间、地点的限制，甚至可以通过通讯方式获得资料，以便在很短时间内获得大量某一特定内容的研究资料。缺点是不能与被试者见面。

三、内省法

本法又称自我回忆法。由中医专业人员对自我中医医学活动中的思维过程，进行回顾性研究的方法。内省法的含义有广义和狭义不同，广义的内省法，泛指中医人从事中医思维学的研究，其工作本身就是一种内省法；狭义的内省法是指被试者，对自我具体思维过程的回忆。

广义的内省法，是开展中医思维学研究的主要途径。我们不能依靠专业思维工作者来研究中医思维。因此，有志于中医思维学研究的中医专业人员，目前的任务应是加紧学习思维科学、脑科学、心理学、哲学、逻辑学、历史等有关学科的知识，掌握这些学科的最新研究成果，构建立体知识结构，迅速投入中医思维学的研究之中。

狭义内省法要求每个中医专业人员，都应不同程度地注重自我思维活动的回顾，寻找自我思维的特点和缺点，以利自我思维的训练。在从事临床和科研工作中，经常注意观察他人思维的方式方法，用以比较自我思维的差距，不断更新自我思维的方式方法，以利激发自我思维活力，不断提高思维效率。

四、实验法

实验法是研究者为了一定的研究目的，让被试者按照预先拟定的思维方式或程序，从事中医医学活动的研究方法。这种方法分实验室实验和自然实验两种。

实验室实验是在人为的条件下，借助现代化的设备，对被试者的中医思维活动进行仪器观察和分析。目前的条件，中医思维研究还不能主要依靠这种方法。

自然实验方法，是指被试者按实验的要求，自然地进行医学活动。例如为了分析新、老中医临床思维的区别，可以将青年中医和老中医分为两个对照组，分别让被试者按抽象思维方式和形象思维方式，同时进行临床诊治，在获得观察资料的基础上，进行比较研究。

第三章　中医思维的文化基础 ▷▷▷

　　文化，是人们生活和工作接触最多、与人的关系最密切、社会交往活动运用频率最高的词语之一；文化与人类同生共存，文化被人类所创造又服务于人类；文化活动是人类活动的基本形式之一。本章将从文化的含义、表现形式及文化的分类讨论文化；从文化的本质、特点和发展规律探索与中医思维的关系。

第一节　人类的文化

一、人类的文化及其文化形态

　　人类自从脱离了动物就开始了创造和利用文化的伟大壮举。人类创造的文化因时代、民族和地域环境的不同，表现为不同的文化形态。

　　1. 文化的含义　"文化"，就词义而言，中西方关于"文化"的记载中虽有不同的解释，却有相近的含义。在中国传统文化中，"文"字最早出现在甲骨文中，其字形很像人身上绘的花纹，其义是文身。中华文化启蒙时，人们多在日用器皿、劳动工具和生活劳动场所刻上一定的花纹，或表示纪事，或装饰美丽，或表达向往等。而在人身上画花纹，一定有其特殊意义，运用具有文身字形的"文"字传达思想时，就被引申为文饰了，"文"字的含义有了美化装饰的释义。"化"字在甲骨文中，左边像正写的"人"字，右边像反写的"人"字，两个"人"字的相合而会意，就是美饰的变化，后来又渐渐地被引申为教化。我国古代对"文化"一词的运用主要在文治教化这个范围，这种理解一直沿用至近代。

　　我们今天常用的"文化"一词，其意义已经不同于古代的中国和西方，如常说的"世界文化""中国文化""西方文化""科学文化""艺术文化"，还有"酒文化""服饰文化""饮食文化""宗教文化"等，都不是指"教化"或"耕种"了。

　　那么，现代意义的"文化"指什么？它包括哪些内容呢？

　　"文化"是什么？到目前还没有一个众所公认的、拥有严格内涵和明确外延的定义，而关于什么是"文化"的表述，众说不一，在中国有10多种解释，在西方则多达170多种。如有说"文化"是"理性的实体""理想的类型""社会的遗传""行为方式的总和"，也有人说是"民族精神的体现""人的能力增长"等。可以说，"文化"是一个人们都熟悉却又难以确定内涵的概念。为了理解的方便，综合各家论述，本节试对"文化"作一初步的规定，它应含有以下几个层面意思。

其一，文化是人类创造出来的。文化不是自然物，不是自然界自动生成的。在人类诞生的若干亿年以前的地球之上，从未发生过文化现象。因此，文化只属于人类，地球上自从人类的诞生才有了创造文化的主体。

其二，人类创造文化的基础是社会实践。文化的创造要经过思维的桥梁，但是思维本身不能创造文化，思维是建立在人类的生存、生活和生产劳动等社会实践基础上的。没有人类的社会实践什么文化都不可能产生。

其三，文化是人类智慧的结晶。人类智慧的集中体现是思维活动，思维是桥梁，是从社会实践到创造文化的桥梁。思维活动一方面在认识客观世界，包括观察和思考，并努力把握客观的本质、联系和规律；另一方面是寻找适应和利用客观世界的途径、措施和方法。人类所有的文化都是在实践基础上的经思维获得的智慧的结晶。

其四，文化是人类区别于动物的核心标志。过去有一种说法，认为创造劳动工具是人区别于动物的标志，后来的研究发现一些灵长类动物也能创造简单的工具。而什么高级动物都不能创造和利用文化。

其五，人类创造文化是为了利用文化。人类的早期并不知道自己在创造文化，他们只是为了生存、生活，为了更多地获取劳动成果而去认识、去思考、去制造，而认知、思考和制造的产物正是文化的存在；自从进入文明时代以来，人们知道了文化的作用，是为了更深刻地把握客观世界和为了创造更多的劳动成果而创造文化。

其六，文化具有社会性的特征。一个人构不成社会，一个人的想法、思想、理念等所有的认知，如果不传向社会，让社会的人们知道、评价和利用，那就构不成文化。任何文化都是社会的文化，没有不依赖于社会而存在的文化。

综上所述，我们可以对文化的含义做如下概括：文化是人类在认识、适应和利用客观世界的社会实践中，经过人的思维活动创造和利用的一切物质和精神的总和。

2. 文化形态　事物的存在和运动是事物本质体现，事物的形态是体现事物本质的重要方面。文化的发生、发展及其存在和被人类运用的过程中，也表现出一定的形态，即文化的形态，其包含的要素有创造文化的人的群体，文化的认知对象、认知过程，文化的载体，文化的传播等，不同的文化形式由于上述要素的表现形式不同，便使文化的存在和运动表现出不同的文化形态。

创造文化的人类群体不同，人类的群体有民族的区别，不同民族又有心理趋向的差别；不同的群体还有文化的积淀不同、文化底蕴不同；不同群体在一个相对文化历史时期内所达到的生产力水平、生产方式也不同，这些因素共同构成创造文化的人类群体不同的要素，是文化表现为不同形态的主体要素。

创造文化的认知对象不同是造成文化形态不同的重要因素，所谓文化的认知对象，一方面是指对象事物的宏观领域，一方面是指同一领域、同一事物的不同存在方式，例如同是对人的认识，一种文化以人的自然存在和物质特性为认知对象，另一种文化则以人的社会存在和社会关系为认知对象。

认知过程不同主要指人们在认知客观世界过程中所表现的思维方式不同，本文所谓的思维方式，是指人的思考活动脱离客观事物的程度和方式，以抽象逻辑思维为主导和以不脱离客观事物形象为主导的两种思维方式"生产"出的文化形态也不同。

文化载体是指承载文化的工具，如语言、文字、图画等，文化的承载工具使人们在利用工具，记载和认知思考事物、理念、知识、理论的过程中表现出不同的形式和风格，从一个方面体现出文化的形态。

文化的传播方式也是体现文化形态的一个方面，如主要依靠发音语言传播文化，可以提供许多传播的方便，同时又必然受到地域、时间、人的生命等多种条件的限制；利用文字和图画传播文化，文字性质的不同，拼音字母性文字因其不表意而处在第二性，表意性文字则直接承载事物的含义，具有第一性的特征，即文字的字形与所承载的意义是相通的，一个单音字可依字形表示意义承载词的含义，文字传播文化的方式和作用与发音语言传播文化体现着不同的文化形态特征。

人类的文化正是因为上述各要素在文化的形成、存在和被人类运用的过程中，发挥着不同的作用，形成了不同的文化形态，其中最大、最具有代表性的两种文化形态，一种是以中国传统文化为代表的东方文化形态，另一种是从古希腊文化发展而来的西方文化形态。

3. 中国传统文化形态　中国传统文化是人类文化保存最完整的文化体系，其文化形态充分体现着中华民族的精神风貌，具体表现出如下特征。

首先，以人为本的文化体系。在中国文化的第一个盛期到来之前至盛期时，中国古代社会较早地出现了封建经济萌芽，刺激着社会生产力的发展，当我们的祖先放眼认识这个客观世界时，发现人是这个世界起主导作用的力量，人也是最宝贵的，因此人们就将人的存在、人的活动、人与人之间的关系作为最主要的认识对象，从而出现以儒家和道家思想为代表的人本主义文化，涌现了以人为主要议题的多种理论学派，形成了庞大的领先于世界的以人的存在和人与人之间关系为主题的社会文化理论体系。

其次，整体动态自然观。世界上任何一种文化体系都必须讨论三个问题，即人、天地、人与天地，有的文化习惯于单一的、分解的、静态的认知上述三大事物，中国的文化人不是如此，他们深刻地认识到人不可能单独存在，人居天地之中，受着天地的支配，天地在不停地运动变化，人只有顺应于天地才能生存。因此，在客观世界的整体联系中认识世界，在客观事物的运动变化中认识事物，则形成了中国传统文化形态标志性认知观。

其三，不脱离客观事物形象思维为主导的认知过程。早在人类刚刚进入新石器时代的时候，人类开始主动认识客观世界，只能在事物的整体形象联系的层次认知事物，形象性想象、联想和构思是人类史前文化的主要认知之路。我们的祖先在世界第一个文化盛期时，没有突发奇想地创造抽象的逻辑推理的思维模式，而是沿着先祖的认知之路，脚踏实地地走向古代科技，创造了领先于世界的中世纪中国先进的生产力和科学技术。

其四，以汉语言文字为载体的文化表达。人类的文化之所以能不断地传承和发展，语言和文字的载运功能是不可或缺的，而载运过程所显露的方式是体现文化形态的重要方面。汉语和汉字在承运中国传统文化的过程中，突出地表现出语言简捷、文字传意的文化风格。

其五，不间断传承的文化脉络。中国传统文化是世界文化发展史上少有没发生过大的断代现象的传统文化，从萌发到发展，到成熟，始终一脉相承，是真正称得起沿袭着传统脉络的传统文化。

中医药学的文化形态完全同构于中国传统文化形态，是中国传统文化形态在医药文化领域里的具体体现。中医药学将中国传统文化关于人的理论具体到人的社会存在和社会关系状态，与人体的健康和疾病的必然联系，体现出中医药学的人文文化形态特征；中医药人站在大自然的高度思考人的生命、生存、健康、疾病、治疗，站在哲学的高度思考天地的运转，思考人生命活动的过程，在动态思维中观察一切运动着的事物，使中医药理论呈现出整体动态认知观的文化形态；中医理论的藏象学说不打开人的机体而阐述体内的结构与功能，中医诊治理论的形成，中药性、味、功效等理论体系的建立等，其认知思维的桥梁就是形象思维，整个中医药理论和实践体系，典型地体现以形象思维为主导的认知之路的文化形态；以汉语言文字为中医药学的文化载体，世代相传的中医药学文化脉络等都鲜明地表现着中国传统文化形态的特征。

4. 中西文化形态对中西医学的影响　中西医学虽然拥有相同的认知对象，也有相同的实践目标，却由于创造中西医学的民族群体所处的时代不同，文化底蕴不同，基本认知观和认知途径不同，医学的文化载体和文化传承模式不同等因素，使中西医学表现出完全不同的文化形态。

首先，中医药学是中国传统文化的一部分，滋生于中国传统文化的土壤之中，形成于中国文化的第一个盛期，是中国传统文化在医学领域里的具体文化形式，体现着中华民族的心理趋向。西医学属于现代科学体系，是从近代医药学发展而来，形成于近代科学兴起之时，体现着在经历了漫长的中世纪以后西方民族群体共同的心理趋向，其知识基础是近代科学的物理学、化学、生物学、生物进化理论等学科。这是中西医学在形成年代及文化积淀方面的区别。

其次，中医药学将人体看作一个与大自然，与所处社会环境及周围一切事物有着复杂联系的，自身又处在不停运动着的机体，其理论的整体性和动态性是突出的文化形态表现。从近代医药学发展而来的西医药学，将人看作一个物质实体，注重从人体的静态微细结构和可测量的各部分的功能研究人体，在诊断疾病时主要依靠现代科学仪器，寻找机体的实质改变，在治疗疾病中主要依靠现代化学和物理学的理论、产品及技术，达到治疗机体的器质性病变的目的。这是中西药学在基本认知观层面的文化形态差别。

其三，中医药学主要借助形象思维实现对人的机体和疾病的把握，中医药理论都是形象思维的产物，在认知思维要素层面典型地体现了中国传统文化的形态，"司外揣内"和"意会思维"是中医药理论运用形象思维的具体表现。现代医药学承袭近代科学的抽象逻辑思维模式，在传统唯物论的指导下，主要从人体的实质结构与功能认知人体，体现出构造性人体认知的基本观念，形成了以抽象概念为细胞的具有逻辑结构特点的近现代医药学理论体系，表现出与中医药学完全不同的文化形态。

其四，中医药学以汉语言文字为承载工具，其经典著作全部是通过古汉语汉字撰写、保存和流传下来的。近代以来的医药学由西方传至中国，其在西方的存在完全借助各种拼音字母性文字保存和流传，也以同样的形式传入我国，虽然经过汉语言文字的翻译，其语言叙述格式仍保持着西方文化的风格。

二、文化的分类和作用

1. 文化产生的基础条件　文化是人类社会的产物，它的产生必须具备如下三个基本条件，即实践着的社会群体、思维着的社会群体和可供传播的载体。

人类的社会实践是一切文化产生的基本条件，人类的社会实践主要有认识、适应和利用客观世界，人类只有在认识客观世界的基础上，才能创造物质财富，才能产生对劳动对象、劳动过程及劳动中人与人的关系，形成一定的思想意识，并在实践中相互交流，这些交流着的意识、思想是形成文化的原始素材，没有实践就没有对自然和社会的认识，也不能发生人与人之间的关系，更不能创造物质财富。

思维着的群体是创造文化的又一个必要条件，人所创造的各种物质和精神产品是人们希望获得的，是人们根据自己的需要创造出有用的产品。换言之，人类在社会实践中所创造的任何产品都打上了人类意识的烙印，没有人类的思维，就不可能创出任何有用的物质产品，也不可能形成任何反映事物的精神产品。

文化载体是负载文化存在和交流的客体。物质文化的载体是物质产品本身，这些物质产品是人类智慧的物化体现，是人类文化的重要方面；文字、语言、表情、动作等是精神文化的载体，也是文化交流的介质。

2. 文化的发展　精神文化一经产生，便随着人类社会实践的深入和社会的发展而发展着。那么什么是文化的发展？其发展的动力是什么？影响文化发展的因素有哪些呢？

发展是指客观事物的发展，它有两层含义：一层是哲学意义的发展，指事物的质变；另一层含义泛指事物的变化，如事物从少到多的量变，从小到大的过程，从简到繁、从低级到高级、从旧到新的变化等。文化的发展是指一般意义的发展，其中既含有文化质变，也含有文化的变化。文化的发展主要表现为三个方面，其一是文化内容和表现形式的发展；其二是文化活动的发展；其三是社会文化环境的发展。

文化发展的动力来源于人类的实践。精神文化本是人创造的，是人在社会实践中对认识对象和社会实践的意识反映。因此，文化发展的根本动力来自人的社会实践，具体来源于三个方面，其一是社会生产的实践，人类欲获得更多的生活资料，必须不断地认识自然界，不断地认识和改造劳动工具，不断地创造更多的劳动产品，从而促进自然文化的发展；其二是社会活动的实践，人类欲有效地组织劳动，创造美好和谐社会，必须研究社会的本质和规律，从而促进社会文化的发展；其三是对人类自身活动的认识，包括人类自身的健康和疾病；人类思维活动，人类的心理情感活动等，从而促进关于人类自身文化的发展。

影响文化发展的因素主要有地域自然环境、民族心理特点、社会经济方式和社会思维模式。

地域环境是影响文化发展的自然因素。例如，中华文化的发祥地是在资源比较丰富的平原、丘陵和河流丰富的地域，因为只有这样的环境才能保证人的活动社会化，从而为创造物质文化和萌发精神文化提供基本条件。又如西方文化发源于古希腊，而古希腊一面靠山，三面临海的地理环境，有利于当时的人们形成勤于经商和力图扩张的心理欲望，造就了古希腊文化起始的社会基础。

民族心理特点是影响文化发展方向的主观因素，不同民族的心理性格趋向影响着人们认识事物的方式和方法，从而形成不同的文化风格。如古代东方民族性格温和，追求事物的圆满；而以古希腊和古罗马为代表的西方民族，其性格刚烈，追求自我，敢于冒险等，表现出另一种心理趋向。民族心理活动特点的不同，是形成东西方不同文化体系的重要原因之一。

社会经济方式影响着文化发展的水平和方向，因为任何文化都是一定经济基础的反映，例如在生产力水平很低的原始社会，由于人们的观察和劳动范围很有限，文化也只能在很原始的水平反映客观世界；又如古希腊时代由于经商与扩张的社会经济基础，使当地的社会文化表现出强权和扩张意识，其哲学文化体现出纯理性特点；而与其同时代的中国经济基础是从奴隶制走向封建制的过渡，田园式自给自足的生产方式决定着中国文化的人文特点。

思维活动是一切文化的"加工厂"，一切文化形式和内容都是在人的思维活动中才能产生，文化是人类思维外化的体现。人类的思维活动并不都表现为相同的模式，其思维加工的方式不同，加工出的文化产品也不同。例如，中国人是运用出入相补原理证明了勾股定律，而西方人是运用三角原理经过复杂的运算才证明了勾股定律。

3. 文化的分类　根据上述关于文化含义的规定，文化具有丰富而广泛的内容，广义来说，凡是人类创造的事和物都可称作文化，如原始人打制的石器、磨制的骨针、制造的盛物器皿、建造的土屋及原始人自身简单的修饰物等，原始人社会交往活动的表情、手势、简单的叫声等，都是文化，是原始文化，或称远古文化；经考古挖掘出的古代文物等称作出土文物文化；人类创造的各种实物如房屋、教堂、铁路、公路、汽车、武器等称作物质文化；其他如思想、意识、伦理、道德、情感、文字、宗教、哲学、艺术、科学等属于精神文化。总之，文化的表现形式很多，我们可以根据文化内容或形式进行分类。通常把文化分为两大类，即物质文化、精神文化。

物质文化是指人类创造的物质。凡是人类为生存和发展，在认识和改造大自然的社会实践中创造的一切物质，包括劳动工具、劳动产品、居住设施、生活用品等都属于物质文化，如古埃及人建造的金字塔、中国古人建造的长城、今人创造的神舟航天器等都是最典型的物质文化。

精神文化是人类精神产物的总和，是人类在长期社会实践中，在认识和改造客观世界过程中经人的思维而形成的意识、观念、道德、思想，以及对于客观事物本质、规律和联系的认识。本书主要在精神文化的层面讨论中国文化和中医文化的发生、发展、本质和规律。精神文化是人类最宝贵的财富之一，它的内容非常丰富，涉及人类活动的各个领域和各个角落，其数量已无法统计。早在中国古代，当时的医家形容中医书籍之多可"汗牛充栋"，至如今科学发展的程度，已难以统计各类精神文化的总量。精神文化的内容包括宗教、艺术、文字、民俗和科学等多个方面，其中科学文化又可分为自然科学文化、社会科学文化和思维科学文化。自然科学文化中有物理学、化学、生物学、医学等；社会科学文化如哲学、心理学、语言学、美学、社会学等；思维科学是一门关于人类思维的发生、发展、本质和规律的新兴学科，20世纪以来出现的认知科学、发生认识论等，都属于思维科学文化的范畴。总而言之，关于自然现象的科学知识属于自然科学文化；关于社会现象的科学知识属于社会科学文化，而关于思维现象研究的文化属于思维科学文化。

有一种观点将文化分为三大类，又多一种制度文化，其实人类的各种制度都是人们精神活动的产物，各种制度理应属于精神文化。

近年来，关于文化的研究成为一个热门，关于文化的冠名也非常多，如饮食文化、酒文化、网络文化、民族文化、东方文化等，这是人们依据不同的参照系，对文化分类的表现。常见的文化分类参照系主要有如下几种：根据文化形成的历史年代可分为远古文化、古代文化、近代文化和现代文化；根据社会发展的特点，可分为原始社会文化、奴隶社会文化、封建社会文化、资本主义文化和社会主义文化等；根据文化对社会发展的作用方向，可分为先进文化和落后文化或称腐朽文化；根据创造文化主体的民族冠名，可分为中华民族文化、汉民族文化、伊斯兰文化等；根据文化的民族性和世代继承性相结合，可以分为传统文化和时代文化。总之，划分文化的方法和途径很多，由于文化的范围极广，包含的内容很多，人们可以根据不同的需要对文化进行分类。

4. 文化的作用　首先，精神文化属于意识的范畴，意识的作用首先表现在意识对于客观存在具有能动的反作用。文化形成于人的社会实践，先进的社会文化，正确地反映了社会的本质、规律和联系，它可以武装人们的头脑，通过人的思维活动，作用于人的社会实践，从而推动社会的发展。例如，"五四运动"开启了新民主主义文化运动，把先进的社会主义文化引进中国，武装了中国人民，推动了社会的发展。

其次，科学文化是人类认识世界和改造世界的指导理论，是社会生产力的重要因素。我国近半个世纪以来正是依靠科学文化，才使我国的社会生产力实现飞速的发展，也正是广大人民的科学文化水平的普遍提高，才使他们在现代化生产中发挥生力军的作用。

其三，文化是人类相互交往的工具。可以想象，如果当今世界没有文化，也没有文字、语言，没有科学，没有技术，那将是没有生机的世界。人类正是利用文化的传播作用，不断地学习先进文化，提高改造客观世界的能力。中医学生今天坐在教室中聆听老师的讲授或接受书面知识的传播，从而获得中医学的理论和技术，将来才能从事为人类解除疾苦的事业。

其四，文化的传承作用。世界的一切事物、一切发明创造、一切知识，都可以利用文字、语言、图画、影视等各种文化载体保留下来，传给后代，是人类对客观世界的认识和人类社会拥有一个历史发展轨迹的记载。

三、文化环境与思维

文化是思维的基础，人类进入文明时代以来，人类的任何思维活动都是在一定的文化基础上进行的，思维与文化密不可分。一个人的思维活动离不开文化，一个群体的思维也离不开文化，任何专业群体的认知思维活动都是在一定的文化环境中进行的。

1. 文化环境是思维的基础

（1）提供知识　人类进入文明时代以来的思维活动，都是在一定的知识基础上进行的。首先，知识是思维的基础，没有知识的思维是不存在的，文明时代的到来为人类思维的发展提供了知识条件。知识是一切思维活动的基本条件之一，没有知识，思维不能发生，没有知识思维不可能具有连续性。其次，文化环境为思维提供知识。思维需要的知识不可能完全依靠思维个体的积累，人的社会属性的基本含义之一是人可以从社会获得知识，而社会的知识都是由社会成员创造并释放到社会的，形成社会的文化环境，社会中任何一个个体的思维活动都在努力从文化环境中汲取知识，用以自身认识客观世界的思维中。其三，文化环境是由社会中无数思维个体创造知识的汇总，其中不仅有专业知识，还有关于人类生存环境的知识；有关于客观世界的知识；有关于人类情感方面的知识；有关于思维本身的知识。总之，文化环境可以为思维提供各种必需的知识。

（2）创造文化氛围　人类认识客观世界的思维活动需要一定的文化氛围，积极而活跃的文化氛围可以有效激励社会成员的思维活动和思维活力。首先，文化环境可以营造文化氛围。在一个相对的社会环境中，如果社会的文化活动比较活跃，很容易形成活跃的文化氛围，如我国春秋战国时期，"百家争鸣"的文化环境为中国第一个文化盛期营造了良好的文化氛围。其次，积极的、活跃的文化氛围可以激发社会思维的活力。如果在一个相对的社会环境中出现了活跃的、积极的文化氛围，文化成果不断涌现，必然激发社会的人们积极思考，使人们在自己所关注的领域积极地思维。如在中、西方第一个文化盛期，分别出现的文化氛围，激励着当时的人们思考社会和自然问题，使古代中国和古希腊分别创造了中、西方辉煌的文化。其三，不良的文化环境可以抑制社会思维的发展。如果在一个相对的社会环境中社会文化出现暂时的沉闷，没有先进文化的出现，而腐朽的、落后的文化充斥于文化环境，将造成社会文化环境的沉闷气氛，社会思维处于极不活跃的状态。

（3）提供思维模式　文化环境的另一个重要功能是为人们提供社会思维模式。思维方式是人们在认识和改造客观世界的过程中思维活动所表现的基本形式；思维模式是在一个相对文化环境中所表现的社会思维方式、方法的总和。文化环境之所以能为人们提供思维模式，首先，因为文化环境具有传播思维方式的功能。文化环境中的主体是人，人通过语言或文字一方面传播文化知识、思想和情感，另一方面，也可以在交流文化、交流情感的过程中交流思维的技巧，传播思维的方式和方法。其次，文化本身蕴含着思维方式和方法。文化本是思维的产物，文化在表述知识、思想和情感时，同时记录着文化创造者的思路和方法，从而可以在文化的追溯中获得前人的思维方式。例如，我们可以通过对古典医籍的研究，追溯前贤在认识和解决医学问题活动中的思维过程和所表现的思维方式。其三，文化环境可以提供各种思维模式。文化环境是各种文化共同生存的文化集合体，其中不仅有丰富多彩的文化内容，也有形形色色的思维成分，不仅能为人们提供社会思维的一般模式，也能为人们提供专门行业的特殊思维方式。

2. 文化环境的相对性　文化环境并不是一成不变的，也不是千篇一律的，而是随着思维的可变性和多样性，表现出一定的相对性。

（1）文化环境的区域性　随着现代科学及文化传播途径的飞速发展，文化环境的区域性差别越来越小。但是在科学不发达的古代，文化环境的区域性表现得尤为明显。造成文化环境区域性的主要原因有政治、经济、地理因素和民族因素及文化传播途径等。古代时期由于经济不发达，生产方式各异，民族生活习俗不同，加之战乱频繁，使文化很容易形成区域性差别。如果文化的民族差异比较突出，地理相距甚远，便可能形成差别更大的文化环境，中西文化环境的形成则是上述原因的典型例子。文化环境的区域性是世界文化多样性的体现。

（2）文化环境的可变性　文化环境形成以后，可以由于多种因素的共同作用，使文化环境发生变化。引起文化环境发生变化的主要原因：文化本身的量变或质变，如原始先民创造的精神文化很有限，文化的形态也很简单，进入文明时代以后知识总量在不断增加，知识形态也发生着深刻的变化，随之而来的是文化环境的变化；由于不同地域、不同民族、不同人群文化发展速度的差异，文化环境变化的程度也出现差别，从而出现文化环境的格局。思维方式的变化是引起文化环境变化的又一原因。思维是创造文化的加工厂，思维方式的变化必然引起文化形态的变化，从而带来社会性的文化环境的变化。外来文化的渗入是引起文化环境变化的第三个原因。社会政治经济的交往必然带来文化的交流，如果交流的主流是由外向内，说明内外文化差异较大，当流入文化达到一定量的时候，原有的文化环境必然发生深刻的变化。其他还有一些引起文化环境变化的原因，如由于不可抗拒的自然、社会因素引起的文化断代等。文化环境变化的形式有量变、有质变，量变主要表现为文化内容的增加和文化形式的多样及思维方式方法的丰富；质变是指社会主流文化的文化形态发生变化，如我国文化环境由明末清初以前的中国传统文化环境转变为20世纪下半叶的现代科学文化环境，其文化形态发生了深刻的质变。

（3）文化环境的层次性　文化环境的基本特点是范围性，即某种文化活动的范围，核心是文化的性质决定文化活动的范围，文化环境的存在是客观的，对文化环境的认识是根据研究的需要来划分的。从社会学角度看文化环境，它是一个由各种文化内容、文化形态和思维方式方法共同组成的文化综合体，或称文化圈。人们可依不同地域、不同的历史时期或不同社会环境划分为若干文化环境；在每一个文化环境中，可以因为地区分布或民族习俗的不同，分为若干小的文化环境。从文化的性质看，在世界性的文化环境中，可以因为文化形态的不同划分文化环境，如古代东西方文化环境的划分；在同一个文化环境中，也可能存在着不同文化形态，因而形成小的文化环境。例如，在我国现代科技文化环境中，因为中医医院是以中医文化为主的文化活动场所，因此，中医医院则应当营造以中医文化为主的文化环境，处在现代文化环境中的中医学生，欲学到中医学的真谛，也应当创造条件，营造一个适宜学习中医文化的中国传统文化小环境。

3. 主导思维方式与文化环境的性质　不同的文化环境表现为不同的特点，决定文化环境特点的内在因素是文化环境的主导思维方式。

（1）文化环境与主导文化形态　人类社会的任何一个文化环境都活跃着多种文化形态，它们共同构成一个特定的文化环境，但是，各种文化形态并不是等量地均衡生存于文化环境之中，其中必有一种文化形态占据其环境的主导地位，例如，在我国现代文化环境中，现代科学文化是其中的主导文化形态；在中国古代文化环境中，中国传统文化是其中的主导文化形态。任何文化形态都是特定思维方式的产物，在一个相对的文化环境中创造主导文化形态的思维方式应当属于相应文化环境的主导思维方式。

（2）主导思维方式决定文化环境的发展方向　社会文化向什么方向发展不是由文化本身所决定的，而是由创造文化的人所决定的，人作为思维的主体在创造文化过程中所体现的思维方式决定着社会文化发展的方向。首先，思维方式是文化环境中最活跃的因素。思维是创造文化的加工厂，文化是构成文化环境的成分，文化环境中之所以存在丰富多彩的文化，原因就在于思维方式的多样性。而思维方式是可变的，它受生产力水平、经济方式、民族心理和知识总量等因素的作用而不断发生变化，因此，思维方式是文化环境中最活跃的因素。只有思维方式的调节，才能引起文化环境内文化结构的调整。例如，在现代科学文化环境中学习中医学，学生们只有把适应于现代文化的思维方式调节为适应中国传统文化的思维方式，才能学好中医学。其次，主导思维方式的形成是由思维方式对社会发挥的作用决定的。在一个相对独立的文化环境中存在的多种思维方式并不是处在均衡的地位，而是有一种思维方式起主要作用，例如在现代文化环境中存在着抽象思维、形象思维、动作思维和顿悟思维。抽象思维是社会思维环境的主导思维方式。主导思维方式的形成是在人们社会实践中，在解决社会实践的重大问题思维中形成的，推动着生产力的发展，推动着社会的发展。其三，主导思维方式引导着社会文化发展方向。主导思维方式所创造的文化是相应文化环境中的主流文化，它相对于同时代、同环境的其他文化具有先进性、科学性和实用性。因此，就社会文化环境来说，主导思维方式引导着社会文化的发展方向；就专业领域里的文化环境而言，其主导思维方式是解决本领域实际问题的基本思维方式，代表着该领域文化发展的方向。

（3）非主流文化与主流文化的关系　在社会文化环境中还存在着非主流文化与主流文化的关系，主要表现在如下几个方面。首先，非主导思维方式的思维活动受着主流文化的制约。思维需要文化环境提供知识，但是非主导思维方式所需要的知识，文化环境很难提供，文化环境所提供的知识不能为思维所用，从而出现非主导思维方式受制于主流文化的情况，如在现代科学文化环境中从事中医医学活动，运用中国传统思维方式解决实际问题，现代科学提供的知识不能直接运用于中医的临床诊治。非主导思维方式之所以能在与其不适应的主流文化环境中生存，说明它有一定的活力，应当注意营造与非主导思维方式相适应的文化环境。其次，非主流文化与主流文化的互补。在现代科学文化环境中，仅有主流文化并不能繁荣新时代的社会文化，优秀的传统文化虽然不是推动时代生产力的主流文化，但它却是现时代文化环境不可缺少的内容，可以补充许多现代文化的不足，更何况传统文化在某些情况下，还能起到现代文化起不到的作用。其三，弘扬传统文化是代表先进文化的重要形式。传统文化并不是没有先进性，只要某种文化能解决现实实践中的客观问题，能创造客观效益，能推动社会和经济的发展，都属于先进文化的范畴。传统文化，尤其是中国传统文化，是中华民族五千多年社会实践的结晶，其中蕴含着丰富的科学成分。中国传统文化是先进文化的一部分，在我国的现代化建设中，弘扬中国传统文化是代表先进文化实践的重要组成部分。

四、中国传统文化环境与中医思维

1. 中国传统文化环境　中国传统文化环境是指以中国传统文化为主导的社会文化环境。中国传统文化是以汉文化为主体的文化体系，文化的载体是汉语言文字；文化内容涉及自然文化和社会文化，社会文化是汉文化的主体；文化的主导思维方式是形象思维；中国传统文化的客观基础是以手工劳动为主的生产实践和自给自足的自然经济方式；中国传统文化的最大特点是适应于以手工劳动为主要形式的生产力和自给自足的自然经济。

中国传统文化环境所涉区域范围，以中原为中心，辐射整个中国大地，只要有以汉语言文字为文化载体的民族和地域，都在中国传统文化环境之内。

中国传统文化环境的时间范围，起于中国文化的第一个盛期，春秋战国时期，在公元前21世纪前后，盛于唐宋时期，衰于清末，止于中国现代文化环境形成以前。

2. 中医思维萌发于中国传统文化环境　在中医学形成体系以前，为人诊治疾病的社会实践还没有形成专业性群体，关于人的疾病和健康问题的思考还混杂于社会混沌思维体中，是由于社会的大分工，使从事医疗的群体有机会专门思考人的健康和疾病的诊治问题，中医人的思维才真正从中国传统思维的混沌体中分离出来，形成独立的思维模式。

人们对任何事物的认识，不仅需要本专业的知识，也需要该专业以外的相关知识。中医人要准确、全面地了解人体，把握机体活动的规律，搞清疾病发生、发展和转归的本质，以及疾病的内在联系和规律，必须借助医学以外的知识。中医思维正是不断从环境文化中汲取知识营养，才使中医文化与中国传统文化与时俱进。首先，中医思维大量吸收了古代自然哲学文化，如《周易》中的阴阳学说、《洪范》中的五行学说，成功地引用了这些学说的一般原则，解释医学现象；其次，中医思维从环境文化中吸收了关于人类生存的自然环境的知识，如风、雨、雷、电与四季变化，以及天文、地理、历算等各种知识；其三，古代科技为中医临床活动提供着各种医疗用具；其四，中国古代社会文化为中医思维提供了丰富的关于人的社会心理活动的知识、思想和理论。古代中医成功地把古代自然科学和社会科学有机结合于医学问题的思考中。

中国传统思维模式是一个大系统，是中华民族在古代时期认识和改造客观世界思维方式、方法的总和，它以独特的思维方式、灵活多变的思维方法创造了辉煌的中国传统文化。中国传统文化的突出特点在思想、伦理、道德等社会文化方面创造了系统的理论，在生产技术方面创造了领先于世界的科学技术，中医学是中国古代科学的最优秀的成分，中华先民成功地把社会文化方面的理论运用于医学问题的认识，并吸收中国古代科技思维的特长，故而形成了中国传统思维模式中具有独特表现形式的专业思维模式——中医思维。因此，中医思维是中国传统思维模式在医学实践中的具体体现，是其中的一个分支。

3. 中医思维植根于中国传统文化环境　中医思维在中国传统文化环境中充分利用文化环境的各种知识，吸收传统思维模式的特长，创造了辉煌的中医文化，为繁荣中国传统文化作出了突出的贡献。

中国传统文化环境有着丰富的文化内涵，各行各业的知识都汇集在这个文化环境之中；环境又为各行各业提供着各类知识，使这个文化环境一直保持着勃勃生机。中医人欲正确地了解自然、社会、人体和疾病等医学问题，必须借助相关的知识。古代中医人正是通过中医思维活动，将从文化环境吸收来的知识，运用于认识医学问题的思考中。

古代中国人在长期社会实践中创造了适应于当时生产力水平和生产方式的思维模式，并在各种社会实践中创造了丰富多彩的思维技艺，这些思维方式和技艺作为人类文化的成分构成文化环境的重要内容。古代中医人在医学实践中充分吸收文化环境中其他学科的思维特长。如古代自然哲学的思维方式和方法，是中医吸收最多的内容；中国古代文学、历史所蕴含的丰富的思维技巧，是中医人创造灵活思维的技艺的丰富源泉。

中医学之所以能在中国传统文化环境中不断得到发展，一个重要原因是中医思维能时刻紧跟环境文化的发展，密切注视环境文化发展的新动向，不断吸收其中最新的营养成分。首先，古代中医人在认识和解决医学问题时，密切注视社会文化环境的变化，与文化环境中的其他学科保持密切联系，如哲学、宗教、文学、教育等学科和行业，是中医人最常涉足的环境文化，其途径有直接深入其中某一学科；与文化界学者交朋友，互通有无，互补不足；吸收其中的优秀文化成分。其次，与中国传统文化同呼吸，共命运，中国文化的第一个盛期是中医人创造中医理论基础之时，"百家争鸣"的文化氛围为中医思维提供了文化环境的气氛。其三，中国古代文化人喜欢中医者甚多，他们在涉足中医时往往带入他们的新思想、新观念或新的思维方法。

4. 中医思维是中国传统文化土壤中盛开的鲜花　思维本是人类社会实践中美丽的花朵，人们之所以把思维比作花朵，是因为它活跃而最引人注目，在人类社会实践的大树中，思维不是根，根是人类生产劳动本身，是存在的客观世界；思维是人们社会实践一个关键的环节，只有思维才能把握客观世界的本质、规律和联系，只有思维才能形成认识、适应和利用客观世界的目的表象；思维又是最活跃的因素，思维可以把荒山勾画出果园，可以使粮食增产，可以使处于危急的生命转危为安。

在中国古代社会思维环境中，中医思维是百花园中最鲜艳的花朵。首先，它所关注的问题是先民们除吃住以外第三等重要的人生基本问题，即生老病死问题，不仅中医人关注它，全社会的人们都关注；其次，中医思维成功地把文化环境中的自然文化和社会文化有机结合起来，运用于医学问题的思考，使中医学成为当时文化环境中唯一具有自然和社会双重属性的文化形式；其三，中医思维不仅创造了系统的中医理论，而且创造了与其理论相适应的临床实践体系，从而形成了当时文化环境中唯一拥有系统理论，又有实践体系的完整的自然学科体系。因此，中医思维是中国古代文化环境中最具活力的思维体系，是当时社会思维的百花园中最鲜艳的花朵。

第二节 中华文化孕育中医文化

文化的创造和利用是人类诞生的核心标志，中国传统文化是中华民族在认识、适应和利用自然界，在认识人类社会的实践中创造和利用的文化体系。中医文化就萌发于中国传统文化之中。

一、中华文化的初始状态

文化是人类的创造，人类创造文化有三个基本要素，人是创造文化的主体，人的社会实践是基础，人的思维是桥梁。

1. 中华文化的启蒙 人类文化的基本形式是物质文化和精神文化，精神文化的核心内涵是人类在主动认识客观世界的过程中，所创造的以意识形式存在的文化，在人类进入新石器时代以前的若干万年中，基本没有创造出具有社会意义的精神文化，人类在经历了若干万年的蒙昧后才迎来了具有社会特征的精神文化启蒙。在中华大地上，至少从距今20多万年以前，我们的祖先就长期固定的生存于此，并与其他地域的人类群体同步，于距今一万年前开始了精神文化的启蒙，创造了丰富多彩的史前启蒙文化，这应当是中华文化的源头。

（1）中华民族祖先 人类在这个地球上生存和生活了多少年，世界考古学家们至今没有统一的定论，综合世界考古界的说法，至少在70万年前地球上就出现了人类活动的踪迹。我国的考古界认为北京猿人至少在23万年前就固定生活在中华大地，这说明中华大地上早在20多万年前，中华民族的祖先就以人类的若干群体的形式生存和生活在中华大地。

我们之所以称20多万年前生存于中华大地上的原始人类群体为中华民族祖先，是基于这样的思考：人类关于民族的划分是以精神文化的特征为依据的，而在人类进入新石器以前的若干万年里，还没有创造出足够量的精神文化供后人划分民族的依据，但可以肯定的是，早在20万年以前，中华大地上固定生存和繁衍的若干原始人群体就是中华民族的祖先。我们之所以没有称他们为"中华民族"，而称他们是中华民族祖先，是因为我们的祖先在那时还没有创造出区别于其他民族的精神文化。

中华民族祖先之所以能长期生存和生活于中华大地，是因为在中华大地上拥有适宜于人类生存、生活、繁衍和发展的自然条件。中华大地位居于地球北半球的亚热、暖温、中温带；大地上有山川、高原、丘陵和平原，有江、河、湖、海，有森林、草原；春、夏、秋、冬四季分明，雨水充沛；大地上资源丰富，物产多样……这是最适宜于人类生存和发展的黄土大地，这是最具备激活人类认知智慧的客观环境。中华民族祖先毕竟生存在生产力极为低下的社会环境中，变幻多端的自然环境和生活条件极差的客观现实时刻刺激着他们的大脑。

（2）蒙昧时代的中华民族祖先 人类创造精神文化大致经过了蒙昧时代、启蒙时代和文明时代三大阶段，自新石器时代以前的若干万年是人类精神文化的蒙昧时代；从大约一万年前的新石器时代到来之时开始，到人类开始创造和利用文字的文明时代到来之时的五千多年，是人类精神文化的启蒙时代，又称史前文化时代；从人类开始创造、利用文字至今，是人类精神文化的文明时代。

蒙昧时代是人类文化史上最漫长、最无奈、最受煎熬的漫漫长夜。所谓蒙昧，是指人类智力的极度低下，具有如下主要特点：其一是人类不知道主动认识客观世界；其二是人类在大自然面前完全处于被动地位的生存和生活；其三是人类的精神生活极为简单和单调。

中华民族祖先与全人类一样，也经历过人类蒙昧的漫漫长夜，在那样的岁月里，中华民族祖先完全生存在客观世界的必然王国之中，他们的物质生活极为艰难，他们只能有限地利用大自然的"恩赐"而生存，他们在客观世界面前很少体现出人的智慧和力量。他们的精神生活极为简单，没有分音节的发音语言体系，只是到旧石器时代的末期，他们才可以借助简单的表情和肢体动作，相互传递信息；在那个时代，中华民族祖先也没有文字，当时不可能给我们留下他们生存和生活状态的记录，本文对人类蒙昧时代阐述，只能是理论性的推测；那个时代的中华民族祖先之所以没有分音节的发音语言体系和文字体系，一个重要的因素是当时人们的记忆能力极为低下，记忆时间极为短暂，人们还不会在主观认知层面将客观事物的联系反映在思想中，更没能力传达到社会里，社会中还没有人们共有的关于客观事物联系的认知成分。

对于生存于必然王国的客观世界里的中华民族祖先，除物质和精神生活极为贫乏以外，疾病的缠身是时刻危害他们的又一大社会问题，但是在疾病面前，人们束手无策，人们除了忍受疾病的折磨别无办法，那时的人们还不知道如何认识疾病，更不知道如何摆脱疾病的困扰，甚至连生命、人和人体是怎么回事都不知道去思考，自然也不可能创造关于疾病和健康的文化。

（3）中华民族祖先的精神启蒙　与人类智慧发展基本同步的中华民族祖先，大约也是在距今约一万年前旧石器时代向新石器时代过渡的时候，开启了中华民族祖先从必然王国向自由王国前进的步伐，呈现这一重大发展的标志是中华文化的启蒙。

所谓启蒙，是指人的智慧的开启，是人类从蒙昧向智慧的发展。人类的启蒙是指人类从不会认识客观世界到主动认识客观世界的起始。所谓精神启蒙，是指人类的认知意识的开启，因为人类在长达几十万年的磨难中，并不知道如何利用人脑的功能去把握和高效利用客观世界。中华民族祖先在从蒙昧迈向智慧的步伐中，我们虽然没有足够的证据证明我们的祖先，比人类的其他种族较早地进入启蒙时代，但是从中华史前文化涉及的幅面和文化的内容，我们可以自豪的认为，早在人类文明时代之前的五千年间，中华人就已经创造了丰富多彩的中华史前文化。

在中国文化发展史上，中华民族祖先的启蒙具有伟大的意义。首先，中华民族祖先的精神启蒙为中国文化的创造准备了主体条件，为中华民族祖先创造有中国特色的精神文化准备了人的认知思维条件；为中华民族的形成，为中华民族文化体系的形成迈开了最艰难的第一步。其次，标志着生存于中华大地的原始人，结束了漫长的蒙昧时代，跨进了主动认识客观世界的启蒙时代；其三，标志着中华民族祖先开始了最早、最初的认识客观世界的意识活动；其四，为中华民族祖先认识、适应和利用大自然的伟大实践拉开了帷幕，为中华民族的崛起揭开了智慧的大幕；其五，高效刺激着中华民族祖先认知思维的发展，促进了中华民族祖先大脑的发育。

2. 中华史前文化

（1）祖先早期的认知　我们的祖先与人类其他种族一样，当他们刚刚摆脱蒙昧的时候，他们对客观世界的认识是极为简单、极为肤浅的，但是毕竟他们开始主动认识客观世界了。

人类刚刚脱离蒙昧的启蒙之初，对客观事物的认识表现出如下特点。其一，人类开始主动认识客观世界，如太阳为什么从同一个方向、同一个地方出来；太阳出来为什么就能看见周围的人和事；人为什么要吃食物，为什么吃了食物人就可以有力气，不吃东西为什么饥饿难耐；还有很多很多的疑问和不理解。其二，万事开头难，人们要认识一种自然事物的联系，可能要经过若干代人的努力才能实现，如那边乌云过来可能将要下雨这样的因果联系，当时可能需要上万年的经验积累和思考才能完成。其三，人们经过长期的艰难困苦获得的对大自然的认识可能是极为简单的知识，如在寒冷天太阳出来就温暖的知识可能要经过几代人的思考。其四，具有社会性的知识都不可能属于个人，都是"集体表象"。其五，所有知识都不是抽象性的，而是客观事物形象联系的认知。

（2）中华史前文化的主要内容　中华史前文化是指中国文化进入文明时代以前，上溯至启蒙时代开始时的文化。为什么界定史前文化的表述是从后向前推算，这是因为文明时代的开始是定格在距今五千年前的人类创造和运用文字的时代，也因为人们已形成共识，中华民族的传统文化也是从五千多年前开始算起。但是，人类文明时代的到来，中华民族传统文化的萌发和成形，绝不是偶然现象，绝不可能突然出现，在此之前一定会经过一段艰难的历程，这个历程就是从蒙昧到文明的过渡，这个过渡经历了整整五千年的岁月，这五千年相对于人类蒙昧时代的长达 70 万年，甚至更长的漫长岁月，其发展速度已是相当快了。

现代虽然难以得到一万年前至五千年前人类启蒙文化发生发展的原始资料，却可以从已知的文化资料推测当时的情况，例如关于神话传说、崇拜和巫文化的传播，虽然是在人类有了成熟的分音节的语言系统和成熟的文字系统之后，语言和文字的成熟自然在文明时代之内，但从上述三种文化的内容和形式推测，其创造和发展过程绝不可能主要在文明时代开始以后，而是在文明时代到来之前的数千年间，这个数千年应该就是人类精神文化的启蒙时期。

关注中华启蒙文化，是为了从中寻找中华民族传统文化内涵特质的根源，寻找中医文化区别于其他医药文化的认知思维和思想渊源。

崇拜，应当是启蒙文化最早出现的文化内容和形式。我们的祖先感觉到太阳出来，大地就有阳光，人们就可以看到周围的万物和动态；太阳出来大地就暖和，处在寒冷中的人就感到舒适；太阳出来人们就可以寻找食物以充饥；太阳落山就黑暗来临……人们逐渐发现在他们生存和生活的环境里有大量的自然事物给予人们太多的好处，人们离不开它们，如天上乌云下的雨，地上刮起的轻风，树上的果实等，人们想不通是什么力量给人们带来这么多好处，他们把这些人们不理解又看不见的力量称为"神"，认为"神"的力量非常强大，无所不能。这是人对自然力量敬畏心理的体现。中华民族祖先对不同的自然力的认识形成了不同的"神"，如山神、水神、天神、灶神、福神、禄神、寿神等。中华民族祖先把对人的生存和生活有益的自然力量称为神，是建立在自然界"万物有灵"观念之上的想象性解释。中华启蒙文化的崇拜还有英雄崇拜和生殖崇拜。

中华文化的神话传说是祖先对认识、适应和利用自然能力及获得成就的历史虚构，如盘古开天、女娲补天、女娲造人、三皇五帝、大禹治水等，都是中国人耳熟能详的神话传说。启蒙时代的文化对人的创造力和创造成绩的解释，都归于想象中的英雄人物，其实，中国社会发展过程中所有的成就都是劳动着的大众所创造的。

巫文化是中华启蒙文化中最复杂、最接近人的思想和实践的文化形式，我们的祖先是巫文化的集大成者，巫文化涉及中华民族祖先当时社会实践的各个领域，上至部落人群的等级和职权，中至各类社会实践的分工与管理，下至各种社会事务的运行与操作，都是在巫术的理念和意识支配下进行的。从巫文化的表现形式看，主要有关于对客观现象解释的诉说性文化；有表达人们对事物发展愿望心理趋向性表述；有以实际操作性动作、举止干预客观事物发展变化过程的巫术等。在启蒙文化时期，到处都弥散着巫术的气氛，当时人们中的相当一部分，他们观察天，观察地，观察事物的运动和变化，观察人的活动与客观事物的关系，他们开始把客观事物的某些宏观的、简单的关系在思想中建立起联系，形成了最早的对客观事物的认知。由于当时人们的个人经历不同、地位不同、掌握客观事物资料不同、认知思考过程和方式的不同，导致对事物认知程度不同，从而表现出的巫文化形式和说服力也不同，这就有了"小巫见大巫"的不同。

（3）中华史前文化的作用和意义　中华民族祖先在精神启蒙时代创造的启蒙文化在中华民族文化的崛起和发展中起了非常重要的作用，对中华民族群在人类社会的崛起起着非常重要的作用。

史前文化的作用主要体现在推动人类精神文化的发展和人类文明时代的到来，可以设想，如果人类没有发生启蒙文化，人类仍然在蒙昧中磨难。具体来说，崇拜促使人类正确认识自然和社会的力量和作用；神话传说促使人类注重历史，从历史中汲取经验和吸取教训；巫文化是人类古代科技、古代制度和古代宗教的原始母性文化。上述三种启蒙文化对中华民族传统文化的形成起着重要的基因作用。

史前文化的意义是不可忽视的，我们可以用一句话概括，史前启蒙文化启动了人类伟大社会实践从必然王国走向自由王国的步伐。

3. 中华史前文化的潜质

（1）关于"民族"一词的文化内涵　民族的区别与划分的基本依据是精神文化，在人类的蒙昧时代，是不可能划分民族的，在精神文化启蒙时代，由于各族群的精神文化体系尚未成形，也难以寻找人类区别民族的文化依据。

一个特定的民族在形成过程中，逐渐积淀了许多固定的文化特质，这些特质有语言、文字、民俗民风、心理趋向等。语言的区别是在从精神文化启蒙到文明时代逐渐形成的独有风格；文字的创造和使用是体现该民族文化特质的重要标示，也是构成文化形态的重要因素；民俗民风的成形是一个民族在生存和生活的漫长岁月中逐渐积淀的；心理活动是精神文化产生的基础，但心理活动的趋向却是体现不同民族文化特质的重要方面，如性格、气质、品质、意志力及情绪管理等非智力心理活动，在创造和利用文化过程中起着重要的作用，是体现民族文化特质的重要因素。

若干个文化相近的民族可以构成民族群，中华民族就是以汉民族为主的民族群，中华民族文化就是以汉文化为主体的文化体系。

（2）中华启蒙文化的潜在基因　文化的潜质是指先前的文化元素为后来文化提供的基础，中华民族传统文化之所以表现出与其他文化不同的特质，体现为中华民族传统文化的特色，与中华民族祖先在创造启蒙文化过程中所植入的潜质是分不开的，中华民族祖先在崇拜、神话传说和巫文化的创造过程中，为中华民族传统文化积淀了许多优秀的特质，以文化基因的形式影响着中华民族传统文化的形成和发展。

中华启蒙文化的崇拜、神话传说和巫文化三种形式体现出一个共同的具有文化形态特质的表现，是主要通过客观事物的宏观形象联系把握事物的关系，形象性想象和形象性构思是中华民族祖先主要的认知思维方式，这种认知思维方式属于不脱离事物形象的思维，现代思维科学研究认为属于形象思维的范畴。而没有表现出以抽象思维为主的认知思维模式。中华民族祖先沿着不脱离事物形象的思维模式一直走到文明时代，走进中国传统文化的全过程。在此之所以强调其重要性，因为中医药学主要经过以形象思维为主导的思维模式。

中华启蒙文化的崇拜和神话传说文化中的自然崇拜，充满着中华民族祖先对大自然的敬畏，中华民族文化之所以有"龙图腾"文化，是因为我们的祖先早在近万年前就认识到天之下地之上的大自然是人们生存的唯一环境，认识到江河湖海、山川草原、黄土大地与人的生存和生活是多么密切的关系，这些认知的基本观念都成为中国传统文化自然哲学"人与天地相应"理论的认知渊源；其中英雄崇拜对盘古、黄帝、炎帝、女娲、尧、舜、大禹等传说中英雄人物创造历史的崇敬，是中国传统文化"以人为本"理念的认知渊源；中华启蒙文化也有生殖崇拜，但中华民族祖先不是赤裸裸的对生殖器官的崇拜，而是向祭祀祖先的方向发展，为后来的中国传统文化崇古理念的形成提供认知渊源。

中华启蒙文化的巫文化对中国传统文化影响最大。巫术主要有三种形式，其一是顺势巫术，其二是传化巫术，其三是接触巫术。我们不可能描述出当时人们施展巫术的细节，却可以从现在民俗文化的一些行为或理念寻找到史前巫术的痕迹，如民间常说的"顺风顺水顺民心"，就是顺势巫术观念在现今民间的遗迹；现实生活中的美好祝福语言和骂人的语言都是传化巫术流传于现在的表现形式；现在农村人家办喜事做被褥还是请同村家丁兴旺、生意兴隆的人家帮忙，意为这家人有灵气，他们做的被褥可沾上灵气，预示新人新家也人丁兴旺、和谐美满。

中国传统文化中的许多基本观念，其文化之源可追溯到史前文化的巫文化，中国传统文化中顺应大自然的自然哲学思想，就是受到史前顺势巫术理念的启发和影响逐渐形成的；中医药文化中许多药物性味和功用的解释也受到顺势巫术的影响，如理气的药要用山涧流水煎药，补益药要用井水煎药，铁落这一味中药之所以有降气、镇惊的作用，是借助其质重而下行之气。其他还有多种巫术动作和理念，都从不同方面影响到中国古代科学的发展，有人说巫文化对古代文化的影响极为深远，认为巫文化是古代科技、古代制度、古代宗教文化之母。

二、从中华启蒙文化独立出来的中医文化

人类社会的第一次大分工为中医文化从启蒙文化中独立出来提供了最基本的主体条件。中医文化是中医学的文化基础。

1. 人类社会的大分工与文化的分化　人类最初的社会劳动是混沌的，即原始部落里的人没有明确的社会分工，这是因为社会生产力极度低下，社会组织以部落为单位，部落成员很少，社会劳动以寻找食物为主，劳动内容极为简单，劳动对象没有构成分类的基本条件。

人类社会劳动的分工是社会生产力发展的必然产物，由于社会群体的增大，社会人口增加，社会生产能力增强，社会劳动内容增多并趋于复杂化，复杂的劳动和劳动效率的需要，使劳动者的劳动内容趋向保持不变，这就是社会分工的客观基础。

最初的社会分工形式很简单，主要分有管理、生产、生活等几大类。管理者应该也有等级和内容的区别，如大部落首领可能是几个小部落首领的领导者，也是一个大巫；社会分工为劳动者初分为种植、采集、打猎等；分工为生活劳动者群体的内容有做饭、育儿等，其中一个重要的内容是为部落内人们解决疾病问题。

所有分工以后的劳动者，由于长期处于同一种劳动，劳动效率的追求，使他们特别注意观察劳动对象，思考劳动工艺改进和劳动工具的改造。由于长期劳动内容的不同、思考的对象不同，社会就出现了不同的文化。分工负责为人们除病方面的劳动者，其实就是负责为人除病消灾的巫师，他们长期关注人群里出现的疾病问题，由于劳动对象相对集中，思考认知对象相对集中，为后来的中医文化的萌发准备了实践和认知的基础条件。

2. 从巫术分离出来的中医文化　全世界的文化发生发展，都经历了从启蒙时代到文明时代的过程，而启蒙时代的巫文化又是古代科技之母。在中华文化的发生发展过程中，中华启蒙文化亦为中国传统文化的形成和发展注入了许多特有的基质。中华启蒙文化的巫文化为中医文化的形成起到了孕育作用。

本教材为了寻找中医文化的起源而讨论巫文化，与现时社会的巫术或邪教等有着本质的区别，前者是在启蒙中的探索，后者是抛弃文明而蒙蔽人心。

（1）巫医的主要内容和形式　巫医之术有"祝由""禁术""占卜""巫药"等形式。其中"祝由"之术是施于语言诉说，行巫者以上天之神代言者的身份，诉说病之缘由，再借用一些辅助道具，施展一些驱散鬼邪的动作，试图达到祛病的目的；"禁术"是借以神的名义，通过一系列动作和语言，向人们展示一些禁忌的行为；"占卜"术有占星、占梦等，占星是通过解释天上星辰的位置、大小及其变化，预测生活中的事物或身体的某些不适将要发生的变化；占梦是巫师对求助者梦境的解释，预示着求助者未来的

吉凶；"巫药"之术是行巫者施用一些植物、动物、矿物、化石之类的物品，通过外用、煮水服用、烧炒服用等方法，同时施用祝语、禁术等，实为民间常用的祛病手段。

启蒙时代的这些巫术在今天看来是极为荒唐之事，但是在没有科学和文明的时代，对于刚刚摆脱蒙昧的中华民族祖先来说，却是翻天覆地的变化和飞跃。这些巫术为什么能持续数千年，为什么能在一定程度上获得祛病防病的效果，其一是因为"万物有灵"的观念，敬畏神灵的心理是社会上的主导思想，人们心理上相信巫术的语言或动作，并主动配合巫医的举止，加之当时的疾病相对简单，是巫术起到一定治病作用的原因。社会的发展到了启蒙时代的后期，巫师在运用药物和针灸、推拿、按摩祛病时，尽管用巫术、巫语包装，其实质是药、针、推按等起到了祛病的作用。

在巫医之术盛行的时代因为没有文字，人们不可能得到当时巫医活动的原始资料，找到的较早记载，如《山海经》等中华文化早期的自然哲学著作有关祛病的记载，是对社会上口耳相传了数千年之久的文字再现。医字的繁写体"毉"的创造和运用最能说明医巫一体的最早状态。

（2）医从巫中来　医出于巫，这是对中医药萌发过程的真实记录和判断，今天在追溯中医文化之源的思考中，理清中医文化与巫医的先后关系，是深刻理解中医文化实质的需要。

医巫分离的客观基础有两个方面。其一是社会实践。因为疾病和健康的问题关乎全社会每个成员，当人们身有不适时，每个人都有仿效巫医实践的机会，当人们没有能力施展巫语时，只效仿巫医推、按、用药的动作而获效时，久而久之，人们渐渐丢掉了巫师的语言诉说，流传于社会的只有动作和药用了。其二是巫医医术本身就有巫语和操作两部分构成，随着时间的推移，含有祛病作用的实际操作部分向多样化、复杂化发展。而真正起到祛病作用的是以操作为主，如在患者身上拍打，用木棍滚动，将火加热过的用具刺激机体某部位，用采来的某种植物煮水口服等，这些举止和操作正是发挥祛病作用的根本原因。因此，操作性动作的疗效是巫医分离的重要客观基础。

医巫的分离也有主观原因，其主观因素的核心是人们主动认识客观事物，主动思考的能动性。其主动认知思考的表现，可以做如下反推。其一，当时的人们一定在仔细观察和比较，巫语诉说和巫术动作、操作与减轻疾苦之间的联系，长期的观察和思考会使人们将操作性动作和病苦的减轻之间建立起密切联系的认知；其二，当人们有目的地主动减少巫语诉说，有意识地主要依靠操作性举止祛除疾苦时，巫与医的分离就显现出人的主观意志的能动作用，使医巫分离成为事物发展的必然趋势。

（3）巫医分离的文化意义　巫医分离具有极大的文化意义。首先，对中华文化从崇拜、神话、巫术等意识性文化向实践性文化发展起了创始和示范作用；其次，为中华民族祖先认识关于健康和疾病问题形成了独立的实践对象；其三，为中医文化向专业性发展提供了基本条件，中医学之所以能在春秋战国时代形成完整的理论体系，没有医巫的分离，在文明时代到来之前的数千年间抗击疾病的实践，是不可能创造出系统的中医学理论的；其四，为中医学的形成和发展准备坚实的基础条件。

3. 中医文化最初的形式　从巫医分离至文明时代的到来，中医文化还没有形成独立的文化体系，而是混沌地存在于中华早期文化的自然哲学之中，存在于民间文化中。其中关于人与自然关系，人与人的社会关系等理性的思考及阐述，多存在于哲学、伦理的阐述之中，而关于治病用药和治病操作技艺等的记载多存在于民间。

中医文化的最初形式的特点有四：其一是不系统、不独立、说理不充分；其二是理论和实践的不统一，创造理论的思想家不一定是专门从事诊断和治疗疾病的实践者，存在着理论与实践不协调的现象；其三是关于中医的文化没有将人的机体作为自然体去认知和观察，这种认知的基本观念成为后来中医学认知理念体现出社会文化特征的基因；其四是认知思维以动态观察人的机体整体活动为主，而不注重人的机体内部的静态结构的认知。

三、从中华文化到中华文明

1. 从启蒙到文明的中华五千年　中华民族优秀文化已有五千多年的历史，五千多年来中华民族创造了伟大而辉煌又有别于其他民族的文化体系，这是中华民族进入人类的文明时代的文化创造。从理论上说，这是中华民族祖先创造出了体现中华民族特色的文化以后才被称为中华民族传统文化，而在界定民族区别以前，中华民族祖先并不是从蒙昧时代直接进入文明时代的，这其中还有一个五千年，即从中华人的精神启蒙至文明时代的到来，我们的祖先经历了艰难的探索和实践才迎来了中华文明时代。

中医文化的形成和发展同样经过了五千多年的历史，在文明时代以前，也经历过从蒙昧到文明的探索和实践，只不过中医文化不是以独立的形式存在，而是孕育在中华启蒙文化之中。

在这五千多年里，中华大地的先祖开始观察大自然，观察太阳的升起与落下，观察月亮的月缺与月圆，观察环境中的生命活动……人们在观察中思考，逐渐认识到人的生命的重要性，朦胧地意识到人的生命与周围环境的关系；在长期的观察和思考中渐渐地察觉到生存、生活环境与身体疾苦的关系，并千方百计地摆脱疾苦的困扰。人们在观察自然和思考人的生命、生存时，总是混杂在启蒙文化的崇拜和巫术中，并借助神灵的理念寻找事物之间的关系。

2. 中华文字的创造与运用　人类的文明时代就是从人类能创造和利用文字开始的，全人类各民族最早的文字都是图形文字，即绘出与客观事物相像的图形来记录事物的存在和特点。由于人类社会实践的丰富和认知思维能力的不断提高，人类对事物的特点把握逐渐趋于抽象化，反映和记录事物的文字也渐渐向简单化发展，利用一些简单的象征性符号及其组合形成文字，西方文化从图形文字向表音字母文字发展。中华文明的历史没有走西方文明的道路，中华民族在创造和利用文字的道路上沿着表意性文字的方向发展，自始没变。

以中华民族为代表的表意性文字的最大特点是以形表意，其特点之一是文字的形状与表示的事物在形象上存在相似或相近的关系。当这类文字发挥传递信息和记载事物时，人们的认知思考总离不开事物的形象。其二是中华民族文字的创造和运用的早期总是与记录和反映当时的祭祀活动有关。考古专家认为，甲骨文中的大部分文字反映的是当时人们的祭祀活动，后来逐渐向观察的自然现象和生产、生活方向发展。其三是早期的汉字以单音词为主，即汉字的字形、字意是相通的，而且一个汉字就表示一个事物。其四，汉字不仅表示静态事物，而且能表示动态事物，有的字一个字就表示一个事物的动态过程。其五，人们在利用汉字传达、记录、理解事物时的思考活动不能脱离客观事物的形象。其六，汉字在不断地简化，说明中华民族认识事物的思考活动也在不断向抽象的方面发展。中医文化的孕育与汉字的创造和运用有着密切的联系。

3. 中华文化认知思维的特点　中华传统文化之所以表现出特有的文化形态，其中一个重要原因是中国传统文化的思维方式与西方文化不同，而这些特质的形成绝不是偶然的，早已在中华启蒙文化的发展中埋下基质。这些基质有整体性认知、动态思维、形象思维等。

中华文化的整体性思维源于中华民族祖先善于从事物的宏观联系把握事物的关系，而事物的宏观联系正是事物的整体。

中华文化的动态思维特点源于中华民族祖先没有形成关于自然事物的构造性自然观，没有形成从事物的静止状态分析事物内部结构与功能的认知趋向，而主要形成了从事物的动态联系中把握事物关系，从事物的运动过程中，依据事物表现于外的信息，揣摩事物内部的情景。

中华文化的形象思维源于中华启蒙文化之中的想象、形象性联想和形象性构思，崇拜、神话传说和巫术的基本思维方式是以想象为主的形象思维方式，这种思维方式最大的思维特点，是思维的产物，即经思维形成的理念、思想成分都是以表象的形式存在，并以表象的形式记忆和传播。进入文明时代的中华民族传统文化之所以表现出"象"思维的特征，以事物的形象联系表示对事物的认知。

第三节　中国传统文化

中国传统文化是从中华文化发展而来的，其形成和开始标志着中华民族迈进了文明时代。中国传统文化是人类文化进入文明时代最具特色的文化体系，其核心特征是传统性，是中华文化一脉相承的集中体现。中国传统文化的传统性主要体现在如下几个方面。

中国传统文化相对于现代文化而言的，其具有文化的世代性、民族性、积淀性和特色性特点。

一、世代性

世代相传是中国传统文化最基本的特点，其主要特点是代代相传不间断、有相对稳定的社会基础和文化的基本结构不变。

1. 代代相传　世代相传的文化自形成一定的规模之后，通常在固定的社会群体中从上一代继承下来，再传给后代。例如，中国传统文化自从春秋战国时期形成基本体系以后，一直在中国大地上，在以中华民族为主的社会群体中一代接一代地承袭，中间从未间断过，直到目前我们所接触的中国传统文化，都是我们祖辈传下来的。中国传统文化是世界上极少没有中断过的传统文化之一。

2. 基础稳定　任何文化都是人们在一定的社会实践中创造和传承的，相对稳定的生产方式是文化世代相传的基本条件，因为文化本是社会存在的反映，如果社会生产方式处于激烈动荡之中，那么作为上层建筑的文化模式也难以世代相传。中国传统文化之所以源远流长是因为在中国历史上，自给自足的自然经济形式是我国两千多年社会发展的主导经济方式，而不是像西方许多国家那样，社会经济方式经常处在激烈的动荡之中。漫长的封建社会环境和相对稳定的自然经济方式为中华文化的世代相传提供了最基本的社会条件。

3. 结构不变　文化是有结构的，文化结构是不同文化体系相互区别的主要依据，它是由创造文化的思维方式、文化内容的风格和文化表现形式等几个方面所构成。中国传统文化的世代性和结构的稳定性首先表现出思维方式的一贯性，即中国传统文化在世代相传的过程中，不会因为时代的变迁而改变基本的思维方式，例如，在中国传统文化中，发明和改造劳动工具的思维方式，没有一项是通过抽象的逻辑推理与受控实验的有机结合实现的，而是经过不脱离客观事物形象的思维创造了整个中国古代科技文明，在这个过程中以形象思维为主导的思维模式始终不变，这是中国传统文化结构的核心，也是区别于其他文化的主要标志。除中国传统文化以外，世界上也有许多其他民族文化体现出文化结构的一贯性，例如古印度文化等。其次表现在文化内容的风格不变，例如中国传统文化中的绘画艺术，人物画以神表意、风景画以景表意的风格始终不变；而西方绘画艺术的人物画以形体表达主题。再如西方自然文化的构造性自然观，是他们认识大自然的基本风格，而在中国传统文化中始终就没有形成构造性自然观，西方主要通过解剖认识人体，而中医人则主要通过司外揣内的观察和想象来认识人体。其三是文化载体的基本形式不变，例如，表意性文字始终是中国传统文化的载体之一。

二、民族性

中国传统文化是中华民族的独创，这里所说的民族，不是指某一个具体的民族而是指种族群，我们中华民族的传统文化，虽以汉民族为主体，但也包括其他一些民族的文化，这些民族的传统文化是中华民族传统文化的一部分。传统文化的民族性主要包含如下几层含义：一般是指由一个民族或一些生活习惯相近的民族群所创造的文化；这些文化都体现着特定民族的心理性格和心理趋向；都鲜明地反映着该民族的精神寄托。

民族文化是传统文化的基础，没有文化的民族性，就不可能体现出文化的传统性，全世界的民族都可能形成自己的文化，这是各民族之间相互区别的重要标志之一，因此文化的民族性特点是构成传统文化的重要因素。首先，文化的民族性充分体现着文化的传统性。文化的民族性是指各民族在自己的生活和生产实践中所创造的文化，这些文化无论内容或形式都鲜明地体现着该民族的习俗、信仰特点，反映着他们在认识大自然和社会过程中所体现的思维特点，这些文化的基本成分在民族的繁衍中一代一代地传下去。其次，民族文化的心理趋向和心理性格是维系文化传统的基础。民族文化都鲜明地表现出本民族的心理特点，中华民族勤劳善良的心理性格，古希腊民族的勇于探索、勤于经商、强于扩张的心理趋向等都充分体现在各自的文化中，并作为一种精神贯穿在民族文化之中。其三，民族文化又集中反映着本民族民众的精神寄托。宗教信仰和伦理道德是民族文化的重要成分，也是构成文化传统的核心内容之一。例如中东许多民族的伊斯兰教是中东地区传统文化的中心内容和特色所在，又如中国文化的儒、道、墨等文化精神，集中地反映了中华民族的精神寄托，也是形成中国传统文化的核心内容。

三、积淀性

中国传统文化的传统性特征存在于各种文化形式所蕴含的思维方式、方法和风格等文化的基质之中，也是传统文化的基本成分，这些基本成分在文化的发展过程中被渐渐的积淀下来。

所谓积淀是部分成分的沉淀，譬如一只杯子中盛有某种溶液，溶液可以经常更新，但杯中的溶质却在慢慢沉淀。中国传统文化中关于对客观事物认识的内容可以随着认识的深入而不断更新，但是其中关于探索自然和社会的思维方式及所表现出的某些精神品质却可以代代相传，并在认识和改造客观世界的过程中发挥着积极的作用，或表现出一定的风格。中国传统文化的积淀主要表现在文化精神、文化成分、思维方式的积淀。

1. 文化精神的积淀　文化精神不是精神文化，前者是指文化深层的成分，是存在于民族文化之中的灵魂和精髓；而后者是指由人类思维所创造的文化体系。文化精神的主要内容有思想、意识、道德、品质等，中国传统文化的人本主义、仁爱精神、天人相应意识等都是蕴含在中国传统文化各个流派中的精神实质。在中国传统文化精神的积淀中，道家文化突出表现了超越意识和批判精神；儒家文化则突出表现了和合精神和人文精神，其中"仁""义""礼"等道德观念，为中华民族优良道德品质奠定了基质；墨家文化的兼爱、自强精神在中华文化中占有重要地位。而中国传统文化的人文精神、和谐精神及突出人本位的伦理精神则是各派传统文化中共同的成分。文化精神是人类在对自然、社会事物的认识和实践中升华、凝聚而成。例如，中国传统文化的和谐、圆满文化精神，与中华民族长期处于大一统的自给自足的自然经济有直接关系，是在田园式的家庭生活、生产中逐渐升华和凝聚而形成的。文化精神的沉淀，是一种扬弃的过程，任何文化精神成分在萌发状态总是不成形、不完美的，是经过代代传承后，人们在社会实践中逐渐舍弃不合理的成分，充实新的体会和认识，从而使文化精神在人们的社会实践中不断积淀出优秀的文化成分，并表现出文化发展的连贯性。

2. 文化成分的积淀　与文化精神不同，文化成分是精神文化的细小成分。人们认识客观世界的过程中，不可能在一定的时间内创造出非常成熟的文化体系，传统文化也是如此，人们在认识自然事物和社会事物的过程中，总是由简单到复杂，由个别到一般的，中国传统文化关于人与天地相应思想的形成，在早期的巫文化时期，我们的祖先只能被动地认识到人生天地之中，有一种神的力量在支配着大自然的运动，人只能服从天地；到中国传统文化成形期，关于人与天地相应的观念，已在巫文化的基础上形成人适应大自然而生存的思想。

3. 思维方式的积淀　思维方式是文化结构中核心的因素，同时也是传统文化结构中核心的基质，在中国传统文化积淀的过程中，思维方式的沉淀是重要的组成部分。主要表现为不脱离客观事物形象思维方式的积淀，有研究认为，中国是形象思维的故乡，《周易》是形象思维的产物，中华民族较早地从神话思维发展到古代文明思维，至中国传统文化体系形成时，想象和形象性构思已是其中的实在因素。中国传统文化的第一个盛期之后，各种文化形式如哲学、中医学等，都经过了以形象思维为主导的思维道路；我国古代各时期的科技发明、创造，都没有经过形式逻辑和科学实验的思维之路，而是实践者对劳动工艺经验表象的加工形成新的思维火花创造的。中华民族在长期的实践中逐渐完善了形象思维模式，并通过以形象思维为主导的思维桥梁创造了整个中国传统文化。

四、特色性

世界文化因各种传统文化的存在而丰富多彩，各种传统文化也因各自的特色在世界文化大花园中争奇斗艳，因此，特色性是中国传统文化的突出特点之一。

1. 特色各异　在世界文化中，传统文化的种类多不可计，但每一种传统文化又都有自己的特色，没有特色的文化，不可能成为传统文化。但是并不是所有的传统文化都具有代表性，中国传统文化是世界文化花园中最绚丽的鲜花，也是最具活力的传统文化之一，它不仅支撑了五千多年的中华文明，而且为世界文明的进步注入了巨大的活力。中国传统文化是世界上最具特色的传统文化之一，是世界东方文化的代表。除中国传统文化外，东方文化还有印度文化、日本文化等也有自己的特色。西方也有属于他们的传统文化，古希腊文化和古罗马文化应属于西方传统文化的范畴。各种传统文化都以自己的特色而跻身世界文化的大体系中。传统文化的特色主要表现在思维模式的特殊、文化内容的特殊和文化风格的特殊。

2. 思维方式的特色　传统文化的特色还体现在创造文化的思维模式。世界文化之所以各色各样的，一个重要因素是不同民族在不同客观环境中所选择的思维方式方法不同，其思维的产物——文化，其可以表现出不同的特色。中国传统文化最突出的特色之一是的特殊思维。中国传统文化所体现的不脱离客观事物形象的思维是其特色的根本，而亚里士多德的形式逻辑是古希腊传统文化中形成的思维方式。思维模式的特殊是中国传统文化特色的集中体现。

3. 文化内容的特色　文化内容是指文化本身所体现的思想、观点、理论等，各民族在特定的自然、经济和社会环境中，运用不同的思维方式，创造了各具特色的思想理论和科技成果。中国传统文化的中医学和西方文化的西医学，都关注和阐释人体和疾病，都要认识人与自然的关系，但是中国传统文化的人体观、疾病观与西方医学的人体观和疾病观迥然不同，中国文化把人体看作一个动态机体，善于从机体在活动状态下表现于外的信息，寻找内部的功能联系，从而建立有机动态人体观和疾病观；而西方医学把人体看作自然物，努力在内部结构把握人体，从而建立了构造性人体观和以人的机体实质改变为依据的疾病观。因此，文化内容的特色性是中国传统文化的又一重要标志。

4. 文化风格的特色 文化的风格是文化内容和形式所体现的一贯性文风和格式。由于传统文化形成的年代、环境及文化主体认识事物的角度、心理趋向等各种因素的不同，使传统文化表现出多彩的风格，从而形成相互区别的特色。中国传统文化的文学风格，完全不同于同时代的西方文学，也不同于现代文学，中国的唐诗、宋词都以写景寓情，而西方文化的诗作却以叙事议理为风格；中国古代的神话传说多表达人们如何顺应自然和从大自然得到恩惠的愿望，而西方古代神话多表达人们了解自然、征服自然的愿望；中国画与西方的油画虽都在画人、画景、画物，但艺术风格却完全不同。

第四章 中医文化 ▷▷▷▷

欲自如运用中医思维进行中医学习和中医学活动，不仅要熟悉和了解中华文化的发生和发展，了解中国传统文化的特点，还应熟悉和了解中医文化及其体系，了解中医学的文化特点，并适当进行中医文化的研究，因为中医文化是中医思维的专业文化基础。

第一节 中医文化及其体系

中医文化是文化的一种表现形式，是中华民族在五千多年抗击疾病和寻求健康的实践中，对大自然、人的生命、人的机体、人的健康与疾病等的认识和实践过程中，经过一系列符合人类思维发展规律的认知过程所创造和利用的文化体系。

一、中医文化的含义和体系

人类的社会实践是多方面的，但抗击疾病和寻求健康的社会活动是仅次于温饱而倍受人们关注的社会实践。我们中华民族早在人类文明时代到来之前的数千年间的精神文化启蒙时代，就开始了关于摆脱疾苦的思考和早期以祛病为目的的动作。经过数千年的思考和实践，我们的祖先积累了大量的实践经验和丰富的思想，当人们将这些思考和实际动作、操作借助语言和文字传播于社会，并代代相传下来，便成了中医文化的基本成分。

1. 中医文化的含义　中医文化是中华民族在中国传统文化的环境中，依据中国传统文化的知识，在认识和解决人的健康和疾病问题的实践中，所创造和利用的一切物质和精神的总和。

中医文化的含义包含以下几层含义：其一，中医文化是中华民族创造的文化，中医文化的"中"的核心含义是中华民族，而不是其他民族创造的文化；其二，是中华民族在抗击疾病和寻求健康实践基础上的创造，中华民族在古代有丰富的社会实践，涉及各行各业，中医文化只是他们在自身健康实践领域里的智慧结晶；其三，是在古代中国较低的生产力条件下的创造，而不是在现代高科技和高生产力条件下产生的文化；其四，是在中国传统文化的环境中滋生的文化，中医文化的知识基础来源于中国传统文化，是中国传统文化的重要组成部分；其五，经过了符合人类思维发展规律的认知过程，中医文化不是中国古代人纯粹抗病经验的堆积，而是在经验基础上经思维升华的精华，其思维的表现形式体现着人类思维发展的规律；其六，创造的文化又被中华民族利用起来服务于人们的健康事业，中医文化是中华民族社会文化生活中的重要内容，在中华民族繁衍昌盛的发展中发挥了强有力的保障作用；其七，中医文化的存在形式有精神的、物质的和技术的，是中医思维的专业文化基础，中医学是其中的专业文化体系。

2. 独具特色的中医文化　中医文化的基本特点主要体现在如下几个方面：典型的传统文化、鲜明的民族特色、文化的双重属性、有机动态认知观等。

（1）典型的传统文化　在当代世界医学文化体系中，中医文化鲜明地表现出传统性的特点。首先，中医文化紧紧地依附于中国传统文化。中医人对健康和疾病问题的思考，一刻也不能脱离中国传统文化，中国传统文化的知识是中医人认知的基础；中国传统文化的氛围是中医人践行中医文化的环境基础；中国传统文化思维的模式是中医思维的基本方式。其次，中医文化是世代相传的文化。中医文化与中国传统文化同呼吸、共命运，是自萌发以来从未间断过的文化体系。社会内部的口耳相传、家族相传、师徒相传是中医文化在古代时期的主要传承途径。其三，中医文化的积淀性特点。中医文化将勤求古训作为文化传承的重要方式，因为在中医文化的代代相传中，沉淀给后人的都是经数代人验证的真谛，都是原则，都是浓缩的精华。其四，中医文化是相对独立的文化体系。中医文化与其他医学文化相比，表现出相对的独立性，没有表现出明显的时代特色，不能与近代医学文化和西医学文化相互演绎、相互通释，这是中医文化的文化本质所决定的。

（2）鲜明的民族特色　中医文化是我国以中华民族为主的民族群创造的健康文化，中医文化鲜明地表现出中华民族的文化特色。首先，中医文化的载体之一是汉字。汉字是世界文字体系中最为特殊的文化载体，表意性文字的运用是中国传统文化的特色，也是中医文化的特色，汉字的表意性特点为中医文化的保存和传播提供了最适宜的条件，也为中医人准确表达对事物的理解准备了最合适的工具。其次，以汉语言为载体的文化传播工具。汉语言的语法和表述特点在中医文化中得到充分的体现，特别是隐喻的表达方式和实词活用现象突出地体现了中医文化的民族特色。其三，中医文化典型地体现中华民族的心理特点。中华民族心地善良、追求和谐的心理品质，做事提倡不偏不倚，不太过和不能不及的中庸理念等心理特点，是中医人认知和处理事物的重要思想基础，中医文化的许多知识、理论、理念和技术等都充分体现了中华民族的心理趋向和心理特点。其四，中医文化充分体现了中华民族的认知思维特点。善于从客观事物的外部，借助客观事物在活动过程中表现于外的信息，揣摩事物内部的情况是中华民族认知思维最突出的特点，这一特点被中医人引来把握人体及其内部结构与功能，成为中医文化最突出的思维特点。

（3）文化的双重属性　中医文化具有自然文化和社会文化的双重属性，这一突出的特点是其他医学文化不能相比的优势，也是中医文化最具科学性、合理性的重要特征。医学本是关于人的研究的学问，近代医学只注重了人的自然属性，将人作为一个自然体研究，却忽视了人的社会属性。以中医学为核心的中医文化既看到了人的自然属性，又特别注重人的社会属性，中医文化是医学自然文化和医学社会文化的高度有机结合，正是这一特色，使中医文化牢牢地建立在科学认知的基础上。

（4）有机动态认知观　中医文化认知的基本观念完全不同于西方医学的构造性自然

观。构造性自然观是西方近代自然科学共同遵循的基本认知观念，所谓构造性自然观，有两个基本特征，其一是从自然事物的内部结构认识事物；其二是对自然事物认识所形成的理论具有可演绎的逻辑关系。西方文化的自然科学都是这种构造性自然观认识的产物，西方近代医学乃至西医学都符合这种认知规律。然而，中国古代的贤哲们没有走上这一步，中华祖先沿着人类精神文化启蒙时的不脱离客观事物形象的认知之路，缓慢地、稳步地一直走过来，使整个中国古代科学都走上了一条有机动态认知观的道路。中医人在中国传统文化环境中，与广大中国古代文化人和古代生产、科技人一同走上了这条认知之路。

中医文化的有机动态认知观主要表现在如下几个方面。其一，中医文化将认知对象的人看作一个整体活动的人，一个有生命活动的人；其二，中医人将认知对象的人看作一个具有多种联系的人，与天地的联系，与社会周围人的联系，与个人生存、生活状况的联系等；其三，中医人是在客观事物及人的动态条件下观察事物的；其四，中医人主要借助自身的感官，在宏观状态下观察认知事物。

3. 内容丰富的中医文化体系　关于中医文化的外延，即中医文化包括的范围，是由中医文化内涵的本质所决定的。其内容主要有中医专业文化、中医人文文化等，共同构成中医文化体系。

（1）中医专业文化　即中医药学，中医文化是中华民族在关于人体、生命、健康和疾病方面的认知及实践活动中创造的文化，人们在长期的实践中，必然产生对认识和实践对象的深刻的理性认识，产生关于对象的是什么、怎么样和为什么的系统的理性认知，其认知的系统理论和实践体系就是中医药学。

依据中医学的理论在实践中创造和积累的关于治病药物所形成的理论，如经现代研究整理的中药学、方剂学等，应当属于中医学的范畴。

（2）中医人文文化　是关于历代中医人从事医药活动的文化。在中国古代社会环境中有两类中医人，一类是专业行医的职业中医人，他们是一个专业群体，他们的医事、药事活动倍受社会的关注，如史书中有许多关于历代名医的记载，社会上流传着许多历代名医的传记等。另一类中医人并不以行医为职业，但他们当中的不少人甚至对中医医理有很深刻的理解和见解，不同程度地丰富了中医学术思想，这些人是中医文化的有力传播者。中医人文文化倡导高尚的医德医风，历代以来涌现了无数赞美高尚医德，倡导严格伦理的医事文化作品。

此外，尚有中医物质文化，即中医人在中医活动中所创造的医用工具，教学用的器具等，如宋代的针灸铜人、诊脉用的腕枕、针灸银针等，此不专述。

二、中医文化的起源与发展

中医文化是中华文化起源最早的文化形式之一，在中华文化的起源过程中占据非常重要的地位。

1. 中医文化的起源

（1）起源的时间　中华文明有五千多年的悠久历史，但是，在中华文明时代到来之前，还有一个漫长的准备阶段，这个阶段大概经历了文明时代前的五千年，两个五千年加起来就是一万年。也就是说，中华文化的起源应当从距今一万年前算起。中华文化的起源和人类文化的起源不是同一个概念，人类文化的开始时间，从理论上说，应当从人类脱离动物那一刻算起，但是人类的历史到底已有多少年，考古学家也没有定论。有一点学界已有近似统一的认识，这就是，新石器时代的到来是人类文化发展的重要节点，在新石器到来之前的旧石器时代的若干万年间，人类只给我们留下了极少的创造物质文化的痕迹，人类精神文化的起源，应当从新石器时代到来之时算起，因为从那时起，人类才开始主动认识客观世界。

我们所讨论的中华文化是在精神文化层面的认知。在探索客观世界的道路上，中华民族绝没有落后于人类其他民族群，早在文明时代到来之前的约五千年间，即距今约一万年前，我们的祖先就开始了认知客观世界的思考，并创造了辉煌的史前文化，中华人也有神话传说，也有崇拜与巫文化。

我们的祖先绝不是在文明时代到来之时，才开始认知人自身，思考人与自然的关系，才开始寻找摆脱疾苦的办法，而是与人类的认知同步，在距今大约一万年前的新石器时代到来之时，在人类精神文化启蒙的时候，就开始了属于中华民族自己的认知和思考，只是我们祖先这时的认知所产生的精神文化，还处在启蒙、元素和原始的状态。

（2）起源文化的内容　起源时期的中医文化是怎样的，这是人们所关心的，也是体现中医文化魅力之渊源所在。

"万物有灵"观念是当时滋生的基本认知理念，人们发现人是有感有知，能相互交流等有灵之体，又感到周围的事物与人的生活和生存又有多种联系，将事物的变化看作是灵气，如天有白天、有黑夜、有晴天、有阴天、有风和日丽、有阴天、有下雨等；如大地有山有水、有草有木、有土地等。当时的人们认为这些事物都有灵魂，中医文化中的许多对客观事物认知的基本观念都源于这时的认知。最常见的有神、仙、魔、邪、鬼等，这是人们将不可解释的一些自然事物的力量用"神""仙""邪"等表示，是我们祖先早期认知客观事物的一种界定方式的表达。

人类早期精神文化启蒙的三种主要形式，在我们祖先对人自身的认知中都有反映，并成为中医文化的起源，这三种文化是神话传说、崇拜和巫术。

神话传说中的盘古开天、神农尝百草、女娲补天、女娲造人等都与人们认识人的生活和人体的生存有直接关系，如《黄帝内经》中经常出现的"上古之人"，就是人们对上古时期的人如何生活和生存的传说。

崇拜是人类对大自然力量和人类社会能力的敬畏。我们的祖先敬畏天地，是自然崇拜的表现，这种崇拜则成为中医文化中"人与天地相应"观念形成的主要思想基础。

巫术文化为中医文化的起源提供了原始形式，当我们的祖先还不知道如何有效地抗击疾苦的时候，渴望自身摆脱疾苦、摆脱不适的愿望，驱使着人们接近、接受和传播巫术，祝由、祝禁、占卜、占星、占梦和占筮术等巫术形式，曾经长期统治着人们为祛除疾苦而进行思考和探索的实践。

（3）中医起源文化的特点　与现代科学文化和中医文化形成体系时相比，中医文化起源时期表现出如下文化特点。

首先，那时的文化没有文字将其保存下来，社会的人们也没有成熟的分音节的发音语言，没有文字和分音节的发音语言作为文化传播及传承的工具，文化是很难快速深入发展的，这正是中医文化的萌芽曾经经历了长达五千年的准备阶段的主要原因。

其次，人的智力心理能力很低下，非智力心理活动也极为简单。如观察能力很低，注意力很难集中，记忆时间相当短暂等；而情绪、性格等非智力心理很难与智力心理协调一致。

其三，思维的主要方式不是概念之间的关系，而是可直观观察到的客观现象的表象联系，如在冬天太阳出来人就暖和，夏天乌云刮来可能会下雨等。更为困难的是，这时人们的思维还不能将天气、日月、刮风、下雨、人吃饭、睡觉、病苦等众多客观事物的联系连串起来思考。

其四，文化发展的速度很慢，当时的人们对事物认识的程度很浮浅，内容很简单，现在看起来很简单的道理，在当时可能要经过数百年甚至上千年的努力才能认识到，因此，文化的发展速度相当缓慢。

其五，承古的思想相当稳固，创新的意识很淡很淡。当时的文化多崇古和尊老、尊长，人们认为前人传下来的都是经多年验证的。

其六，多种文化混为一体。当时的人们根本不知道事物都是分类的，也没有人专门将人的疾苦作为独立的认识对象，人们关于自身发生病苦及转归的思考总是混杂在文化混沌体之中。因此，起源时期的中医文化是与社会的文化总体中混合而存在的。

（4）中医起源文化的本质和意义　文化本是人类创造出来的，精神文化是人类认识、适应和利用客观世界过程中，经过思考的加工对客观世界认知、适应和利用的解释。但是人类对客观世界的认知，并不是一开始就是人们现在看到的文化，人类的精神文化从无到有，其初始状态总是极为简单，极为浮浅，甚至很不合理，但是人类总是迈开了第一步。

中医文化起源的初始状态，在现代人看来甚至认为不可思议或错误之极，但是，却充分地体现了深刻的本质。其一，体现了中华民族的启蒙，开启了在抗击疾病和寻求自身健康领域里的文化质变；其二，我们的祖先已经从被动生存于自然界向主动适应和利用自然界发展了；其三，祖先们为摆脱疾苦而施展的巫术也是人们在实践基础上的思考，是中医文化的前文化形式；其四，开启了中华民族在抗击疾病和寻求健康领域里从必然王国向自由王国前进的步伐；其五，中医文化起源时期的文化启蒙，为文明时代的到来，为中医文化体系的形成作了充分的准备。

2. 中医文化体系的形成　所谓中医文化体系形成，应当呈现这样一种状态，社会上有一个专门践行中医文化的专业群体，这个群体以社会民众的疾苦和健康为认知对象，专门为民解除疾苦和指导民众如何寻求健康，他们承担传播、传承中医文化的责任，引领社会健康文化的发展，社会上出现一个围绕着人的健康与疾病问题，形成了一个以中医文化为内容的文化活动领域。

（1）中医文化体系形成的标志　中医文化体系形成的标志是中医学理论体系的形

成，而中医学理论体系形成的标志是《黄帝内经》的成书，也就是说，《黄帝内经》成书是整个中医文化体系的核心标示，其时间在我国历史的春秋战国时期，这个时期正是我国文化史上百花齐放、百家争鸣的时期，还处在世界文化史上第一个文化盛期。

虽然《黄帝内经》成书标志了中医文化体系的形成，但在形成体系的背后有着足以促成体系形成的条件，这些条件是：中医职业专业群体的形成；中医抗击疾病和寻求健康的丰富的实践经验；中国传统文化环境成熟和中医学理论体系的形成等。

（2）专业群体的形成　中医专业群体的形成源于社会的第一次大分工，在精神文化启蒙的巫医时代，社会上还没有一个专门从事解除人们疾苦的实践群体，当为解除人体疾苦的社会实践从巫术中分离出来，抛弃了诉说的语言，留下了治病的动作或所用物，当人们将治病的动作或用品通过语言和文字的交流成为具有社会属性的文化时，渐渐集中了认识对象，这一部分人专注于人的健康和疾病问题的思考和实践，就形成了他们的专有认知范围。因为职业的特点，他们又有足够的时间去收集和阅读关注对象的文化和新知识、新技艺。专业群体的形成为中医文化体系的形成准备了主体条件。

（3）实践经验的积累　实践是一切文化产生的基础，我们中华人从开始主动认识客观世界的精神文化启蒙那时起，就开始了有目的的观察人体自身的活动和感受，开始有目的的试用各种办法减轻在人身上发生的疾苦。现在虽然难以找到当时人们抗击疾病的真实活动的资料，但可以想象在那半蒙昧半启蒙的长达六七千年的漫长岁月中，我们的祖先曾经经历了无数次的失败，无数次的成功，才可能获得一丝可以传承的经验。还是在进入文明时代以后，人们抗击疾病和寻找健康的失败教训和成功经验，可以借助文字和分音节的发音语言记录、保存和传播时，就成了社会上的有形的文化而存在。又经过专业分工的职业化积累，社会上关于健康方面的经验已经积累到相当的量，现代考古的许多关于古人抗病活动留下的文物相继被发现，证实了我们祖先的实践经历。

中医文化是中华民族在抗击疾病和寻求健康的长达近万年的实践中升华的，这正是中医文化无限魅力的体现。

（4）文化环境的成熟　中医文化作为中国传统文化的重要组成部分，自身不可能在没有任何文化环境的条件下自我生成和发展，中国传统文化就是中医文化滋生和发展的土壤。

在中医文化发生和发展的同时，中国传统文化已在哲学、人文、文学、历史、天文和兵法等多种文化领域得到充分的发展，形成了不同领域内的多种文化形式。在对大自然、人体、人的生存、人的社会存在、人的社会关系等多方面，特别是与人的生存和生活相关的领域内积累了丰富的自然和社会知识；在社会人文、哲学方面，已形成了儒家、道家、法家、阴阳家、兵家等众多社会思想体系，涌出了多种学术思想派别；在社会文化活动方面，社会上出现了"百花齐放""百家争鸣"的社会氛围……这些文化环境的成就和氛围有力地刺激着当时从业于医的人们，也刺激着社会上非职业于医的文人们，他们充分吸收社会文化的成果，积极地思考众多与人的健康和疾病有关的问题，也纷纷发表自己的见解，《黄帝内经》中的许多论述都是在这种文化环境中，由多人在多时的思考中发表的理性认知。

（5）中医文化体系成型　中医学理论体系的形成和中医学体系的形成是两个不同的概念，它们是中医文化发展史上在两个不同历史时期完成的大业，中医学体系的完成是在张仲景的《伤寒论》问世之时，中医学理论有了相应的实践体系，中医学完成了从理论医学向临床医学的过渡，标志着中医学体系的形成。《黄帝内经》的成书为中医学奠定了理论基础，也是在中医学理论形成的过程中，中医文化被广泛社会化，社会上的人们人人都关心健康和疾病问题，处处都议论健康和疾病问题，在这样的文化活动中，以《黄帝内经》为代表的一类医学理论文化就成为当时社会文化活动的重要内容。而中医职业者自然成为社会健康文化活动的主体参与者。也是从这时开始，关于人的健康的文化活动已不仅仅是行医职业者独有的，而是全社会人们共同参与的广泛的社会文化活动，由此而引来的关于社会文化传播，关于医事、药事活动的人文文化，关于伦理道德、经济往来等多种文化现象合成而来，中医文化的体系由此而形成。

由此可以看出，中医文化体系并非是专业性的中医学体系，而是一个社会民众参与、具有社会功能和社会责任的社会文化体系。

在我国要建设新时代中国特色的社会主义健康事业的实践中，从社会文化活动的角度认识中医文化很有现实意义。

3. 中医文化在中国文化环境中发展

（1）中医文化发展的概况　我们在此讨论的中医文化的发展，不是仅在哲学"发展"的概念层面讨论，而是在广义的"发展"层面讨论，即不仅在事物的质变层面，而且在事物各方面变化的层面讨论中医文化的发展。

从中医文化发生发展的历程看，主要经过了起源、成熟、盛期、低潮和现代时期等几个阶段。起源期又可称之为孕育期，历时最久，从精神文化启蒙时期到中国文化第一个盛期到来之前，长达六七千年，这是最艰难也是最扎实的阶段，因为中医文化的许多基本观念、思想和思维模式都源于这个时期；成熟期即前文所述中医文化形成期；中医文化的盛期是中医文化的辉煌期，其时间段是从我国历史的春秋战国时期到明末清初，处于中国历史的整个自给自足的自然经济时期，在这个时期内中医理论得以深化、充实和系统化，中医临床实践得以规范化，中医学术思想丰富多彩，为中华民族在中世纪的繁荣和昌盛做出了突出的贡献；中医文化的低潮期，是指自西方文化传入中华大地，特别是西方近代医学传入中国，中医学的理论再没有重大突破，但中医文化并没有被西方医学文化所代替、所掩盖，而是顽强地生存于中国文化的环境之中；中医文化的现代时期，是指中华人民共和国成立以来中医文化在我国卫生健康事业中的生存期，这是中医文化得以保护，中医事业得以空前发展的时期，也是中医文化蓄势待发准备为人类的健康事业做出伟大贡献的时期。

（2）中医文化发展的盛期　中医文化发展的盛期是值得中医文化研究浓墨重彩的一段，其繁荣的形势主要表现在如下几个方面。其一，中医学的理论得到深刻和系统化的发展。以《黄帝内经》为代表的春秋战国时期问世的中医理论经典著作，为中医学基本理论奠定了坚实的基础，理论如何才能指导实践，才是理论功能的体现，以张仲景为代表的历代中医临床从业者，以经典理论为指导，与各个时期的疾病和健康问题相结合，有效地及时解决了实际问题，从两汉到唐宋，从金元到明清，一次又一次地圆满解决了社会给中医学提出的实践问题，将理论中医学推向实践中医学的高度；将社会文化中的优秀成分吸收到中医学的认知过程，推动了中医理论的深化发展，如春秋战国时期的儒、道学说，隋唐时代的佛家理论，宋明时代的理学思想等，都被历代中医引来认知医学基本问题，推动实践的发展。其二，中医临床实践最大程度地得到发展。如果说中医学理论体系形成以前的中医临床实践是在摸索之中，那么，整个中医文化盛期的中医临床都是在经典理论指导下的高效临床诊治，两汉时期的外感，金元时期的内伤杂病，以及明末清初的温热病等都被一代又一代的临床中医人顺利解决，使中世纪时代的中医临床事业得到空前的发展。其三，中医专业队伍得到空前壮大。如果说中医学体系形成以前的中医职业者是零散的、没有凝聚力的，那么，两汉以后的中医从业者的队伍不仅不断壮大，而且有组织有规矩，表现出以下三个特点。一是从业者人多队伍大；二是被政府纳入行政管理，成立了各级政府管理的中医医疗机构，专门从事管理职能，还有相应的行政管理组织，以保证社会上行医的机构和个人依法行医；三是有各种有形的制度和无形的道德理念约束着行医者的行医行为。其四，中医学术思想得以充分的阐发。在此期间，中医学术思想异常活跃，无论是中医从业者，还是中医爱好者，纷纷创立自己的学术派别，阐发自己的中医学术观点，历代中医发展史上涌现了许多有名的中医学术派别，为中医文化的发展发挥了巨大作用。其五，中医文化最广泛地深入民众的文化活动之中。因为中医文化是与每个人的健康有关的文化，历代的民众上至皇家贵族，下至黎民百姓，都以最大的兴趣接受和传播与健康有关的文化，使中医文化得到最广泛的普及。其六，中医文化与中国传统文化得到最充分的交融。由于中医文化与中国传统文化的母子关系，在文化形态上有同构关系，中医人将对社会文化理解用于医学事物的认知中，民众为了自身的健康亦在社会文化的基础上领悟中医健康的理念。

（3）中医文化发展的困惑　中医文化的发展并不是一帆风顺，从西方文化传入开始，渐渐处于困惑状态，其困惑的主要表现是：中医学的理论从那以后再没有呈现突破性的发展；中医的临床阵地在不断地缩小；中医文化不再如以往那样热烈地受到人们的关注；中医学的理论时常遭到不明不白的攻击和质疑等。造成这种情况的根本原因主要有：其一是西方文化卷着西方医学涌向中华大地，由于中、西医学文化具有相同的服务对象，西方医学相对于中医学有许多优势，西医文化易于理解等因素，人们开始把注意力转向西方医学文化；其二是医学的对象是人，而人是有知识、有认知能力、有判断能力、有自主支配能力的文化活动主体，他们的选择取向直接关系到社会民众对中、西医药的态度；其三是社会上的医学难题没有主要依靠中医学的理论和实践去解决了等。

（4）中医文化发展的动力　从中医文化发展的过程可以看出，促进其繁荣发展的动力是社会需要，是社会民众的信赖，是中医文化践行者的坚定信念和主观努力。

医药文化是关于社会民众健康的文化，社会的繁荣和发展需要医药文化和医疗事业的保障，在长达数千年的中国古代历史进程中，社会上只有中医药这一种医药文化服务于社会民众的健康事业，社会上所有的疾病和健康问题都只有依靠中医来解决，中医文化拥有推动自身发展的基本动力。

　　在中国传统文化的环境中，全社会的人们天天接触的都是中国文化，中医文化又同构于中国传统文化，当人们思考自身的健康或者需要健康服务时，人们给予中医文化充分的信任和信赖。民众的信任和认可是中医文化发展的直接推动力。

　　文化是人的创造，其发展的动力还来自践行者的主观努力。在中国古代的各个历史时期，中医文化的践行者们以坚定的信念守护着中医学，遵循中医学固有的认知规律从事着临床活动，在社会健康难题来临之时，他们勤求古训，勇于探索，深入思考，用自己的不懈努力创造一个又一个医学成就。

　　（5）中医文化的发展给今天的启示　我们讨论中医文化的发展历程是为了从中寻找到有利于今天的中医事业发展的启示。

　　首先，中医事业始终应面向社会健康事业的需要。我国要建设新时代中国特色的社会主义卫生健康事业，民众的健康有太多的问题需要解决，在这些问题中有许多方面是可以发挥中医优势的，针对社会上的医学难题，展现中医文化的魅力，是中医事业走出困境的重要途径。

　　其次，承古方能拓新。中医文化经历了时间的磨砺，是中华民族数代人的智慧的结晶，其中蕴含的应对人的健康和疾病问题的基本理念、基本原则、认知思路和方法等，是真正的宝藏。如果无视其珍贵，一切以新为优，一切以现代化为准，至少在解决新问题的过程中失去了传统的经验和启示。人类的进步从来都是站在前人的肩膀上前进的，传承传统的智慧才能有效应对今天的难题。

　　其三，驾驭文化环境的能力。中医文化发展的经历告示人们一个事实，中国传统文化环境是中医文化繁荣和发展的最佳土壤，当西方文化占据中医文化生存文化环境的主导地位时，中医文化便失去了适宜的土壤，致使自身处于困惑的境地。西方文化的传入是改变不了的现实，中医文化的践行者只有正确对待西方文化和现代科学文化，获得驾驭中医文化和现代科学文化的能力，才能更有效地发扬中医文化特色。

　　其四，发挥中医文化的活力。中国大地外来一个与中医文化竞争阵地的对手，需要的不是对抗而是各显其能的合作，这就要求广大中医人深刻理解中医文化的本质，发挥中医文化的特长，力争在解决现时代医学难题的实践中展现中医文化的魅力。

第二节　中医学是中医文化的核心

　　因为社会民众迫切需要摆脱疾苦的困扰，迫切希望保持健康的身体，激励着一个专业群体为此而不懈的思考和探索，由此而创造了中医文化体系，其中关于健康和疾病的基本问题的阐述与实践属于专业性文化，由此而产生的关于中医活动的人和事的文化是广义中医文化。

一、中医学是专业性中医文化

中医学是指导中医人认识人体、抗击疾病和寻求健康的专业性实践文化。

1. 中医学是专业文化　中医学和中医文化有联系也有区别，可以认为中医学是专业性文化，中医文化有更广的文化含义。

中医学和中医文化的联系是必然的。首先，它们都是关于人的健康和疾病方面的文化。其次，它们都是人们在抗击疾病和寻求健康活动过程中创造的。其三，都是在中国传统文化环境中，以中国传统文化为知识基础创造的文化。其四，中医学和中医文化属于同一个文化体系，中医文化体系包括中医学。

中医学与中医文化的区别是多方面的。其一是两者关注的对象不同。中医学的认知对象是人，人的机体，人的健康，人的疾病、治疗和转归；中医文化通常主要关注中医医学活动及一切与健康有关的人和事。其二是内容不同。中医学主要阐述医药学知识、理念和理论，描述保持或恢复健康的措施等；中医文化则可以反映抗击疾病和寻求健康的过程及其过程中的人和事。其三是文化的表现形式不同。中医学以理论、知识和技术的形式存在，而中医文化可以以多种文体形式如传记、札记、杂文、诗歌、散文等多种形式存在。

2. 中医学理性的阐述着医学基本问题　专业文化的基本特征是，它是社会某一领域里关于实践对象"是什么"和"怎么样"的阐述。解除和减少民众的疾苦，提高社会民众的健康水平是社会实践的重要领域，这个领域中的核心是作为认知对象的人，包括人体、人体的结构和功能、人体的健康和疾病、疾病的诊断、治疗及康复，其基本问题是关于认知对象"是什么"和"怎么样"。由于中医学是中国传统文化的环境中产生和发展的，中医学的基本问题就是运用中国传统文化的知识回答认知对象"是什么"和"怎么样"。

中医学在中国传统文化环境中，出色而合理地回答了医学的基本问题，它虽然没有如西方医药学那样微观而静态的回答医学基本问题，却在宏观层面，从人的整体联系的角度分别回答了医学的基本问题。

中医学首先回答了人的生命本源，认为人的生命和人的机体是大自然的产物，人依赖于天地而生存，人不能脱离天地，人只能适应天地而生存，人若违背天地必然不能安生。其次是回答了人体的本质问题，人是一个具有整体联系和整体功能的生命体。中医学的藏象学说阐述了人体的宏观结构与功能，认为人体内有五脏，有六腑，还有奇恒之腑，有气，有血，有经络，它们各自发挥自己的功能，又相互配合，共同形成体内功能系统；中医学的人体观认为人体有四肢百骸，以支撑人体，与体内系统相结合共同完成人体的结构与功能。其三回答了人的生命、健康和疾病相互关系的基本问题，认为人的生命之所以能保持健康的状态，是因为人体有正气存内，人之所以发生疾病，是因为邪气的干扰，邪气的来源主要有三，即来源于人体本身的某些不协调；来源于人体以外的环境条件的不适应；来源于其他对人体的损伤。

中医学理性地反映了医学的基本问题，是因为古代中医人经过了符合人类思维发展规律的认知过程，从而有力证明了中医学的合理性和科学性，我们从中医学中可以追溯出如下认识论的依据。

首先，拥有合理的认知观。有人以中医学没有建立在客观实体观察人体基础上为由，质疑中医学的科学性，岂不知在两千多年以前的人类生产和科学条件下，人们哪里有近代以来的科学能力。但是，我们的祖先从来没有停止对人自身的认知，他们通过宏观观察人的活动，通过人体在活动状态下表现于外的信息，揣摩人体内的情景，并在继续的观察和治病效果中逐渐深入对人的认知。

其次，合理的认知方法。客观事物与人的社会存在和活动是极为复杂的，运用恰当方法把握事物的本质、规律和联系，古代中医人就借用中国文化自然哲学中的方法性理论，用阴阳理论说明医学事物的对立关系，用五行理论说明事物之间相互促进和相互制约的关系，从而使中医学的理论深深的植根于中国古代哲学辩证认知事物的土壤。

其三，有机动态自然观。中国传统文化没有萌生构造性自然观的认知基因，却创造了有机动态自然观，即在宏观层面，在客观事物的活动状态下，通过事物表现于外的信息揣摩内部的情况，在进一步的实践中证实其对事物内部的揣测。中医学创造性地运用和发挥了有机动态自然观，中国文化的道德观不允许医者有目的的解剖人体，古代中医人主要依靠人体在活动状态下表现于外的信息，揣摩人体内部的结构与功能，并在继续的观察和临床诊治中进一步验证其揣测的正确程度，在不断的实践中逐渐校正。整个中医学的基础理论和实践体系都是建立在这种认知观之上的。

其四，不脱离事物形象的思维规律。中国传统文化没有形成以抽象概念为细胞的抽象逻辑思维机制，中医学却走了一条以不脱离客观事物表象为主的形象思维之路，这条路是中国古人在相对较低的生产力和科学水平条件下走出的成功之路，中国古代科学技术主要经过的都是这条道路，这条思维之路的活力在于它适应于较低的以手工劳动为主的生产力水平。

3. 中医学的专业文化特征　中医学的专业文化特征还表现其拥有与理论体系相配套的实践体系，这个实践体系包括实践理论、实践技术和实践工具。

实践理论是建立在中国传统文化和中医基础理论之上的，是运用这些理论对健康、疾病、诊病、治病、药物及药物的配伍等实践各方面形成的理性认知的反映。如健康理念中的"治未病"学术思想；如疾病理论中的病因、病机学说；如诊病理论中的八纲辨证、六经辨证等辨证体系；如治病理论中的以"平调阴阳"为核心理念的调理机体的思想等；如药物理论中的中药学关于中药材的"四气五味""升降沉浮"及药物的功用理论等；如药物配伍理念"君、臣、佐、使"的配伍原则等。

实践技术体系是中医学有效维护民众健康，是发挥中医学社会效益的基本途径，这些技术体系主要有：诊察病情技术，治病调理技术，汤药煎煮技术、丸、散、膏、丹制作技术，针灸手法，推拿技术和拔火罐技术等。

中医实践工具的创造和运用也是中医文化的重要内容，是中医人从事中医实践必不可少的劳动工具，主要有中医诊病抓药的堂舍，诊脉的桌椅、腕枕，盛药的药柜，称药的秤，炮制药物的各种器具，古时宋代还创造了教学用的针灸铜人等。

二、中医学是中医文化的主体形式

古代中医人在抗击疾病和寻求健康的实践中升华的中医药学是中医文化的核心成分。

1. 中医学是中医文化的核心形式　中医文化是对抗击疾病和寻求健康活动的各个方面的反映，不仅涉及专业理论和技术，还涉及人文、经济、社会活动、道德伦理等，但是，所有的中医文化及中医文化活动都围绕着中医学，中医学是一切中医文化乃至中医文化活动的核心。中医学在中医文化中的核心地位可从以下几个方面认知。其一，中医学是一切中医健康理念的知识来源。中医学关于保持健康身体的理论，关于"治未病"的学术思想等，都源于中医学。其二，中医学是一切寻求健康的中医文化活动的依据。社会中流行的合理的、良好的、有效的保健方法或措施，其原理或原则也是来源于中医学，有许多保健方法或技巧直接出于有经验的中医医生或养生名家。其三，中医学是中医临床辨证论治的理论依据。中医人能看病，中医临床可以获得理想的疗效，都源于中医学的理论指导，历代中医名家无一不是熟读中医经典而拥有深邃的中医理论，那些认为中医临床只是经验没有理论的论调是没有根据的。其四，中医学是中医人宣传和践行中医文化的知识和思想来源。中医文化活动的重要内容之一是通过中医人的宣传和实际行动，让社会的人们都了解和践行中医健康文化，宣传内容的知识、理念和方法只能从中医学中来，将中医学中深奥的医学理论经过深入浅出的转化，为广大民众提供通俗易懂的中医健康文化宣传资料。其五，中医学是医患文化交流的专业依据。医生为民众的健康服务是一个复杂的文化交流活动，中医人为民众当面解释健康和疾病问题，中医人需要根据服务对象的身体具体情况，依据中医学的理论和中医本人的临床经验与对象进行文化交流。其六，中医学是中医伦理观念和道德标准的理论文化根据。中医人为民众进行健康服务的行为标准和道德界限是以中医医学实践目的为准则的。

2. 中医医学实践为中医文化提供丰富素材　中医医学实践是有着广阔领域的社会活动，因为中医医学活动过程存在着人与人的交往，存在着中国传统文化与现代科学文化的碰撞，存在着中医文化与西医文化的碰撞，存在着权利与义务的关系，存在着责任与利益的关系等复杂的客观事物的联系，其活动过程注定要出现复杂的社会问题和多彩的社会现象，这些问题和现象为丰富中医文化提供了丰富的社会活动资料。

中医医学实践为中医人文文化提供了丰富的医学活动的生动资料。古今中医人在认知和解决人的健康与疾病的实践中，经历了无数的艰难险阻，社会不断地给中医实践提出了许多问题，历代中医人都依靠中医学的理论和技术逐一解决了困难，发展了中医学，也留给社会无数可歌、可赞、可记载的人和事，有中医人自己写下了数篇行医、采药的经历，有社会文人为名医或重大医药事件记载了动人的故事，还有许多中医人的医事、药事被收入了经、史、子、集等经典中，成为可靠的人文史料。

中医学知识或实践还为中医民俗文化提供了知识或技艺资料，如有的民间治病或养身的小验方、小技能等，都是中医人根据中医学有关健康理念或医疗经验流传到民间，成为中医民俗文化的重要资料来源。

中医理论的基本理念或医疗原则等，是中医文化的理论基础，如中医伦理、道德文化的思想和行为准则都依据中医理论而形成。历史上的许多有名气、有建树的中医大家，都是中医医德的模范代表，如东汉张仲景弃官行医，为民除疾健体的事迹被后人大加赞赏，孙思邈既是行医的名家，又是中医道德理念、医德理论的集大成者。

3. 中医学主导着中医文化的发展方向　中医文化是我国社会文化的重要组成部分，中医文化活动是我国社会文化活动的重要方面，在我国社会生活领域占有重要的地位，因此，中医文化发展的方向直接关系到社会文化活动的质量。

中医文化所关注的人特别广泛，涉猎的人也特别多，发表见解的人也很多，这些关于健康和抗病的文化流传得也特别快、特别广，但是这些文化中有关健康的理念、方法、技艺或措施等是否正确、是否适宜等，就需要相对正确或可靠的科学性的文化作参照、作引导。

以什么作为社会中医健康文化的主导，这是关系到中医文化向什么方向发展的大问题。中医学是中医文化的核心，主导着中医文化的发展方向。

首先，中医学主导着中医文化发展的理念。中医文化是关于健康的文化，中医文化的发展应树立一切为了社会民众健康的基本理念；中医文化根植于中国传统文化的土壤，中医文化的发展应体现出中国传统文化自信的理念。

其次，中医学主导着中医文化发展的原则。一是合理的原则，中医文化的发展应当围绕着民众的健康这个原则；二是科学的原则，中医文化的发展不能被不符合中医学基本理念的庸俗文化所干扰；三是弘扬中国传统文化的原则，中医文化的发展不能以西医学的认知为标准。

其三，中医学主导着中医文化发展的途径。中医文化的发展走什么道路，通过什么方式更有效地服务于国民的健康事业，中医学的文化本质和社会功能是引导中医文化发展的主体因素。

三、中医文化真实地反映中医人的医学实践

中医人的医学实践因艰辛而受到社会的尊重，因给民众带来幸福和健康而倍受社会的关注，因复杂多变而丰富多彩，中医文化的人文文化真实地反映这种特殊的社会实践。

1. 中医文化记载着古今中医人的医药故事　历代中医人在抗击疾病，在为社会的人们找回和保持健康的实践中，创造了许多人间奇迹，留下了许多动人的故事，是丰富中医人文文化最真实原始素材，激励着人们用多种文化形式传颂中医人的事迹和美德。

反映中医人医学活动的文化形式多种多样，最多的是记叙文，记录着职业中医人从事中医医学活动的人和事，有以写人为主的传记式文学，有以写事为主的名医治病的故事；其次的文化形式是杂文，如札记、随笔、医语、医话等；也有一少量的议论文，有议论医德的，有议论医事、药事的。

参与中医人文文化写作的有社会上的文人，他们或是中医爱好者，或是职业中医人的真朋好友，或是中医医学实践的受益者；职业中医人是记录中医文化的另一支文化人，他们在职业之余乐于将自己对中医药职业的认知，投身于中医职业的原因和志向、职业过程的趣事及执业的体会和感想等，借助合适的文化形式表现出来，如医圣张仲景在《伤寒杂病论》一书中的自序等。

中医人文文化在我国古今社会文化活动中发挥着重要的作用。首先，它是社会民众

了解中医职业，了解中医人，理解中医健康和抗病理念的重要文化窗口，社会民众正是通过这种文化的传播和交流，了解了中医职业，理解了中医健康理念，信赖了中医人；其次，弘扬了中国传统文化，中医文化倡导的健康生活、调节生存心态、培养良好生活习惯的过程也起到了弘扬中华美德的作用；其三，为和谐社会，调节人与人的和谐关系起到了积极作用；其四，丰富了中国传统文化的内容，中医文化活动为中国古代文化的历史、文学、艺术、宗教等提供了丰富的素材资料。

2. 中医文化真切的反映中医人的情怀　中医人不论在执业过程中，还是在日常生活中，都不忘向社会宣传中医文化，宣传中医健康理念的同时，或借助与民众进行中医文化交流，或通过中医文化的适当形式，向社会的民众展示中医人的情怀，其内容主要有如下几个方面。

首先，表达了中医人对人的生命的无限热爱。古今职业中医人不仅热爱自己的生命，同时热爱天下所有人的生命，他们总是以对事业满腔的热情投入专业之中，用自己的知识和技术解除他人的疾苦，维护民众的健康，将自己热爱生命的情怀溶于执业的实践中。

其次，坚守对中医学和中医事业坚定不移的文化信念。中医学之所以历经数千年而不衰，一个重要因素是中医人对中医学和中医事业的坚定信念，特别在现代科学文化环境中，现时代中医人仍然坚信中医学的科学本质，坚信中医事业一定能继续为人类的健康事业做出特有的贡献，他们对中医文化自信体现在中医事业的各个环节。

其三，奉行了但愿世人安康的职业情操。"但愿世间人无病，哪怕架上药生尘"，这是古时一位名中医对自我职业情操的表白，意为希望社会的人们都没有疾病痛苦，都不来找他看病，他不能因此而获得一丝利益也甘心情愿。这位古代先辈道出了职业中医人的心声，古代职业中医人是这样想的，也是这样做的，他们是现时代所有职业医药人的楷模。

其四，坚持执业不寻私利的职业道德。在古代中医文化的文献记载中，有不少反映古代中医行医不寻私利的文献记载，有社会文人赞美中医人的，也有中医人自我表白的。据历代各类文献记载，古代没有哪一位是因行医而发家的。

其五，发扬不畏艰难的敬业精神。行医难，难在有成效的为民众解除疾苦，难在不辞辛苦，不怕与各种患者接触，不怕与各类病魔斗争。自古以来的中医文化记录了许多名医艰苦学医的事迹，赞美了许多名医忘我敬业的精神，如关于李时珍踏遍深山老林为采药的记载，反映了职业中医药人的奉献精神。

其六，表现出孜孜不倦的进取意志。中医文化中虽然没有记载古时某一位中医名家"头悬梁，锥刺股"的钻研事迹，但古往今来，每一位中医人都如张仲景"勤求古训"那样经历过艰难求学的辛苦，"汗牛充栋"生动形容了古代中医人为增加学识而达到的阅读量。

3. 中医文化展现着中医学发生发展的历史　中医学是关于人体、生命、健康、疾病的科学和技术，中医学不承载自身发生发展经历的记录，中医文化却可以通过传记、杂文、文学等多种文化形式记录中医学的发生发展经历。正是中医文化的繁荣和传承，才使中医学展现出辉煌的历史。

第三节 中医文化研究

中医文化研究是运用文化学的一般理论，展开对中医文化及其活动的研究，是中医专业学生拓展自我中医文化素质的重要途径。

一、中医文化研究的含义

中医文化研究是关于中医文化的起源、演化、发展、社会作用、传播方式，以及表现形式的特点、本质、规律和联系的系统研究。

1. 中医文化研究的核心要素 上述关于中医文化研究的概括含有如下构成要素。

中医文化的研究对象是中医文化，其中的关键词有"中医文化""起源""本质""系统研究"等，它们各自的含义分别如下。

中医文化的核心是"中"，即是指中华民族创造的文化，而不是其他民族或民族群；是在中国传统文化的环境中，而不是在西方近现代文化环境中；是在抗击疾病和寻求健康的社会实践中，而不是在生产劳动等其他实践中创造的文化。

起源、演化、发展、社会作用、传播方式和表现形式等，这是中医文化研究的主要内容，因为什么事物都有其起始，有发展变化过程及其表现方式，并分析它的作用。本质、规律和联系是对客观事物的理性把握，这里表示对中医文化研究的目的。系统研究是中医文化研究的层次性表述，即对上述一系列研究内容研究的结果，以系列理论的形式呈现。

2. 中医文化研究的基本思路 中医文化研究是将中医文化及其活动作为一种社会现象来研究，将中华民族抗击疾病和寻求健康的基本社会实践及其产物作为一类客观现象，从文化学的视角出发，揭示中医文化及其活动的本质，寻找中医文化发生、发展及其表现形式的特点和规律，建立起中医文化内在联系体系及其与其他文化的外在联系。

3. 中医文化研究的指导理论 中医文化研究应当在文化学理论的指导下进行，其一因为文化学是关于一切文化现象研究的系统理论，中医文化是人类文化的一种形式，它体现着人类文化的基本特征和基本规律；其二因为近年来文化学研究正处在研究的热潮，并且已经形成了较为完整的理论体系，积累了较为丰富的经验；其三文化学研究可以为中医文化研究提供理论依据和研究方法；其四在文化学指导下研究中医文化，能使研究遵循文化本身的特质和规律，能有效避免中医文化研究简单化，避免将中医学与中国传统文化形式和内容联系的描述代替中医文化研究。

中医文化的本质是它区别于其他文化的内在规定，中医文化的特点是它区别于其他文化的外在体现，中医文化发生发展规律是人类文化发展规律的特殊表现，中医文化的社会作用是其他文化不能代替的。

4. 中医文化研究的性质 所谓文化研究的性质是指研究活动本身的内在本质，中医文化研究的内在本质主要体现在如下几个方面。其一，中医文化是对社会现象的研究，是社会现象其中的一类现象，这类现象不是自然现象，而是一种客观存在，就整个社会性现象而言，它不以人的意志而存在，但当具体到某个别现象，它又受到人的意志的影响，如作为个体的自然人所认定的健康观念直接作用于该人的健身行为。其二，是对人类活动的研究，准确地说是对人类在某一实践活动领域的研究，因此，本研究具有人类学研究的本质内涵。其三，是对从古至今的中华民族群体，在抗击疾病和寻求健康这一具体实践领域里社会活动的研究。其四，是对中华民族在医药领域实践活动本身和活动过程产生的文化及利用文化的活动的研究。其五，这是一种需要多学科交叉的综合性研究，因为此研究除需要中医文化与文化学理论交叉以外，还需要哲学、心理学、历史、社会学等学科的理论的指导和最新研究成果的借鉴。

二、中医文化研究的范畴

中医文化研究既不是中医学研究，也不是中医文化本身，而是在文化学的层面对它们的研究，此研究与中医文化有着立体的关系。

1. 中医文化研究的理论基础　任何一门学科的研究都是在一定的理论基础上进行的，中医文化是一种社会现象，也是一种文化现象，它又是在人们为维护自身健康的活动中创造的文化，因此，社会学和人类学是中医文化研究的重要理论基础。

（1）社会学理论　中医文化是中华民族在数千年来抗击疾病和寻求健康实践的思想结晶，中华民族在创造和利用文化的过程中充分体现了社会性的特征。其一，它是全民族的实践，是全民族的智慧，是最常见、最普遍的社会活动。其二，文化的创造、利用和活动是由人激起的，涉及人与人之间的信任、职业、知识、地位、经济和情感等关系。其三，中医文化及其活动关乎全社会各个阶层，关乎社会每个成员的生命、生活等切身利益。其四，社会学理论对社会文化、社会活动本质、规律和联系研究的理论和最新成果，是指导中医文化研究的重要理论参考。欲从理论与实践结合的层面阐述中医文化的社会特性、社会作用，须借助社会学的理论。

（2）人类学理论　中医文化研究离不开人类学理论的指导，根据如下：其一，中华民族数千年来的医药实践是属于人类活动的一部分，表现着人类活动的一般规律，也体现着我们民族特有的活动规律；其二，中华民族是在中国传统文化环境中，进行的解除疾苦、减轻疾苦和保持舒适健康的人类活动，一定体现着我们这个民族群体的心理和认知的特点；其三，中医文化活动体现着人类社会活动最基本的特征。人类学理论为中医文化研究提供人类自然和社会活动的一般原理。

（3）文化学理论　文化学的一般原理和最新研究成果为中医文化研究，提供关于文化的发生、发展、演变、传播，以及表现形式的特点、规律和联系的理论及研究方法。

2. 文化学研究的重要分支　文化学是关于人类一切文化现象研究的专门学科，但人类的实践范围有多种门类，人类在实践中创造的文化也有多种多样，中华民族数千年来所从事的医药实践及其文化，是人类实践和文化的重要组成部分，因此对中华民族所从事的医学实践及其文化研究形成的系统理论体系，是人类文化学的重要组成部分，中医文化研究是文化学研究的一个分支。

3. 中医文化体系构成　为了探索中医文化的表现形式和发展规律，我们可以根据研究的需要依照不同的标准将中医文化划分为若干类型。

以中医文化在社会文化活动中的作用特点可分为专业文化、行为文化和民俗文化等。专业性中医文化主要指中医学，它是关于人的健康和疾病，关于人体的结构与功能，关于人的健康与自然的关系，关于人体疾病的诊断、治疗及康复的系统理论和技术体系，是指导中医人从事专业实践的理论和技术依据；行为性中医文化主要指人们因为健康和疾病问题围绕着中医文化而引起的行为，如人们为了保持健康或摆脱疾苦按中医理念展开的活动，中医人为民众健康而施行的中医诊疗操作行为等；民俗性中医文化是指民众在生活、生产或社会交往中，所体现的以中国传统文化为知识基础的保健、防病、治病等小知识及行为方式等，这些文化丰富了民间健康文化的内容，起到了繁荣和普及中医文化的作用，同时为专业者的认知和实践源源不断地提供着文化和技艺的素材。

以中医文化的表现方式可分为理论文化和技艺文化两种。理论性中医文化是指关于中医学研究对象"是什么"和"怎么样"及其"为什么"的理性阐述，如中医学的阴阳、五行学说，藏象、经络学说等，如临床理论的六经辨证、八纲辨证、卫气营血辨证等，中药方剂理论的四气、五味、归经、配伍等；技艺性中医药文化是指人们在维护人体健康过程中创造的技术、精细操作等，如针灸、推拿技术，如"金针拨障"术等。

以中医文化的内容划分有医理医技文化、中药文化、人文文化、健康文化和物态文化等。医理医技文化是指人们以中国文化为知识基础，围绕着人的疾病认知、治疗、康复而形成的文化，如中医理论的各种学说、中医临床各科等；中药文化是指人们以中国传统文化为知识基础，为寻找、辨认、运用和解释治病的药物而形成的文化，其中包括药物的名称、分类、特性、共性、作用、采集、加工、储存等，中药的功用、性味、归经、主治、配伍等是中药学的核心内容，方剂知识是中药文化的重要组成部分；中医文化的人文文化是指在中国传统文化环境中，人们因为医药之事所发生的人际关系中产生的文化，如历史名医列传，如中医医德思想，如中医行医伦理观念等；中医健康文化是以中医学为知识基础而衍生的防病、养生、保健为主要内容的文化，其存在形式多种多样，中医基础理论中关于摄生的内容是中医药健康文化，其他如中医的民俗文化中都有关于健康的文化，它可以以素材、观念的形式存在于多种中医文化形式之中；中医文化的物态文化主要指在中医实践中，为实践的需要人们所创造、利用和发现的实物总称，如针灸银针、针灸铜人、诊脉用腕枕、药材加工工具、煎药用砂锅等，中药材也应当属于物态文化，因为它是被人们发现可以用于治病用的自然物。

还可以根据研究的需要设定划分中医文化的标准，将其分门别类，如可以按中医文化发生、发展的历史时段划分等。

依据设定的标准划分中医文化的类别，并不是非此即彼的严格界定，有些中医文化因其具有多种特点，可能在多种文化形式中出现。

三、中医文化研究的内容

根据文化学研究的主要内容，结合中医文化的特点，中医文化学研究的内容主要有如下六个方面。

1. 中医文化的学科研究　所谓学科研究是指一门学科之所以形成并独立存在的理性论证，阐述该学科研究的对象、概念、内容、意义、任务和方法等。

（1）研究对象　任何一门独立存在的学科都有其固定的研究对象，因此，中医文化研究应当认识确定研究对象的重要性，确定研究对象的依据及怎样固定研究对象。

首先，确定对象是中医文化研究的重要任务，对象不明确则不可能有明确的研究方向，不可能揭示事物的本质和规律。只有明确了中医文化的研究对象，才能围绕着中华民族医药活动的实践与创造展开研究，从而形成具有完整体系的中医文化体系。

其次，研究中医文化为什么能构成一个学科独立对象的依据。中医文化研究能否形成一个相对独立的理论体系，关键在于中医文化是否具备独立的研究对象，研究中医文化是否一类客观存在又相对独立的客观事物；这类客观事物与人们的生存和发展，与社会的发展是否有着密切的联系；这类客观事物是否具有普遍性，即是否普遍地存在于客观世界；这类客观事物是否一类必要研究的现象等。

其三，如何确定中医文化的研究对象。中医文化研究不是在中国传统文化中寻找出中医方面的内容，将其描述出来；也不是一方面描述中国传统文化的内容，另一方面介绍它与中医学的关系；还不是主要揭示中医学中的哲学本质等。其实，确定中医文化研究对象的过程也是一个升华主题的过程，既然文化学是对人类社会活动及其产物的研究，那么中医文化研究则应当将中华民族抗击疾病和寻求健康的活动，及其在活动中创造的产物作为研究对象，中医文化研究正是为了揭示这一类文化现象的本质、发生发展规律及普遍联系。

（2）中医文化相关概念和范畴的研究　对中医文化本质的概括，实际是对该项研究的内涵认识，其认知的内容应包括中医文化是一类什么现象，这类现象有什么内容；这类现象处在怎样的生产力条件下和什么样的文化环境中；依据什么理论展开研究；其结果形式是怎样的等。

对任何一类文化现象的系统研究都不是孤立的，一方面它必然与相关的文化体系有着一定的联系，另一方面它应在更大的文化体系中占有一定的位置。中医文化研究与中医学的研究有什么联系和区别，与其他中医交叉学科研究有怎样的区别，它与文化学研究是怎样的从属关系。中医文化研究有没有分支性学科，有哪些分支学科，它们各自有什么研究任务等都是对本学科的范畴的研究。

（3）中医文化研究的意义、任务和方法的研究　任何一门学科的研究都有其特殊的意义、任务和方法，中医文化研究亦然，就其意义而言，虽然此研究的意义不及中医学研究直接关系到人的生命与健康，却从多角度、多层面服务于中医事业，那么此研究能对中医事业、对中医文化、对中医学的发展体现怎样的意义，对我国社会的和谐发展能发挥什么作用等，都应当做认真的研究。

中医文化研究是一种长期的研究项目，其短期任务是什么，完成任务的途径和方式是什么等，是该研究者必须明确的。

中医文化的研究方法应趋同于文化学的研究方法，但必然有其特别之处。

2. 中医文化发生和发展研究 对中医文化发生发展过程的研究，是中医文化研究的重要内容。

（1）中医文化发生研究 文化不是自然物，文化是人的创造，中医文化发生研究应当回答如下几个方面的问题，其一，中华民族从什么时代开始主动思考自身的疾苦问题，什么时候开始思考如何保持舒适身体的；其二，中医文化的初始状态是怎样的，又是怎样从中华文化的启蒙文化中分离出来的；其三，在中医学形成理论体系以前，中医文化为其做了怎样的准备，创造了怎样的条件；其四，能否从中医文化滋生和发展的过程中寻找出中医学与西医学分道扬镳的初始原因等。

（2）中医文化发展研究 中医文化在中国传统文化中相对于其他文化形式，形成体系最早，生命活力最强，至今仍然不衰，必然表现出特殊的发展规律，中医文化研究的任务之一就是要揭示中医文化发展的特殊规律：其一，中医文化为什么历经数千年而不衰，它是怎样发展的，其发展的动力是什么；其二，中医文化为什么没有被强大的西方文化所代替或淹没；其三，为什么中医文化没有发生质的变迁和演化；其四，中医文化的发展有没有创新，其继承和创新的关系是怎样的，中医文化的发展应当怎样创新等。

（3）中医文化生态研究 文化的生态是指一种文化形式的存在和发展与社会文化环境的关系状态。中医文化在其诞生、形成和发展的过程中，经历过几种性质的社会文化环境，每一种文化环境对中医文化的生存和发展都起了什么作用等，这些研究对揭示中医文化的本质、规律和联系至关重要。

在中医文化出现、形成和发展过程中至少经历以下几种文化环境，最初是精神文化启蒙的混沌文化环境；后来是中国文化第一个盛期的文化环境；此后的近两千年是中国传统文化不断发展的时期；西方文化的涌入从本质上改变了中国文化的环境。中医文化在上述文化环境中是怎样滋生、形成和发展的，其表现形式各有什么特点等都是非常重要的研究内容。

3. 中医文化的形态研究 所谓文化形态是指精神文化在形成和表现过程中所呈现的状态，任何一种文化体系都有区别于其他文化体系的内在与外在状态的特质。中医文化区别于现代科学文化包括西医药文化的特质，主要表现在文化形态的区别，这是中医文化极为重要的研究内容。

（1）中医文化本质研究 中医文化的文化本质研究是本课题的核心研究，属于文化的内在特质之一的研究，中医人的文化自信的思想认知基础就来源于此，中医人应当首先在文化的层面理解中医学，即我们的祖先是在怎样的实践中，在怎样的文化环境中创造的中医文化，又是怎样将抗击疾病和寻求健康的认知思考的产物表达出来的等。

文化形态的一个核心内涵是其经过了怎样的认知思维之路，揭示中华民族在创造中医文化的过程中主要表现了怎样的认知思维模式，这种思维是否符合人类认知思维的规律，是中医文化研究的任务之一。

（2）中医文化表现形式研究　精神文化的表现方式是文化形态的外现状态，中医文化主要借助汉语言文字的载体展现其文化内容，其载体在中医文化的滋生、形成和发展中起到了什么作用，其对理论的阐述方式，对事物现象的叙述及对规律的描述各自表现了什么特点，都必须加以研究，因为这对于中医学的教育有直接的关系；中医文化表现的风格独具特色，其风格特点与中国传统文化有什么内在联系等都是本研究的重要内容。

4. 中医学的文化学研究　中医学是中医文化的核心，是中医事业的知识和理论基础，中医人欲树立高度的文化自信，应当首先在文化的层面理解中医学的文化本质、特点、规律和联系，深刻认知其在我国健康事业中的作用，从而更深刻地理解中医学的科学实质。

中医学的文化学研究主要包括如下几个方面，其一是中医学的文化特点研究，如中医学有怎样的实践基础和知识基础；中医学的理论在阐述过程中表现了怎样的文化特点；中医学与中国传统文化的内在联系等。其二是中医学的文化本质研究，如中医学的文化属性研究、文化形态研究及认知思维之路研究；中医学与社会文化环境关系的研究等。其三是中医学的传承研究，如中医学是否需要传承，其传承与创新的关系如何；中医教育应该走什么样的路，中医教育的基本特征是什么，应当遵循怎样的认知思维之路；中医学怎样走向未来等。

5. 中医文化的社会学研究　中医文化是社会人们最关注的文化之一，中医文化活动又是社会活动的重要内容，因此，很有必要从社会学的角度研究中医文化。

（1）中医文化的民俗研究　民俗文化中关于医药的知识和行为习俗是中医文化的重要组成部分。其一，研究内容相当丰富，因为中医民俗健康文化涉及中医学的理、法、方、药，涉及中医的医事、药事活动的各个方面；其二，中国民俗健康文化是中医学的社会基础和实践基础，寻找民俗健康、抗病知识与中医学的关系是本研究不可缺少的内容；其三，本研究的意义一方面为民众在利用民俗文化进行健康行动时提供规范的行为方式，另一方面可以引导广大民众树立起养成良好生活习惯的理念。

（2）中医文化的人文研究　是中医人在医药活动和社会人文交往中所产生的文化，例如古代中医写的医话、札记、序言、后记等文献记载，如社会文人撰写的名医传记、医药活动故事等。其内容主要有如下几个方面，有历代中医人关于医药活动的非医药学的体会、议论、事件记录等；有中医人与社会文人交往的故事记载、文化讨论等；有以中医事务为素材的文学艺术作品文化形式等；有中医人的医药文化活动，如中医处方书法、中医诊室装饰、中医教学环境艺术布设等；中国历代关于中医的制度及民间医药事务公约等。中医人文文化研究对于寻找中医文化与社会文化环境的关系，对于今天构建和谐医患关系都有特别重要的意义。

（3）中医健康文化研究　中医健康文化是指以指导民众如何保持健康身体为主要目的，以中医学为知识基础的认知理念和行为规范。其主要研究任务是将深奥的中医理论、理念、知识和技术转化为广大民众都可以理解并易于操作的健康行动。再进一步开发为一种健康文化产业，为建设文化强国、健康中国做出中医文化的特殊贡献。

（4）中医医德文化研究　中医伦理道德研究是中医文化研究的重要内容，并且有着特殊的意义。首先，中医文化中蕴含着丰富的医道伦理思想和高尚的医德观念，其内容包括医者与患者的关系，医者与医者的关系，医者的仪表、言辞、举止、表情等；其次，中医伦理道德研究对现时社会建立和谐医患关系具有哪些特殊的意义；其三，本研究的作用一方面在于完善中医文化研究，另一方面为现时中医人改善和提高医药服务质量提供伦理道德文化的理性资料。

6. 中医文化的现代研究　中医文化是中华民族自从主动认识客观世界，启蒙精神文化的时代以来，在抗击疾病及寻求健康的思考和实践中创造的文化体系，其主体属于中国古代科学文化的范畴，相对于近、现代科学文化，必然在某些方面显现出一定的局限性或浅显性，运用现代科学的理论和技术展开对中医学的研究，是促进中医文化发展的重要方面，但不是主要的，更不是唯一的途径。

运用现代科学的理论和技术研究中医学，过去几十年走了不少弯路，其主要表现有如下几个方面。其一是以近现代科学文化的标准衡量中医学，认为其不符合科学标准，否定了中医学的科学性；其二是试图用现代科学的模式改造中医学，实践证明此路行不通，也没有任何意义；其三是走中西医结合的路，希望能创造一种既包含中医又包含西医的新的医学模式，近半个世纪的努力并没有多少收获；其四是试图对中医学及其临床过程进行模式化、规范化、标准化、客观化的研究，其结果是没有收获，即使个别环节在形式上搞了规范化，实际上却行不通，如果中医临床活动都实行规范化和标准化，那么中医学的特色就不存在了。

所谓中医文化的现代研究是指运用现代科学的理论和技术对中医文化展开现代研究，其基本目的是为了发掘和弘扬中医文化，其研究应当坚持如下的方向。其一是坚持发掘和整理的方向，因为中医文化历时数千年，流传下来和遗失的中医药文化资料多不可计，如何将其发掘出来，并加以保持原貌的整理，以利运用于解决现时代医学问题的实践中；其二是溯源式研究，即追溯中医学的某些理论、观念、观点、知识或技术等，经过了怎样的认知思维过程等，用现代的理论和技术寻找其中的准确含义，如古代中医关于吃饭要细嚼慢咽的观念，现代研究可以从消化过程的微观生理机制说明古代中医认知的正确程度；其三是传统中医文化可能在某些方面为现代的研究提供某些启示或灵感，循着古人的启示或思路展开探索，可能为现代科学展现一片新的境地；其四是中医文化研究应当进行关于如何指导现代科学对传统的中医文化的研究。

中医文化研究的一个重要任务是从文化学的角度，为中医文化的现代研究提供必要的理论和方法。

在文化的层面对中、西医学进行比较研究，属于比较文化学的范畴，在中医文化研究中占有重要地位。其研究的基本任务如下。

首先，从比较文化学的视角揭示中医文化的本质、特点、表现形式及其发生发展的规律。

其次，应对中、西医文化进行比较，阐释西医学的文化本质，相对于中医文化所表现的文化特点，其表现形式与中医学的区别，寻找西医学在发生和发展过程中所表现的文化规律。

其三，中、西医学同时存在于我国的医药实践体系中，能并存的文化基础是什么，并存中又产生怎样的冲突，冲突的实质与文化的差别有什么联系等。

其四，中、西医学具有相同的认知对象，其文化不能只有区别，一定还有相互补充，探索中、西医文化相互补充的结合点，以促进社会医学事业的发展。

第五章　中医思维的活力　▷▷▷▷

中医学在科学技术高度发展的今天，仍然能为社会的健康事业做出特有的贡献，说明中医思维所创造的中医理论、理念和技术在许多方面，适应现时代防病、治病的需要，更说明中医认知思维蕴藏着生命的活力。

第一节　符合人类思维发展规律

中医思维的活力首先表现在它符合人类思维发展的规律，与社会文化环境中的思维具有相融关系，其主要思维方式是人类曾经经历过数千年的主导思维方式，并且适应于中国古代的社会生产力发展水平。

一、中医学的科学实质体现

中医学之所以在近百年来不断处于被质疑科学性的困惑状态，一个重要原因是中医学没有展示其思维的本质和规律。实不知中医学也经过了符合人类思维发展规律的认识过程。

1. 被质疑的焦点　中医学被质疑的焦点是中医学的科学性，持否定观点者认为，中医学的理论没有经过抽象的规定，没有形成抽象概念体系，没有形成以抽象概念为基本单位的可演绎的逻辑体系。关于中医学科学实质的讨论已经历了百年之久。

（1）持续一个多世纪的讨论　关于中医学科学实质的讨论从二十世纪初就开始了，直至二十一世纪的今天仍没有停止。

在西方文化传入中国以前，中国大地上只有中医一种医疗形式存在，社会的民众从来没有怀疑过以《黄帝内经》为理论基础的中医学的可靠性。西方文化的传入逐渐改变了中国大地的文化环境，也改变了民众的文化观念，特别是西方近代医学的传入和发展，逐渐占据了我国医疗卫生领域里的主体地位以后，人们开始用西方医学的标准衡量、评判中医学。关于中医学的各种质疑纷纷出现，有说中医学"过时"了，有说中医学是经验的堆积，有说中医是假科学，有人提出"废医存药"，意为中医理论不科学，中药还有一定的作用等。广大中医人并没有被反对的声浪所压倒，他们坚信中医学的合理性，坚守传统中医的理、法、方、药，继续为中国民众的健康事业贡献智慧和力量。中医学在不断的质疑声中走过了一个世纪，却迎来了展现生命活力的新挑战。

（2）否定中医学科学性的核心观点　中医学有没有认识论的依据，不应当依照某一类特定科学形式经历的认识论规律来衡量。中医学属于中国传统文化，中医学的理论在一定程度上相对正确地反映了客观事物，确实具有一定的科学性，其道理如下。其一，科学本身不是绝对的，科学也具有相对性，不能将科学限定为某一历史时期，不能限定为只有符合近代科学理论标准的才是科学的。其二，人类的认识能力是不断提高、不断发展的，任何科学的理论都经过由不成熟到逐渐成熟的过程，任何科学理论都离不开前人的认识成果。其三，科学的表现形式也不可能千篇一律，不同的民族在不同的生产力条件下和不同的文化环境中，创造的文化可能表现为不同的形式。其四，所谓"科学"，其本质含义是人们对客观事物的正确反映，合理性是科学性的灵魂。其五，在人类向客观世界接近中，每一次正确的认识都是无休止接近中的接近，因为科学是发展的，科学永远不会停留在一个水平，未来的科学不应否定今天的科学，今天的科学也不应随意否定过去科学的价值。其六，人类进入文明时代的两三千年后迎来了世界文化的第一个盛期，中国和西方都创造了辉煌的古代科学，我们应当肯定古代科学对科学发展的作用和意义。其七，中医学虽然不是近代科学意义上的科学，其却是中华民族在中国传统文化的环境中，经过符合人类思维规律的思维过程创造的古代科学，在一定程度上相对正确地反映了人体、健康和疾病等客观事物。

2. 中医思维走的是什么路　中医人在中国的古代，在中国传统文化的环境中，没有经过以抽象概念为基本单位的抽象逻辑思维创造中医学，那么他们经过了怎样的认知思维之路呢？我们完全可以运用现代逻辑思维的原理进行如下反推。

中医学的实践体系和临床诊治效率是公认的，说明中医的临床实践是具有科学性的。但是，中医的临床实践一刻也没有脱离中医理论的指导，所有认识中药功用的思考和解释中药功用阐述，都在中医理论的指导下进行的。如果说中医学的理论是不科学的，岂不是承认不科学的理论指导出了具有科学性的中医临床实践，这显然是不成立的。

那么可以进一步反推，如果承认中医的临床实践具有科学性，那么，指导中医临床实践的中医理论也一定具有科学性。据此再继续推理，如果承认中医理论具有一定的科学性，那么中医理论也一定经过了合理的认知思维过程。如果肯定中医理论没有经过抽象思维的过程，那么在人类通过思维反映存在的道路上就不是只有抽象思维一条道路。

中医学的理论经过了怎样的认知思维之路，这是回答中医学科学实质的根本思路，如果依据近代自然科学的思维之路找不到答案，只有从人类思维的历程和人类思维的大环境中找答案。

人类在通过思维反映存在的道路上都经历了什么，都表现了哪些形式？

二、思维反映存在的道路

人类从开始主动认识客观世界就利用人脑的思维功能认识和反映客观世界，但是由于不同民族的文化积淀和心理趋向不同，社会实践的方式不同，地域、生产水平和经济方式等不同，人们认识和反映客观世界所表现的思维方式也不同。人类认知思维发展史上主要有抽象思维和形象思维两种。

1. 抽象思维的认知之路　抽象思维作为人类认知思维的一种方式，它萌发于世界第一个文化盛期的古希腊文化时期，是由当时大批哲学家共同创造的。其思维的表现方式是，先对认识对象的若干个客观事物的本质进行抽象的规定，抽取关于客观事物的抽象本质，形成反映客观事物的抽象概念，在抽象概念的基础上寻找事物之间的关系，通过判断、推理等方法，建立起抽象概念之间的可演绎的抽象逻辑关系。古希腊时期的形式逻辑和几何推理学等著名哲学理论都是这种思维方式的产物。

抽象思维作为一种认知和反映客观世界的思维方式，在当时西方社会较低的生产力条件下，并没有与当时的生产和科技相结合，从而在西方长达十多个世纪的历史时间内，并没有发挥其应有的作用。

还是到了西方近代时期，由于生产力的大幅度提高，机械化工厂的大工业生产为抽象思维提供了客观基础，随着西方文艺复兴的兴起，古希腊的抽象思维被西方近代自然科学家所吸收，很快成为欧洲社会的主要认知思维方式。近代自然科学的物理学、化学、数学等都是经过抽象思维的桥梁创造的，西方近代科技创造，基本上都是在理论推理的基础上形成科学假说，在科学假说的指导下设计受控实验完成的。

抽象逻辑思维是西方近代自然科学的主导思维方式，是近代西方自然科学的必由之路。

西方近代医学正是在西方近代自然科学的基础上发展起来的，西方近代自然科学是西方近代医学的文化基础，以抽象思维为主导的西方近代社会思维环境是西方近代医学形成和发展的社会思维环境。

2. 形象思维的认知之路　形象思维作为一种思维方式，是在十八世纪时由文艺理论家维·格·别林斯基提出，他认为文学艺术的创作思维活动主要表现为形象思维。此后，形象思维成为美学研究的重要内容，当人们研究形象思维的过程、表现形式和特点时，发现这种以不脱离客观事物的形象为特点的思维方式，其实普遍的存在于人们的思维活动之中。

少年儿童的思考活动表现为不能脱离客观事物的形象；聋哑人的思考活动也不能脱离客观事物的形象，聋哑人之间的认知交流主要是客观事物形象之间的关系；即使是科学创造，一般人的日常生活中都离不开形象的想象、联想和形象性构思，只是没有以形象思维为主；中国传统文化条件下的古代生产、生活，以及中国古代发明创造等思维活动，都表现为形象思维的方式。

当人们循着思维活动的表现形式追溯人类思维活动的踪迹时，可以一直追溯到人类的史前文化。早在人类精神文化启蒙时，当时的人类为了生存和追求更好的生活，开始了主动认识客观世界的思考，却由于当时人类思维能力的限制，记忆和语言表达能力的有限，人们只能将观察和感觉到的宏观的客观事物的表象，在思维中建立起某些联系，以实现人们对客观事物的相对深入的把握，史前文化的崇拜、神话传说和巫文化等都是这种思维活动的产物。史前文化中西方民族的认知思维方式都主要表现为以形象思维为主导的社会思维环境。

史前文化的中华民族祖先可能比世界上其他族群更早地进入精神文化启蒙阶段，长期固定地生存于中华大地的中华民族祖先，他们最善于借助观察到的事物形象、记忆中的事物形象、想象中的形象和与人交往中获知的形象等在思维中组合为新的形象，或表示对客观事物的认知性解释，或向他人表示自己对某些事物的理解，或表达对事物发展趋向的愿望等。因此，中华史前文化的内容、形式和对事物认知的深度，远比其他民族的史前文化丰富和深刻得多。

中华民族祖先依靠以形象思维为主导的思维方式在史前创造了丰富的中华史前文化，促进了社会生产力的发展，使中华民族祖先比世界其他原始人群更早地进入文明时代，以独特的文化成就显示出中华民族的崛起。

3. 中医人的认知之路　思维活动是人类认识客观世界的必由之路，思维方式是人们认识客观世界相对稳定的思考方式，在一个相对稳定的社会思维环境中，一般都有一个主导思维方式，它主导着人们认知思维的发展方向。古代中医人在认识和解决人的健康及疾病的思维活动中，主要运用的是以形象思维为主导的思维方式。

（1）主导思维方式　思维方式是人的大脑对客观事物进行"加工"时表现的某种形式，主导思维方式是指在相对范围的思维过程中，虽然有多种思维方式的共同存在，但必有一种起主要作用的思维方式，主导着人们的认识活动的发展方向。起主导作用的思维方式即可称之为相应认知范围内的主导思维方式。例如在人类早期旧石器时代的漫长岁月中，人类的主导思维方式是动作思维；从人类的文明时代到近代科学兴起之前的数千年间，人类的主导思维方式是形象思维。

中国传统文化的思维环境，一直沿着在人类精神文化启蒙时期形成的思维模式缓慢的发展，所谓"缓慢的"，是相对于西方文化思维方式快速而多变的状态而言的。西方文化在古希腊的哲学家们创造了抽象逻辑推理思维方式，在随后的中世纪又销声匿迹，取而代之的是经院哲学统治的欧洲宗教思维环境，直至近代文艺复兴时期的西方文化，逐渐形成了以抽象逻辑推理思维为主导的社会思维环境。而中国传统文化的思维环境是在中华史前文化思维的基础上缓慢转化的，是传承了中华祖先以不脱离客观事物的形象为主导的认知思维方式。

（2）中医思维的主导思维方式　实践于中国传统文化环境的中医人不可能跳出中国传统文化思维的大圈，中医人没有主要将人的机体看作自然的人，却主要注意了人的社会存在，注意从人的生命活动的整体层面观察人的机体，在认知人的机体内部结构时，没有主要依据打开人的机体而描述其构成，而是主要依据机体在活动状态下表现于外的信息，借助想象、联想和形象性构思，揣摩人体内部的结构和功能，如在认识五脏的"心"时并非在打开人的机体后，对心脏实体及其功能测试的基础上阐述心脏结构与功能的，而是依据人体在活动过程中表现于外的眼神、面色、舌质的颜色，以及智力活动、心跳与气血运行的关系等，经形象性构思，逐渐在思想中形成一个功能活动的系统。这个关于"心"的功能活动系统是虚构的，打开人的机体是找不到中医藏象理论描述的"心"的。纵观中医理论的藏象学说、气血津液理论、经络体系及辨证论治的临床思维，都表现为以形象思维为主导的思维方式。

（3）合理的认识论依据　衡量一门学科的科学性价值标准，不应当依其是否符合近代科学的标准而论，应当以其是否经过了符合人类思维发展规律的认识过程而论。如果仅凭中医理论不符合近代自然科学的逻辑模式而否定其科学性，这是违背科学研究原则的。中医学形成于我国春秋战国时期，这是人类进入文明时代第一个文化盛期，整个人类的社会思维模式中，只有少数文明古国形成了较为成熟的以形象思维为主导的社会思维模式。春秋战国时期的中国，地处世界东方文明的中心，是人类社会思维活动最活跃的地区之一，也是人类文明发祥地之一，是人类文化最发达的地区之一。当时中国的社会文化代表着世界文化的发展水平，代表着人类社会思维的发展水平。中医学就形成和发展于这样的社会思维环境中，中医人的认知思维活动完全吻合于社会思维模式，是中国传统文化认知思维的重要组成部分。

至于中国古代科学为什么没有走向近代科学，中国传统文化的思维模式为什么没有向抽象逻辑思维模式发展，这是世界科学发展史上一直被关注而尚未解决的大难题。但是有一点可以肯定，中医人在中国传统文化思维环境中所表现的认知思维优秀程度，完全可以代表当时世界人类思维发展水平，并且符合人类思维发展的规律。

4. 中医学的认识论依据　爱因斯坦曾经说过，一门自然科学的理论如果没有认识论作依据，那么这门自然科学再好也是站不住脚的。一个多世纪以来中医学之所以处于被质疑的困境，正是因为中医人没有向人们说清中医学的认识论依据。

（1）中医学有认识论依据　中医学不是没有认识论依据，只是因为人们暂时没有揭示其内容。关于自然科学认识论的研究，是从近代科学才兴起的，是科学界评价一门自然科学质量和水平的重要内容。

中医学自从形成体系以来，一直是中华民族繁衍昌盛的重要保障，即使在西方医学大量涌来成为我国医药卫生事业的主要力量之时，中医学仍然保持着强大的生命力，不仅存活下来而且继续为民众的健康事业做出特有的贡献。应该说，中医学站住了脚，并且一直站在社会抗病健体的第一线。说中医学没有认识论依据是因为人们总是循着抽象思维的规律寻找。其实在长达数千年的中国传统文化环境中，中医思维一直同构于中国传统思维的模式，中医人没有必要专门向社会说清自己认知思维的过程、特点和规律。

将中医学的认识论依据展现给社会，是现代科学发展的需要，是不同文化交流的需要。古代中医人虽然没有给我们留下现成的认识论研究资料，我们却可以主要通过对古代中医人创造的文化成果追溯他们的认知思维过程、特点和规律。

（2）揭示中医学的认识论是现代中医人的责任　中医学的认识论依据不能主要依靠中医以外的力量进行研究，而应当由现代中医人完成，其原因和意义如下。其一，中医学的创造是中医人经过复杂的思维过程完成的，这种专业性很强的中医认知思维，只有中医人才能深刻理解专业思考。其二，内省自我认知的过程、特点和规律是最可靠的认识论研究方法，因为每个人的思考过程只有他本人最清楚。这就需要中医学生学习和掌握哲学认识论及关于思维科学的一般原理，运用认识论的原理研究中医学的认识论是最佳途径。其三，有利于高效传承传统中医学。传承传统中医的关键环节是传承传统中医思维，名老中医的认知思维真谛只有懂中医理论又有中医临床实践的人，才能理解和发现名老中医的认知思维精华。

第二节　最具生命活力的思维体系

中医思维是中国传统文化思维体系最具活力、最具代表性的专业思维表现形式，在中国传统思维体系中占有重要的地位，它的存在和活力推动了中国传统思维的发展。

一、中医思维在中国传统思维中的地位

中医学是唯一存活下来，并在科学发达的今天仍然有效地服务于社会的中国传统文化体系，中医学是将理论和实践有机结合的中国传统文化，她是最优秀、最有活力和最具代表性的中国传统文化，中医思维是古代中医人将丰富的中医实践经验升华为中医学的桥梁，因此，中医思维在中国传统思维体系中占有非常重要的地位。

1. 中医思维成就了优秀的中医文化　中国古代创造了许多科技发明，为世界文明做出了不可磨灭的贡献，可是，中国传统文化却没有在认识自然界的道路上形成关于物质世界的系统理论。然而中医思维却是例外，中医人不仅创造了关于人体和疾病"是什么"和"怎么样"的系统理论，而且探索了关于诊断和治疗疾病的实践体系，充分显示了中医思维的生命活力。

首先，中医思维将人体作为独立的认识对象，对人体及其疾病进行实际观察，完成了一门自然文化所必须具备的关于认知对象"是什么"和"怎么样"的阐述，即以藏象学说、病因病机学说和辨证论治理论为基本内容的中医基础理论。而中国传统文化中其他自然文化形式，没有一门学科形成独立的认识对象，也没有站在认识对象的对立面，把握对象的本质、联系和规律，更没有形成系统的自然科学理论，如中国古代虽然有一些关于物理、数学、化学和生物现象的记载，却没有形成系统的理论体系。中医思维的优秀之处就在于其站在大自然和人体的对立面，创立了中医学理论体系。

其次，中医思维在形成和发展的过程中，不断吸收中国传统文化中的优秀成分，使中医学表现出极大的活力。例如，中医思维在升华理论的过程中，成功地利用中国古代哲学思想，将阴阳、五行学说及气一元化理论引进中医学本质和联系问题的思考中，一方面，使中医医学活动为中国古代哲学提供了广泛的实践基础，另一方面，使古时中医人最大限度地准确把握了认识对象。

其三，中医思维始终把自然和人体的生理、病理变化作为认识事物的直接依据，作为诊断和治疗疾病以及探索养生保健方法的依据；中医诊治注重因时制宜、因人制宜、因地制宜，认为患者机体的实际情况，疾病的变化是辨证论治的根据；中医思维反对在诊治中拘泥于一法一方的僵化思维，认为临床思维不从实际出发一定会贻误病机，必有害于医道。

其四，古代中医人都具有深厚的中国传统文化造诣。《黄帝内经》时代的名医没有留下多少姓名，自扁鹊到张仲景，从唐朝孙思邈到金元四大家，从明末吴鞠通等温病理论创始人到清代张锡纯等，他们都是中医文化著名的创造者，同时又都拥有深厚的中国传统文化功底，是中国古代不同历史时期的文化名人。

其五，中医人在认识和解决医学问题的思维中，选择了最恰当的思维方式。在中医学形成和发展的时代，由于社会生产力水平低下和社会知识总量有限，人们还不可能主要依靠抽象的逻辑思维把握客观世界，中医人选择了以不脱离客观事物形象为主导的思维方式，通过司外揣内、取象比类的思维方法实现对事物的理性把握。形象思维是人类思维发展史上早期和文明初期思维的主导思维模式，是人类认识客观世界的常用思维方式之一。

2. 最具活力的中医思维　中医学不是一个自我封闭的学科，它以临床疗效作为检验理论和诊治的根本依据，不断吸收环境文化的营养，使中医思维在解决医学难题的过程中不断得到发展，表现出极大的活力。

首先，坚持实践是检验理论的标准。中医思维在认知中医学的基本理论和临床的理、法、方、药时，都是在实践经验基础上的升华，并在实践中受到检验。中医学是一门应用性科学，实践效果是检验中医思维正确与否的依据，古今中医人始终坚持临床疗效是检验一切理论的标准。在认识和解决医学问题的实践中，中医人始终以中医理论作指导，在诊治疾病和健康咨询服务中，仍然以中医理论为指导。但是施用的理论恰当与否，临床诊断、治疗正确与否，都将在实践的效果中受到检验，理想的疗效需要总结经验，不理想的疗效必须反思，总结教训。

其次，不断从环境文化中吸收营养成分。任何一门学科都不可能脱离一定的文化环境而独自发展，中医思维在古代始终处在中国传统文化环境之中，并不断地从中吸收营养成分，从而使自身不断地得到发展。中国古代哲学思想是中医思维吸收最多、作用最大的营养成分，其中关于与自然的关系、社会心理、思维方法等思想的形成都离不开中国古代哲学，如中医阴阳、五行学说，人与天地相应理论的萌发、形成和发展，都是吸收中国哲学思想成分的结果；又如中国古代儒、道、佛三家宗教理论中的许多优秀思想也是中医思维吸收的对象，中医学关于治未病、养生、强身和修身养性等学术思想的形成和发展，与上述宗教思想有着密切的联系；再如，朱丹溪的"阳常有余阴常不足"理论的形成，充分吸收了宋代大理论家朱熹的理学思想。古代天文观测和历法研究成果是中医运气学说形成的客观依据。古代语言、文字、文学研究为中医思维的发展，为中医学术思想的传播，为中医诊疗技术的流传提供了最适宜的文化载体。

其三，存活时间最长。中医思维与中国传统文化同时诞生，在中国古代长达数千年的历史长河中，中医思维一直为保障中华民族的繁衍昌盛，为增强中华民族的身体素质做出了不可磨灭的贡献。自明末清初以来，西方科学文化带着西方医学涌向中国，在如此强大的文化冲击下，唯有中医思维没有像其他传统自然文化那样被淘汰、被淹没，顽强地在自己的阵地上发挥着特有的作用。二十世纪中叶以来，尽管中医学遇到来自多方面的不理解、冷落和排斥，但是，中医学的疗效，它在许多方面解决临床疑难问题的特有能力，是其生命活力的体现。中医学没有被西方文化所冲垮，也没有被西医学所代替，它还将在解决未来医学难题的实践中显现中医思维的魅力。

3. 最具代表性的中国传统思维体系　中国传统文化源远流长，历史悠久，特色鲜明，中医思维集中体现了中国传统思维的特色，是中国传统思维的典型代表。

　　首先，中医思维将中国古代社会文化和自然文化有机结合起来，运用于医学问题的认识和解决，使中医学成为中国传统文化中唯一具有自然和社会双重属性的两栖文化。中医思维的对象是人，而人具有社会和自然的双重属性，自然环境的不良因素可以通过人的自然属性作用于机体，使人的机体生病；不良的社会因素，如强烈持久的郁闷情绪刺激可以成为许多疾病的病因，因此，疾病和健康也具有自然和社会两种属性。中医人在认识和解决医学问题的过程中，一方面要注重人的自然属性，按自然规律诊治疾病和保护健康，并总结经验升华理论；另一方面，又要注重人的社会属性，按心理活动的规律诊治疾病和维持健康，并总结经验，升华理论。可见，中医思维将自然和社会的两种文化有机结合于医学活动的实践中，充分显示了中医学双重文化属性的特点，也充分体现了中医思维所具备的中国传统思维代表性。

　　其次，全面体现了传统思维的特点。中国传统思维注重人与人的关系，在理念上讲究和合、圆满和中和，在表达形式上体现思辨性。中医思维充分体现着中国传统思维的上述特点，中医理论的生命观、疾病观和治病理念及养生理论中，特别强调人的因素，认为人禀天地之气生，人可以适应大自然的规律，人体自身也表现出极强的规律性，《黄帝内经》说："正气存内，邪不可干。"即使发病了，人体自身固有的卫外功能可以祛病邪外出，而恢复健康；治疗的本质只能辅助机体驱邪，治疗过程要充分调动机体的自我调节、恢复能力，中医养生理论更为注意调动人体自身的积极性，强调以"治未病"为主的预防原则。中医理论在阐述医理时也体现追求和合的文化风格。例如，藏象学说非常强调五脏之间相互滋生和相互制约的关系，在治疗选药配伍时强调药物功能的相互配合，体现了中医理论追求和合、圆满的风格；中和思想在中医理论中处处可体现出来，如中医思维认为人体本身就是阴阳动态平衡的体现，阴和阳两方面都不可偏盛、偏衰。认为"阴平阳秘，精神乃治"，治病本是调理失衡的阴阳，而且主张"中病即止"，不能克伐太过。中医理论阐述形式的思辨性，是中医思维没有体现抽象逻辑形式的重要依据，其根本原因是中医思维没有经过抽象的逻辑思维的判断和推理。

　　其三，充分继承了传统文化的思维模式。在中国传统文化形成和发展的过程中，确实没有形成以抽象逻辑思维为主导的社会思维模式，而是沿着人类思维发展的轨迹，充分发挥了形象思维方式的作用，形成了以形象思维为主导的社会思维模式。中医思维完全继承了传统文化思维模式的衣钵，在认识和解决医学问题的思维中，通过以形象思维为主导的思维方式，实现了对医学本质、联系和规律的把握。中医理论的基本单位却不是抽象概念，也没有形成它的定义体系，更没有可演绎的推理关系，但是，以想象和联想为表现形式的形象思维，却使古代中医人创造了中医理论，如经络体系的形成，中药、方剂理论的获得，中医人在临床上诊治活动的思考等，所有中医医学活动的过程都生动体现了以形象思维为主导的思维过程。

　　其四，处处散发着中国传统文化的气息。中医思维和中医医疗活动的各种文献、文件中，其文体、表述、语言、文字、书法等方面，处处都散发着中国传统思维的气息。传统中医文献主要有经典理论著作、歌赋、医案、医话、医学杂记、医学人物传记等。中医学的理论著作如《黄帝内经》与《周易》《论语》等古典文化著作体裁一致，都体现着论文集的特点；诗词是古代文学著作的重要内容，中医学有各种关于药性、功用、主治、汤头、脉理的歌诀，民间还流传关于中药的谜语、对联等。中医药的歌诀、谜语、对联都是借助中国古代传统文学的形式达到传播中医文化的效果；中医人的医案、医话、医学杂文和医学人物传记，都以古汉语的格式书写，不少医学文献直接作为素材收入经、史、子、集中。中国传统文化文体表述的一个突出特点是，不同于西方理论著作那样，以抽象的逻辑推理形式表述，而是以对客观事物的形象联系的描述，阐述其深刻的道理，其常用的阐述方式，是将深刻而抽象的医学道理，寓于对个性事物的形象描述之中。中医文化的文献语法结构与传统文化文体的语法结构完全一致，其文体结构特点是语句干练、词语生动、言语流畅。汉字书法是体现中国传统文化特色的一个重要窗口，中医处方是古代中医人展现医技和文才的重要窗口，凡认真行医者，都刻苦习练书法，努力借助处方用汉字的优美书法展现给同行，展现给社会。中医文化之所以展现出中国传统文化的气息，正是中医思维活力的体现，是中国文化传统思维在中医医学和中医文化活动领域里的表现。

二、中医思维在中国传统文化发展中的作用

由于中医学在中国传统文化中占有重要的地位，决定了中医思维在中国传统文化发展中的重要作用。

1. 为中国传统文化提供了最广阔的实践空间　中国传统文化有两大特点，其一是社会人文思想理论比较成熟，形成了具有中国特色的以人文哲学为核心的理论体系；其二是中国古代科学技术比较发达，一直走在世界前列。中医思维不仅拥有完整的实践体系，而且拥有与之适应的理论体系的指导。中医思维对中国传统文化的最大贡献是广阔的医药学社会活动，为中国传统文化的哲学、伦理、宗教、文学等社会人文理论提供了最广泛的实践基础。

首先，中医医疗活动是中国古代哲学发展的客观基础。如果说，阴阳学说在《周易》中只是空洞的代名词，那么中医思维成功地将阴阳学说赋予客观的实际含义，如中医思维通过阴阳学说阐述具有对立关系事物的规律，可以帮助中医人理清人体结构在内外、上下、表里的关系，帮助中医人理解病理机制中虚实寒热的对立、依存和在一定条件下相互转化的本质；五行学说在中医思维中的运用，并不仅仅说明中医学坚持朴素唯物主义的立场，而是深刻反映了事物之间相互滋生、相互制约的事物联系的规律，更说明中医人的实践为哲学发展提供了广阔的社会空间；中医临床辨证论治的基本原则，是中国古代哲学辩证法思想在中医认知思维中的体现。总之，中医学中大量的哲学思想不仅反映了中医思维对中国古代哲学的依赖，同时也说明了中医医学活动为古代哲学提供了客观空间和发展哲学思想的客观途径，为理解中国古代哲学提供了坚实的客观基础。

其次，中医人是传播伦理、道德观念的践行者。中国传统文化的伦理、道德思想极为丰富，是中国传统文化的重要内容，也是中华民族优良品质的文化体现。中医人在从事医学活动的过程中，涉及许多伦理、道德问题。例如，传统伦理观念不允许医生们大量、公开地解剖人体，古代中医人在维护人体完整的条件下，主要通过人体在活动状态

下表现于外的信息，揣摩体内的生理、病理活动；又如济世救人的医疗道德思想在历代中医人的医疗活动中得到充分体现；纵观中医文化史料，每一个古今名中医师、名中药师不仅技艺精湛，而且医德、医风高尚，他们是中华民族优良道德观念的实践者，在医药之道的行业内为发扬中华优良伦理道德树立了典范。

其三，传统宗教观念在中医思维中的体现。中国传统文化的宗教流派主要有儒、道二家，佛教系国外传入，其宗教思想虽各有特长，但它们都与中医人的认知活动有着特别的联系，主要体现在疾病和健康观念方面，三教都主张以乐观的态度对待人生，以积极的态度遵守自然规律和以认真的态度治疗疾病。中医思维广泛吸收了各派宗教思想中关于养生防病的理念，并把这些理念与中医思维有机结合起来，使宗教思想在中医人认知人的健康和疾病问题的实践中发挥了积极的作用。

其四，传统思维方式在中医人实践中的应用。思维是座桥梁，是人们从实践到理性的必由之路；思维又是一座加工厂，人类一切认识、适应和利用客观世界的意志，以及目的和方法是这座加工厂的产物。我们的祖先运用中国传统思维模式创造了整个中华文明，创造了具有中华民族特色的优秀传统文化。古代中医人完全继承了传统的思维模式，使它在中医医学活动中发挥了特有的作用。反过来，中医医学活动又为传统思维模式的发展和完善提供了客观基础。中医人对人体结构及其功能活动的把握，是依据机体在活动状态下表现于外的信息，经形象思维揣摩体内的动态情景，如藏象学说、经络学说、病因病机学说等都是这种思维模式的产物；诊断疾病主要依靠这种思维方式把握病机，如感冒是风邪与正气相逢于肌表；治疗疾病的机制是针对动态的病机，因势利导，经形象性构思形成的动态治病方案，如针对大渴、大热、大汗出、脉象洪大的阳明经证，以白虎汤中的知母入里清热养阴，生石膏既清热又能引热外达等。纵观古代有名的中医药方，每一帖药方都可以使中医人在大脑中构思出中药调理病机的生动画面。总之，中国传统思维模式在中医医学实践中充分发挥了桥梁作用。

2. 极大地丰富了中国传统文化的宝库　中医思维作为中国传统思维的重要组成部分，创造了大量的著作、文献，丰富了传统文化的宝库；丰富而多彩的中医人的认知活动为古代文学、历史提供了大量而生动的素材，历代中医人发明的医疗工具，为中国古代科技增添了光彩。

首先，经中医思维创造的浩如烟海的各类中医著作、文献、医案等，极大丰富了中华文库。从内容看，中医著作可分为经典理论、医学杂文、医案、中医人物传记等，仅中医经典著作流传下来的就有几十种，还有各种经典问世以后，后人对经典的注解、注释则更为丰富；中医人的医学杂文有医语、医话、医案、札记等，为后人留下了许多医学经验、医学理论，丰富了传统文化的文库，丰富了社会文化生活，丰富了人们的思想；中医历代人物传记是中医文化宝库里又一类珍宝。从藏书情况看，中医药类图书是各级藏书机构必不可少的内容；即使非中医人藏书也少不了中医药经典和方、药之类的书籍。

其次，中医思维产生的中医文化是中国古代经、史、子、集的重要资料。中医学、古代中医医疗制度和中医学名家的资料一直是古代文化人关注的重点，无论是探索理论，还是写史著文，都必不可少地收集中医人活动资料，有的还直接讨论医理，或评论医术，或描述病情，或记载医案，记载中药药材。如《黄帝内经》的书目被东汉班固所编的《汉书·艺文志》收载；文集类收集有关草药的功用、主治、医书序言、医事诏书，以及食疗、养生方面的中医药文稿；史书类作家对中医医学活动很感兴趣，各类史书都少不了中医药事活动的内容，如《史记》《后汉书》《三国志》等，都载有医事活动、医学人物，就连稗官野史、地方志之类的史料，也少不了中医人活动的内容；经书论医药更为常见，《周易》论医之深可达医理、发病、养生；《诗经》发医、药家微言，抒心灵妙语，颂药言怀；其他如《周礼》《孟子》《春秋》等，都论及医理、记载医事。不仅如此，中医人的认知思考对诸子的思想也有较深的影响，仅春秋战国时期的孔子、孟子、老子等，都对中医文化有很深的造诣，他们不但研究医理、药理，并将对医理、药理的理解引用到哲理的论述中，有的甚至为人看病和开具治病的药方。

其三，中医思维是古代文学艺术的素材源泉。中医、中药和养生活动是社会生活的重要内容，必然与反映生活的文学艺术发生一定的联系。古典小说多在情节中记述医事、描写病情和展现诊治经过，如笔记型小说《梦溪笔谈》中记述了许多宋和宋代以前的中医史料；通俗小说《东游记》涉及生理、养生、胎教及病后调养；文学巨著《红楼梦》《西游记》为了情节的需要，多处描写诊病、治病的故事。中医医事活动也是绘画艺术的重要素材，如敦煌莫高窟的壁画中有中医人诊病的画面，有抢救病儿的情景。诗词在反映生活，抒发情感时，也与中医药发生密切联系，如诗人屈原的诗常涉及中药药物，也阐述他的养生思想，他推崇道学，认为人应珍惜"精气"，心怀恬淡虚无，顺应自然，其他如曹操、陆游的诗，关汉卿的戏曲等都论医道抒养生。文学艺术之所以把医药学及医疗活动、医药人物故事作为艺术创作的素材，是因为医药学、医疗活动是人们最关心的社会事务之一，而且中医人的认知理念可阐之理广泛，可述之事普遍，容易引起人们的注意，容易激起人们的共鸣。一般来说，文学艺术创作中，引用中医医事的素材，有利于作品深化主题，有利于作品增加趣味性，有利于突出情节或刻画人物。

其四，中医人的认知思维是民俗文化必不可少的素材。中国传统文化的民俗文化主要涉及饮食、起居、养生、婚姻、生育等社会生活的诸方面，这些事物也是中医人讨论的重要内容，因此中医医事活动和中医人物必然成为民俗文化不可或缺的素材。饮食文化把饮食保健和食疗作为中心内容，而要使饮食文化达到最佳的文化效果，作者必须通晓中医理论，熟悉食疗方法，如《全上古三代秦汉三国六朝文》一书中详细论述饮食与健康、疾病的关系，介绍许多食疗的方法。酒文化是我国古代民俗文化的重要内容，许多文人都在自己的作品中，论述饮酒与健康、疾病、治病的关系，还有许多文人描写饮酒以后的心理感受。此外关于起居、住所、服饰和容貌的文化作品中，亦有处处涉及中医人的观念、观点的现象，认为人们在调节起居、寻找住所、选料裁衣和修饰化妆时，都必须以适宜人的生活、有利人的健康为原则。

其五，为传统科学技术添光彩。中医人的认知思维不仅在理论和临床方面为繁荣传统文化做出了突出的贡献，而且在长期同疾病进行斗争的过程中，还有许多科技发明、发现和创造。例如，被誉为中国古代第五大发明的人体经络学说，数千年来，它一方面为中医临床诊治提供了理论依据，另一方面由经络而引起的研究绵延数千年，至今仍是中外生命科学研究中一个不解之谜；宋代王惟一发明铸造的针灸铜人名扬世界，是中国医药文化的珍宝；针灸针的发明、改进和应用为世界科技中增添了光辉的一页，特别是针麻技术的发明与应用，是针灸技术的亮点；其他如炼丹技术开创了我国古代化学的先河，中医正骨小夹板固定技术、金针拨障术等，都是古代中医人的科技发明和创造，这些发明、创造不仅有效地配合了中医临床活动，创造了无数诊治奇迹，同时也为中国传统科技发明增添了光彩。

3. 为研究中国传统思维提供最生动和现实的资料　中国传统文化是中华民族对数千年社会实践的理性反映，为繁荣世界文化做出了突出的贡献。但是中国传统文化至今还是没有打开大门的宝库，还没有从人类认知思维的规律层面，揭示中国传统文化的思维本质和特点。中国要走向未来，走向世界，必须弘扬民族文化、弘扬中华传统文化，而做到这些必须首先研究传统文化，中医学和中医医学活动是最具代表性的中国传统文化和传统文化活动，研究中医思维的本质和规律，可以为研究中国传统文化提供最直接、最现实、最生动的第一手资料。

首先，中医人经思维创造的中医经典著作及历代学术思想资料，以及历代中医临床文献浩如烟海，可为研究中国传统思维提供可靠的古代认知思维的线索；其次，历代中医人对大自然和对社会人际关系的观察和思考，都记载于古代中医文献之中，文献的字里行间记述了古代中医人认识和解决医学问题的思考过程，为现代人研究传统文化思维本质、特点和规律提供了可靠的资料；其三，在现代科技活动中，还有一个中医群体仍然在运用中国传统文化的知识认识和解决医学问题，并且创造着客观效益，这是"活"的中国传统思维的社会实践，为中国传统文化研究提供最直接、最现实的第一手资料；其四，中医思维的存活和中医医疗实践为文化学研究提出一个新课题，即具体学科与环境文化的关系问题：传统文化在现代科学文化环境中能否生存？中国传统文化与现代科学文化环境的关系问题等，都可以为现代文化学研究提供最现实的认知思维资料。

第三节　人类健康行动的智库

人类在进步，科学在发展，时代在前进，传统的中医思维还能适应社会的发展，还能否为人类的健康事业做出贡献吗？回答是肯定的，因为人类对人体及其生命的认识还知之甚少，人类在人体的健康和疾病面前并没有获得多少自由，人类在认知人体这个奥秘无限的自然体的道路上，还有着漫长的、无休止的历程。人类为了自己的健康必须利用一切积极因素，中医思维是中华民族五千多年抗击疾病和寻求健康的智慧宝库。

一、人类健康行动目标需要多种思路

人类健康事业的社会目标是全人类都幸福地生活着，这是一个浩大而复杂的社会实践工程，是一种践行多种优秀文化的社会实践系统，更需要全人类从多角度探索健康之路的思维。在这种伟大的探索思考行动之中，中华民族走出了一条独具特色的健康思维之路。

1. 人类健康事业的发展方向　健康事业是指社会全体成员保持身体健康而进行的社会实践。健康事业含有以下几层含义，其一，健康事业是一种社会实践，是社会事业的重要组成部分；其二，健康事业是社会全体成员共同参与，共同践行的事业；其三，健康事业需要充分发挥全社会成员思维的活力，并充分利用人类已获得的，行之有效的抗击疾病和寻求健康的认知思维智慧；其四，健康事业是一种特殊的事业，特殊在于这个事业不以创造和消费物质资料为目标；其五，健康事业是人类最崇尚的事业，是一个没有实践模式的事业。

健康事业不等于医疗卫生事业，两者之间有着本质的区别，又有着复杂的联系。首先，医疗卫生事业是健康事业的重要组成部分，医疗卫生事业的社会实践要承担社会健康事业的重要任务，但不是社会健康事业的全部；其次，医疗卫生事业的实践主体是医药卫生技术人员及其管理者，实践的对象是发生在社会成员机体上的健康和疾病；其三，健康事业的社会实践主体是社会成员的每一个人，实践对象是实践者自己；其四，医疗卫生事业需要专业文化的指导和引领，其专业文化是医药学，专业文化武装医疗卫生事业实践主体，医疗卫生事业是实践主体践行专业文化的专业性社会实践；其五，健康事业需要多种文化的综合运用，其中主要有关于生命、人体、自然、社会、心理、行为等涉及人的多种知识文化。

人类健康事业是由世界上不同国家、不同社会的健康事业所组成，不同的国家、不同的社会、不同的文化环境条件下的健康事业的实践方式不尽相同。但是，从近年来人类对自身健康认识变化的情况看，人类健康事业的发展方向出现如下几点趋势。

其一，社会民众的健康事业不是主要依靠社会医疗卫生行业所能解决的问题，而是需要动员全社会的人共同参与，共同努力，共同践行优秀健康文化的社会实践。

其二，社会民众逐渐认识到，个人的健康不能主要依靠社会的医疗来保障，主要依靠个人的健康意识的支配，而良好的健康意识来源于对优秀健康文化的了解、理解和努力践行。

其三，社会民众对自身健康愿望的目标已发生变化，已经由原来的依靠医疗卫生技术作保障，向依靠提高自我健康意识，践行优秀健康文化，提高自身身体健康素质的方向发展。

其四，社会卫生事业已出现以医疗为方向以预防为主方向发展的趋势。

2. 人类对人体的认识还知之甚少

（1）健康行动的前提是正确认知人体　健康事业的核心是怎样才能使人们尽可能长时间的保持健康的身体，这是社会健康事业的核心问题，也是每个人思考最多的问题，而解决好这个问题的前提是对人体的正确认知和了解。如果人们对人体、生命、健康和疾病获得了相对正确的认知，社会的各级行政组织则会制定出符合社会民众健康事业顺利发展的政策和策略；社会健康事业管理组织则能更有效、更科学的引导和管理社会健康实践；社会的每个成员如果能相对正确了解自我机体的生理知识、活动规律和各种状态，就会使自己的一切生活行为，都以适应自我机体需要而从事各项活动，保持生活的规律性，从而获得保持健康身体的效益。

如果人们不了解人体的生命、健康和疾病，或者将有限的关于人体的知识认为是对人体健康绝对正确的，那么社会的健康行动就不一定有利于人体的健康，社会健康事业就可能失去正确的方向，最终不利于社会事业的发展；如果健康行动中的个体的人不注意学习和了解关于自我身体的知识，其人一定不知道怎样爱惜自己的身体，更不知道怎样有规律的生活，不知道怎样保持健康的身体，或者道听途说，不加分析的盲目采取所谓的健康行动，最终不能实现个人保持健康身体的愿望。

（2）人体是一个奥秘无穷的有机体　人类自从进入精神文化启蒙时代开始，就启动了认识人体自身的艰难历程，一万年过去了，人类已经在一定程度上获得了关于人体的多层次、多方面的认知。但是这些知识相对于人体本身，相对于人类对自身健康的需求，还远远不够，因为人体是一个具有非常复杂结构与功能的自然体，是一个奥妙无穷的具有自然和社会双重属性的有机体。

从人体的自然属性看，人体是这个地球上最高级的自然体，从人体生命的进化历程看，人类的生命进化至少经历了近百万年的历程。在进入人类以前，从动物生命开始，至少又有数千万年的历程，再从地球上开始有了生命算起，至今至少已有数亿年的历程，数亿年的生命历程，使人体逐渐进化为一个地球上最难以把握，最难以求知的自然体。而人类对人体的认知，从启蒙时期算起最多才有一万年，一万年的认知欲搞清楚经历了数亿年进化而形成的人体，谈何容易。

在自然界面前，人类的认识能力是有限的，人类永远不可能完全彻底把握客观事物，人类对客观世界的认识是无休止的接近运动，人类对客观世界的正确认知，只是人类对客观世界无休止接近当中的接近，而不是彻底的把握。

人体又是这个客观世界最复杂、最高级的自然体，人类在人体这个最神秘的自然体面前获得的已知还很少，西医学注重从人体的实质结构及其功能活动指数的测量把握人体，但是人体的物质结构是无限可分的，人们在相对的时间内只能在有限的人体结构的层次认知人体。中医思维却注重从人体的功能活动认知人体，中西医对人体认知的角度不同，中、西医学对人体的认知，都是人类向人体无休止接近中的接近。

从人体的社会属性看，人的社会存在、社会交往、社会生活等都可以通过人的心理活动这个环节影响人体的生理活动，从而对人的健康造成一定影响。中医思维关注人的心理活动，认为是一个最难以把握的客观现象，同等程度的不正常的心理活动表现在不同人的身上，对人体的生理活动可能造成不同的程度的影响。更为不易的是，由于心理活动对人体生理活动造成的影响，目前还不能借助科技手段进行准确的、严格的量化测试。

（3）人类对人体已有的认知　人类从一万年前的启蒙时代就开始了有目的的主动认识人体的活动，由于人类不同的社会群体分别处在不同的生产力和科学条件下，又由于人们在不同的历史时期处在不同的文化环境中，人们对人体认识方式也不相同，人类在认识人体道路上所创造的关于人体、生命、健康和疾病的文化也不同，不仅文化的形态不同，认识的深度、广度和正确程度也不同，文化的风格和表现形式都可能不尽相同。

西医学是由西方近代医学发展而来的，近代医学关于对人体的认知是在近代自然科学的基础上形成和发展的，主要基础文化有生物学、进化论、动物学等；西医学受到西方自然科学构造性自然观的影响和制约，主要从人体的实体物质结构认识人体，最初是从人体形体结构认识人体，继之深入人体内部器官层面，又发展到组织层面，再向内发展到细胞层面，目前是在分子层次认识人体，在分子层面解释所有的人体生命、健康和疾病现象；西方近代医学乃至现代西医学正是在西方近代以来关于人体认知的基础上，以此为核心建立起了人体医学；尽管西医学将认识人体的层次深入到分子层次，西医学仍然难以解决许多疾病问题，面对未来的人体健康目标，西医学还有着无数的难题，人们仍然需要无休止的认识人体。

中医思维是在人类精神文化启蒙时代，中华祖先就开启了认识自我身体的历程，值得庆幸、自豪的是，中华祖先认识人体的文化融入了中华文化的大系统中，中华文化没有因社会战乱而经受断代的摧残，中华民族沿着祖先对人体的认知思维而代代相传，代代相接，使中医学关于人体的认知保持一贯的认知思路。中医思维认知人体的文化基础，是中国传统文化关于自然和社会的知识；受中国传统文化的影响，古代中医人没有主要从人体的结构认识人体，而是主要从人体整体功能活动层面认识人体，是在人体活动状态下，依据人体表现于外的信息，揣摩人体内部的结构与功能；中医思维关于人体的认知形成的藏象、经络、气血精液学说等是中医学关于人体理论的基础。

中西医分别从不同角度认知人体，各有优势，也各有不足，如果能在认知思维的环节实现中西医关于人体认识的互补，必将有利于人类对人体的认知，推动人类对人体认知的进程，为人类的健康事业提供优秀的人体科学知识和理论。

3. 充分利用各种关于健康的认知思路　人类为了自己的健康不可能只走一条认知之路，因为人的机体太复杂，太神秘了，人们如若在不太了解人体的情况下，只相信一种思维，一种医学，并且主要依靠单一的思路认识和解决自身的健康和疾病问题，必然失去许多获得有利于自身健康的知识、理论和技术的机会，自然就不利于自身健康管理的实际行动。

人类关于自身健康的思考和思路多种多样，不论哪一种关于健康的思维，都是特定的群体或个人在特定的历史阶段，特定的生产力水平和科技条件下，特定的文化环境中，经过各不相同的实践过程和认知思维模式，每一种思路都不可能完全彻底地把握人体及其健康，必然都有不同程度的局限性，同时也免不了其中有许多错误的认知，错误的理念、理论等。如果人们的思维僵化，固守某一种自认为是科学又先进的思维所形成的理念、知识、理论或技术，必然不利于社会健康事业的发展。

人类在抗击疾病和寻求健康的探索中已创造了多种文化，因为寻求健康身体和摆脱疾苦，是人类仅次于温饱的第二大生存、生活的人生自然属性目标。在精神文化启蒙以前的数十万年间，人类只有被动地忍受疾病的折磨。人类一旦开始主动认识客观世界，就会引发脱离疾苦的愿望，去寻找引起疾苦的原因和摆脱疾苦的办法，并一刻不停地实践着。进入文明时代以来，人类的不同民族，在不同的地域，借助不同的文化，进行了同一问题的思考和实践，创造了具有不同表现形式和不同内容的关于抗击疾苦和寻求健康的文化。

　　尽管人类认知人体健康和疾病的思维已经经历了近万年的历史，创造了浩如烟海的健康文化，在人类健康事业的实践面前，仍然满足不了需要，即使世界的优秀健康智慧都加在一起，或有机整合为一个具有整体联系的思维体系，也远不够人类健康事业实践的需要。因此，人类在未来健康的实践中必然要充分利用各种健康思考的优秀成分，充分肯定和接受人类已创造的健康思路，并运用于新的社会健康行动实践中。

二、中医思维的生命活力

　　中医思维是中华民族在抗击疾病和寻求健康的长期实践中形成的思维体系，历经五千多年，在科学技术高度发达的现代文化环境中，仍然保持着很强的生命活力，充分体现了中医思维的优秀品质。

1. 被实践证明的优秀思维

　　（1）集民间的健康智慧　　中医学不是理论家经理性思维推理出来的，而是中华民族在生存和生活的实践中，经长期思考并付之实际操作而逐渐积累经验的升华。首先，中医智慧源于民间，源于实践，是我们祖先在劳动和生活中发现身体的不适，就在劳动和生活的过程中找原因，再在劳动和生活的过程中调整和纠正。其次，中医思维构成元素的始创者都是工匠，是社会基层的劳动者，有以问病诊疾的"医工"，他们的足迹遍布中华大地，他们的思考和技艺涉及社会的各个阶层，他们是中医学的始创者和践行者；有采药、炮制药材的"药工"，他们跋山涉水去采药、认药、制药，为社会民众的健康做着最艰苦的劳动，同样是中医文化的始创者；在我国古代还有一种专门从事操作性技艺的"技工"，他们有的辅助医生诊疾调药，有的从事针灸、推拿等。当这些不同的工匠们将他们劳作的过程，包括操作性劳动和思索性脑力劳动的过程及收获，借助语言或文字传达给他人时，就成为具有社会特征的认知元素了，这是纯正的源于实践的智慧。其三，中医思维受到我国古今社会全员的关注，人人都在思考健康，人人都在防病，人人都在寻找摆脱身体不适的办法，一旦某个人获得一点抗病、保健康的思考线索，就会很快传播到社会，或被他人借鉴，或被中医人吸收。从某种意义上说，中医思维就是民间大众的智慧。

　　（2）迎难而进的思维品质　　中医学自从萌发到形成，再从形成到繁荣，一直在解决我国古代社会民众的疾苦中发展。中医思维是中国古代社会唯一的关于健康智慧之库，社会上所有的关于健康和疾病问题都依靠其解决。中医学发展史上清楚的记载着，每当社会上出现重大医学难题，都是由当时的一代中医人主要运用中医思维，结合当时的具体情况解除了民众的疾苦，保障了民众的安康，推动了社会的发展。中医学几次重大发展，如两汉时期、宋金时代、明末清初等都是一代代中医人迎难而进，在寻求健康的第一线苦苦思索，谨慎实践。

　　（3）经受实践检验的思维　　中医学之所以优秀，之所以历久不衰，是因为中医人的认知思维始终受到实践的检验。医药活动是特殊的社会实践，它以实际能否解决社会健康和疾病问题为检验标准。中医学的理论、观念、理念、学说等有没有科学性和一般指导意义，都是在实践经验的基础上逐渐升华的，又必须接受新的实践考验和验证；每一个临床中医运用中医学，对每一个临诊疾病作出的判断正确与否，都要受到治疗的效果的检验；诊治过程开具的治病药方得当与否，只有用药的效果才能证明药方的合理程度。从实践经验中来，经过思维的升华，又得到实践效果的证明，这就使中医思维牢牢地扎进客观实践的根基，是中医思维优秀品质体现。

（4）助力国强民富的健康智慧　中华民族之所以在中世纪屹立于世界民族之林，创造出领先于世界的先进生产力，创造出领先于世界的古代科学技术，成为世界强国，其中一个重要因素就是中华民族健康的体魄，是我们中华民族在长达近二十个世纪的古代，在整体上保证了社会民众的基本健康条件。中医思维为中华民族健康创造和积累了智慧的宝库。

2. 合理的认知思维　中医思维之所以历经数千年而仍葆生命活力，是因为中医人关于对健康及疾病问题的理解和解释符合科学的原则，具备合理认知的要素。站在人类未来健康问题面前，面对人类未来的健康需求，中医思维仍然具备科学和合理的基本条件。

首先，应当以是否正确认识人体及其健康为标准。客观世界是实实在在的客观存在，人的认识能力、认识方式和认知水平总是在不断深入，并无休止地向客观世界接近。在人类健康事业的进程中，人类在未来认识人体、生命、健康和疾病的思维中，应当以是否相对正确地反映人体、生命、健康和疾病的本质，反映这些问题的规律和联系为标准，只要是对人的健康问题认知的相对正确的反映，或者其中部分认知环节具有正确性，我们应认为具有合理的成分。其实，科学性和合理性的本质内涵是符合客观实际，就是正确性。

其次，中医思维对人体的认知没有过时。中医人对人体的生命、健康及疾病的认知虽然是在距今遥远的古代，但是，面对人类未来的健康并不过时，并不是不需要，而是仍然可以发挥特有功能，焕发出生命的活力。既然作为医学对象的客体，人的机体相对于创造中医学的时代没有质性的变化，那么，两千多年以来中医思维对人体生命、健康和疾病问题的认知就不会过时。

其三，不能排斥有益的思维。如果人类在未来的健康行动中抛弃所谓古老的、传统的中医思维，只认可现代人的认知，可供选择的余地则太局限；如果人们在没有能力彻底把握人体，没有能力确认哪一种医学思维是人类健康行动需要的智慧，那么人们就没有理由在未来的健康行动中排斥对人体健康有益的思维；如果人们以某种医学思维为衡量标准，只践行一种医学文化，久而久之，社会上已经没有了运用传统而有效的医学思维，认识并解决健康和疾病问题的思维着的群体，那么这个医学就"死"了，当人们醒悟了再想找回那种医学时，已经没有一个能利用丢弃的医学来认识、思考并实践专业群体了。

3. 适应时代需要的中医思维　人类怎样寻找未来健康行动的思路，首先取决于人类对未来人体健康的目标需求。人类对未来健康的需求应当是身体健壮，具有较强、较完备的抗疫能力，少得病，甚至不得病，有病早知道；其次社会民众应当了解如何才能使自己保持健康的身体，了解有关疾病早知道的知识；其三是医药专业人员提供的关于健康的智慧应当通俗易懂、易行、有效。

古老而传统的中医思维也可以与时俱进。思维的与时俱进并不是以创造文化的时间先后而论的，而是以这种认知思维能否解决现时代和未来时代人们的健康问题，能否推动健康事业的发展而评判的。中医思维虽然是中华民族传统的认知思维，但其所涉及的社会实践，所指导的人们健康行动，却是现时代和未来时代人们所需要的。

中医思维是人类未来健康事业的智慧之库，是我国民众健康行动不可或缺的前人智慧。中医思维主要从以下几个方面适应未来健康事业的需要。其一是中医思维关于人体、生命、健康和疾病的认知，包括理论、理念、知识和实践体系等，从一个独特的视角，在一定程度上相对正确地反映了人体健康的本质、规律和联系；其二是中医思维所展现的文化与民众的生存、生活密切相连，民众喜闻乐见，容易理解，便于实践。

中医思维能够走向未来，能够与时俱进的根基所在，在于中医思维将研究对象置于了人体生存和生活的环境，将人体作为大自然体系和社会环境中的一个组成分子，将人体看作一个生命活动着的、动态的、有思想、有情感的有机体，由此创立的中医思维智慧之库必然适应未来健康事业的需要。只要人类在大自然和社会环境中生存、生活着，由中医思维引发的健康智慧就是人类健康事业需要健康行动。

三、在寻求健康的探索中利用中医智慧

健康事业是社会的大事，民众的健康关系到社会的进步；个人健康又是每个人的愿望，每个有正常行为能力的人都在寻找个人的健康行动之路，中医思维的健康理念和健康之术，是民众健康行动乐于践行的健康文化。

1. 社会风尚　构建我国新时代中国特色的社会主义卫生健康事业体系，是否以优秀的健康文化引领社会健康行动，是否能在全社会形成崇尚和践行优秀健康文化的社会良好风尚，是能否促进健康事业"健康"发展的关键。

首先，应当形成一种崇尚优秀健康文化的社会理念。什么是优秀健康文化，不能认为凡是用"养生""保健""防病"等字眼冠名的广告、宣传、商品、演讲等都是有利于健康的，社会上常有人借"健康""养生"之名，行虚假、骗财之实；有人假冒"祖传"中医，在没有取得合法行医资格的情况下，肆意吹嘘医技水平；有人借弘扬中医药文化为名，引用中医药名词、术语，引诱民众买药，买保健品等。这些行为、举止严重干扰着社会健康事业的良性发展。诚然，判定关于健康文化是否优秀，目前确实难以找到统一的标准，但是社会层面应当形成一个由什么样的专业性群体，承担引领社会健康文化发展方向的理念。

其次，中医专业群体是引领社会健康文化活动正常发展的生力军。现在和未来的中医专业技术人员是践行中医文化的主体，他们是解读古代中医健康理念、理论和技术的专业群体，他们首先抛弃私欲，以"但愿世间人无病，哪怕架上药生尘"的职业情操，向民众宣传和解释历代医药名家关于保持健康身体的正确理念、知识和技艺。

其三，中医专业人员应当成为践行优秀健康文化的带头人。中医人应以自己践行健

康文化的行为、举止为民众做示范，至少不能以吹大话行事；中医人应当成为优秀健康文化的守护人，同社会上一切歪曲传统文化精神的行为进行斗争；中医人应当实事求是的评价中医文化，承认中医文化的某些局限性，吸收现代文化的优长，并无损于中医文化的优秀性。

2. 社会健康事业　社会健康事业是一个庞大的实践体系，这个体系有无数个最小单位，这个最小单位就是个体的自然人，无数个自然人经过有机组合而形成社会健康事业的实践体系。

社会健康事业发展方向的一个重要趋向，是社会上所有具有正常认知思维的成员，都能在一定程度上了解、理解和掌握关于人体健康的知识及技能，以有效支配自己的行为和举止，使自己的一切活动都能最大可能的适应自我机体健康的需要，因为社会健康的目标是靠每个人的健康行动实现的。

第六章　中、西医学的殊途异道 ▷▷▷▷

在我们国家为什么有中西两种医学长期并合法的存在，在我国社会健康文化生活中为什么有中西两种医药文化并存，同一个健康和疾病问题为什么有中西两种医学解释、有两种技术体系。这是中医学生在学习中不断思考和探索的问题，因为它关系到怎样学习和能否有效学习的问题。因此，有必要从人类文化发生和发展，从中西文化的分道扬镳的视角，帮助人们寻找中、西医学同题异解的文化渊源认知分歧。

关于中西文化的形成，爱因斯坦曾在给他的朋友斯威策的信中不解地说："西方科学的发展是以两个伟大的成就为基础，那就是希腊哲学家发明形式逻辑体系（在欧几里得几何学中），以及通过系统的实验发现有可能找出因果关系（在文艺复兴时期）。在我看来，中国的贤哲没有走上这两步，那是用不着惊奇的。令人惊奇的倒是这些发现［在中国］全部做出来了。"（《爱因斯坦文集》，第一卷，第574页）西方科学的本质和发展规律已被哲学认识论所揭示，中国传统文化是怎样形成和发展的，中医学在中国传统文化环境中经过了怎样的认知之路，本章将通过比较两种文化的起源和发展过程，寻找中、西医学的分界岭，探索两种医学殊途发展的规律，为开启中医学神秘大门铸造一把钥匙。

第一节　人类文化的起源与中西文化的源头

为了寻找中、西医学分化的原因，有必要利用人类学、考古学的研究，寻找人类文化的起始状态。

一、人类的原始文化

本教材不属于专题考古性文化研究的学术专著，我们旨在利用人类学、考古学研究的成果，依据已有古代文化研究资料，反推人类文化的发生、发展状态。

1. 人类起源与文化　人类的诞生是地球上的一件大事，更是人类的大事，人类的一切从此开始。

（1）人类的起源　人类的诞生对地球上生物的进化、发展是一个偶然的现象。在人类出现在地球上以前的若干千万年间，灵长类动物从动物进化而来，之前还经过哺乳动物、爬行动物的进化，无法考证是哪一种类人猿，获得了什么遗传基因，在什么样的条件下，跳出了高级动物的圈子，向着智人的方向进化。对于人类来说，这是一种伟大的生物进化，如果地球上的生物进化没有发生从猿到人的进化，人类的一切都不可能发生。

人类的诞生对于地球确实是一件非常事件，在此之前的若干亿年，地球遵循着宇宙的规律运动着，没有任何主观意志的力量可以使它发生任何微小的变化，可是人类自从获得了主动认识客观世界的能力的近万年来，特别是近六百多年来，由于人类的努力，使地球发生了某些地球本不情愿发生的微细变化，因为地球并不"欢迎"这些变化，地球并不需要人类的存在。但是人类需要这个地球，人类离不开地球，人类也不希望地球发生不利于人类自身生存的变化，因为地球的某些微细变化直接关系到人类的健康。人类在寻求健康的行动中，认识地球、认识大自然、认识生存的环境等，认识一切与人的机体生命活动相关的客观事物。

中医思维学研究不需要追究人类起源的时间，却需要思考人类曾经经历过怎样的苦难，这些苦难对人类机体的进化可能产生怎样的影响，这些影响对认识人类今天和未来的健康问题有什么参考意义等。如果说人类从近万年以前才开始主动认识客观世界，那么可以推断，从一万年向前推至人类诞生的几十万年间，人类完全没有主动支配自然事物的能力，完全被动的生存于天地之间，在那几十万年间，人们食饮无度，饥饱无常，水谷不熟不洁；人们寒暑无避，爽暖不得；人们又终日生存于恐惧的心理环境中等。恶劣的生存、生活环境严重影响着人们机体的正常生理活动，疾病和早衰给人们机体的遗传留下了痕迹，而且这些不良的人体遗传痕迹不断积累，还是到了人类发现了火的利用，掌握了种植技术，人的机体在不断改善生活条件的前提下，逐渐获得了机体自我抗击疾病能力，并且遗传给后代。人类今天的机体上存在的发病基因和抗病力的基因，都与人类进化过程的获得性遗传有关。

中医思维学探讨人类诞生的意义，在于如下几点：其一有利于寻找医学发生的源头，在人类文化的起源中寻找医学萌发的迹象；其二从推测人类诞生后的生存、生活状态，寻找人类疾病发生和变化的初始状态；其三从文化与地域、种族的关系寻找中医学民族特质的最初萌芽。

（2）文化的起源　在人类诞生以前，这个地球上本没有文化。人类诞生以前的几十亿年的地球从来没有文化。因为文化只属于人类，地球上只有人类可以创造文化，人类的存在、生存、生产和生活是文化起源的根本。我们可以从如下几个方面阐述人类的社会活动与文化起源的关系。

首先，文化与人的社会活动有直接关系。文化是人对自身社会活动的反映，没有人类为生存、生活和生产而发生的活动，人类的大脑也不会受客观事物的刺激而活跃起来，说明文化本是人类社会活动的产物。

其次，文化的起源与人脑的思维密不可分。思维是桥梁，思维可以将人类的社会活动转化为文化。类人猿及其他动物虽然有简单的思维，但是它们的思维成果或产物不可能转为社会性知识，如智人可以将某种草能祛头痛的认知，借助表情或肢体动作传达给别人，别人再传给另外的别人，久而久之便成为社会性的知识，其他动物则不可能。

其三，人类的诞生创造了文化的载体。文化的存在和流动必须有文化的载体，文化的载体是承载文化的有形物体、图案、标记，或从人体发出的信号等。有形的物体上留下了人类智慧的痕迹；图案是人们对客观事物形象的象形描绘；标记是人们为了记载或传递某种信息而做；从人体发出的各种信号，如表情、肢体动作、声音等，不同的表情，不同的肢体动作，不同的发音音调、长短、高低等，都承载着不同的含义，传达不同的信息；所有关于文化的载体都是人的智慧创造和体现。

其四，人们的创造和对客观世界的认知可以传达到社会。文化的典型特征是社会性，社会性的含义是人的活动，人们以个体为单位从事生存、生活活动，个体在活动中创造的劳动成果，以及对客观事物的认知，也在社会活动中传递出来，或展现出来，被他人所用或对他人的社会活动产生影响。

（3）人类有了文化　人类开始有了文化，这是人类的一件大事，也是地球上的一件大事。首先，自从有了文化，人类自从开始创造和利用文化，使人类强化了优良的进化基因，为人类走向精神文化启蒙准备了基本条件；其次，人类有了文化，就开始了适应和利用自然界的征程，开始了创造生产力的劳动，尽管那时的劳动还非常简单，收获非常少，毕竟已开始了属于人类在地球上创造的生产力；其三，最初创造的文化与现在的文化完全不同，无论在内容和形式各方面都非常简单；其四，早期人类只能创造和利用物质文化，如考古研究发现的远古人用过的石块上有敲打的痕迹等；其五，人类的诞生使人体也开始有了属于人类的疾病，有病的人与有病的动物对待疾病的态度不同，动物有病在身，无可奈何；智人有了病虽然还不知道主动认识疾病，却已开始想办法摆脱疾病，考古发现的远古人用过的砭石，则是当时人们为了摆脱疾苦创造的物质文化；其六，人类最初创造文化的效率非常低下，文化的发展速度非常缓慢。

（4）有精神活动，无精神文化　人类从脱离动物开始就有了属于人类的精神活动，但是现在的人们无法找到当时人们精神活动的第一手资料，因为精神活动是心理活动的外在表现，人的机体如果已不存在了，生命也不存在，其精神活动自然无踪无迹。因此，当时人们的精神活动不可能形成文化的形式存在于人们的社会活动之中。我们的研究需要大约知道人类最早的精神活动的基本情况，因为人的精神活动与健康及疾病有着密切的联系，欲追究人的不良情绪的激发机制，以及不良情绪对人机体正常活动的影响，本研究试做推测如下。当时人们的精神活动主要有恐惧、愤怒、痛苦、狂躁等，偶尔也有快乐，这些精神活动表现出与现代人完全不同特点的精神活动。心理活动的直接表现，真实而不虚假，不会伪装；粗野而不细腻，弱者败，强者胜；情绪状态转移快而不易久滞于身等。这些精神活动可能从两个方面关系到人的健康，强烈而持久的不良情绪可能影响人体的正常生理活动，现代人的不良情绪对人体的负面影响与人类早期的精神活动有关。

2. 人类原始文化　原始文化，是人类最早创造的文化，推测原始文化的情况是为了寻找中西文化分道的迹象。

（1）原始文化　是指人类在原始时代创造的文化，这是人类从无到有的文化，是人类第一个文化阶段，也是人类文化发展史上历时时间最长的文化阶段。如果从文化发展的节点看，从现在倒推人类文化发展的节点，倒数第一个文化发展的节点，应该是从二十一世纪以来，这是人类文化极大、快速发展的阶段，这个阶段只有二十二年的时间；倒数第二个文化发展节点是西方文艺复兴，这是人类科学文化飞速发展的阶段，这个阶段从文艺复兴到二十一世纪到来，历时六百多年；倒数第三个文化节点是世界第一个文化盛期到西方文艺复兴，历时 2000 年左右，这是一个值得深入研究的世界文化发展阶段；倒数第四个文化节点是人类文明时代的开始，到人类第一个文化盛期大约经历了 3000 年，这是一个人类文化大发展的阶段；倒数第五个文化节点，是距今一万年前新旧石器时代交替之际，人类开始精神文化启蒙，这个阶段大约经历了 5000 年，这是一个人类文化翻天覆地变化的阶段；倒数最后一个文化节点是人类的诞生，开始了人类创造文化的历史纪元，这是人类文化发展的第一个文化节点，从人类诞生至第二个文化节点历时大约 70 万年。

（2）发展速度最慢的文化　在长达大约 70 万年里，人类艰难的挣脱动物的种种束缚，创造着具有人类特征的文化，他们学着寻找、制造和使用劳动工具，他们辨认各种食物，以群居的形式过着具有社会特征的生活，由于观察力和记忆力的极度低下，他们认识事物的能力亦非常低下。诸如天空乌云密布和将要下雨，对这两个客观事物因果联系的认知，可能要经过上万年的过程才能成为具有社会意义的文化；再如火的利用，人类脱离动物后的前几十万年，可能仍然以食野果、生肉为主，从在森林火灾后的灰土里，捡回烧熟的野生动物吃着香，到悟出火的用途，再到努力保存火种，再到人工取火，这样一个利用火的文化过程，可能在原始文化的后期阶段，原始人类经历了数万年的实践和思考。

（3）不分地域，不分民族的文化　在远古的原始时代，由于人类聚群而求生存，他们难以固定居住的地域，群居的人们又难以长期相聚，自然也难以凝聚和沉淀认识、适应和利用大自然的文化，尤其难以创造出反映群居人们生存、生活特点的文化。人类创造具有地域、民族特点的文化必须具备如下条件。其一是群居的人们长期稳固；其二是群居的部落群体相对较大；其三是劳动收获较丰，有较强的能力克服生存、生活中的困难等。远古的原始时代，对于游走不定、群体不稳、生存力极为低下的原始人类来说，还没有能力创造出反映地域和民族特色的文化内容和文化形式。

我们在此分析原始文化不能划分民族的原因，对于寻找文化的地域和民族分歧的原因，具有十分重要的参考意义，也有利用寻找中医思维的源头。

（4）被动认知的文化　原始时代的人类虽然脱离了动物，步入了人类进化和发展的纪元，但仍然处于被动认识和适应客观环境的阶段，还不知道主动认识客观世界，因此，这时的人类是处在蒙昧的认知阶段。人类在这个长达七十万年的蒙昧期是被动的认识客观世界，其文化属于被动认知文化。

原始文化的被动性特质主要表现是，不知道寻找事物背后的原因；不寻求客观事物的相互联系；不知道寻找使自身产生疾病和痛苦的原因，被动的忍受着病苦的折磨，不主动多方寻找摆脱疾苦的办法等。

（5）集体表象的文化　人类的原始文化不仅发展速度非常缓慢，其最大特点是表象性，即人们关于对客观事物活动的形象，而且不是以个体的形象记忆为存在形式，是以集体的认知表象为文化的存在形式，因为当时的人们还不可能把握到事物的某些抽象属性和抽象本质，没有关于事物量的认知和表示。

二、人类精神文化启蒙及中西文化分化的萌芽

文化的存在形式主要有物质文化和精神文化两种，我们今天能看到的只有原始物质文化，如在考古研究中发现的原始人劳动的痕迹、原始人创造的劳动工具等。人类的进步和快速发展靠的是精神文化，因为精神文化是引导人类创造高效生产力的必要条件。

1. 人类从蒙昧到启蒙　在长达数十万年的原始时代，由于社会生产力极度低下，由于感知、记忆和思维能力的限制，人类的精神文化一直处在蒙昧的阶段，而且发展的速度相当缓慢，大约在距今一万年前的新石器时代到来时，人类才开始进入精神文化的启蒙阶段。

所谓启蒙，是相对于蒙昧而言，迈入新石器时代的人类，试图摆脱精神的蒙昧，开始认识自身生存的客观世界，从而创造了进入文明时代前的启蒙性精神文化。

（1）原始时代的蒙昧　蒙昧是指人思想意识的无知，不知道也不主动认识自身生存的客观世界，不了解，也不掌握客观世界的本质和规律。主要表现是：其一，不知道主动认识客观世界。原始人生存的自然环境非常恶劣，生活的社会环境极为简单，人们只知道为生存而寻找食物和躲避自然伤害，从不会主动认识自然的规律。其二，不知道积累知识。人们在社会实践中获得的星星点点的知识不知道通过一定的形式积累起来，群体内的知识交流，只能通过动作、表情变化或喊叫声等形式实现，而且只能在群体表象的短时记忆中保留。其三，不能利用文字。当时没有文字，更没有能力将已获得的知识连贯起来，对知识的利用处在即知即用即消失的状态之中。

（2）精神文化的启蒙　大约在距今一万年前的新石器时代，人类的精神文化进入启蒙阶段，开始主动地思考大自然的某些规律和联系，尽管当时的思考是朦胧的、模糊的，但毕竟是人类主动面对大自然、面对社会、面对人体自身的开始，并且开始积累知识和主动运用知识，这就是精神文化的启蒙。人类原始时代的精神文化启蒙与西方社会在十七世纪兴起的思想启蒙运动不同，前者是从蒙昧、无知到欲知的起始，后者是文明时代的思想解放运动。人类精神文化启蒙的标志主要体现在如下几个方面。

首先，开始思考人类自身的起源。人是从哪来的，是什么力量使人类成为有男、有女，能生育、能行走、能劳动的有灵魂的人等，今天的人们认为不是问题的问题，却是先民们艰难探索思考的问题。在远古的人类世界，有着许多关于人类起源的传说，如中国古代有关于女娲用泥土造人的传说，女娲先用黄泥土捏成一个个小人，后来她又把草绳浸在泥浆里，拿出草绳后，泥浆滴在地上，也都变成了人，从此大地有了人类。在西方古代文化发祥地的古埃及，传说世界上第一个人是由哈努姆的神在陶器作坊里塑造而成的；基督教的《圣经》上说，上帝用五天时间创造了天地万物，第六天，上帝按照自己的形象用泥土捏成一个男人，叫作亚当，又从亚当身上取出一根肋骨造了一个女人叫作夏娃，这两人就是人类的祖先；其他还有"自然产生"说，"月亮掉下"说等，这说明原始先民的思维已经开始寻求事物的由来，开始主动思考客观世界的"是什么"和"为什么"了。

其次，开始探索大自然的由来和活动规律。在大量中外原始壁画和典籍记载的神话传说里有许多关于自然崇拜的内容，说明早在一万年前的新石器时代，人类就开始思考自身与生存环境的关系，开始认识到在自身以外，还有山、风、雨、雷、火等事物存在，并产生了支配自然，努力使自然顺从人的意志的愿望。

其三，开始不自觉地遵循自然规律。以磨制石器为主制造劳动工具，是新石器时代的标志，说明人类已掌握了一些石料的特性，能根据石料的质地选择石材制造工具；当先民发明箭的时候，已开始驯养狗、绵羊等动物了，说明当时的人们已经掌握了这些牲畜的习性；农业栽培技术的习练与掌握，说明新石器时代的原始人，不仅认识到哪些植物可以食用，而且掌握了可栽培植物的生长周期和生长习性，认识到季节、气候变化的规律。从上述情况可以看出，先民们对自然规律的认识是被动的、习惯性的遵守自然规律，而不是自觉地利用自然规律。

2. 精神文化启蒙的意义　从蒙昧进入精神文化的启蒙，是人类精神生活的一大飞跃，也是人类进化的重要里程碑，它使人类加速了文化发展的进程，其意义主要体现在如下几个方面。

首先，使人类启动了从必然王国走向自由王国的步伐。在旧石器时代末以前的蒙昧时期，人类几乎不知道主动认识大自然，始终在本能状态下抗击着恶劣大自然的伤害，消极地寻找着食物，在困苦中延续着人类的生存。而精神文化的启蒙，使人类开始主动认识大自然，主动适应大自然，试图按人的意志创造着财富，从而使人的意志在同大自然的斗争和社会发展中发挥着越来越明显的作用。

其次，加快了人类文化的进步和社会的发展。精神文化的启蒙使人类加快了积累知识的速度，知识的增加必然促进生产力的发展，促进物质文化的发展，促进精神文化的发展，从而推动了人类社会的快速发展，只经历了大约五千年的时间，便使人类真正进入了文明时代。

其三，促进了人脑的发育，增强了人类的基本能力。在长达数十万年的蒙昧时期，人脑的思维功能始终处在极其缓慢的进化阶段。而精神文化的启蒙首先刺激着人脑的发育，有考古研究表明新石器时代的人脑重量明显重于旧石器时代的原始人，并且前额明显突出，说明人脑的生理发生着进化性变化，同时为人类心理活动的活跃提供生理基础，心理活动的复杂化也反过来刺激人脑的发育。

3. 精神文化启蒙的条件　人类精神文化之所以在旧石器时代末和新石器时代初启蒙，是许多相关因素共同作用的结果。其中生产力的发展、挣脱困苦的欲望、记忆时间延长、思维能力的增强是不可缺少的条件。

首先，生产力发展的作用。以磨制石器为代表的劳动工具的普遍改造和劳动工艺的不断改进，使社会生产力水平不断发展，劳动收获的逐渐增多，社会经济条件的改善必然带来一系列的变化：人们身体的质量逐渐提高；社会人口也逐渐增加；先民社会生活的内容在不断丰富，社会实践范围在不断扩大等。社会生产力的发展，带来了原始人生存和社会生活的一系列变化。

其次，挣脱苦难的欲望。精神文化的启蒙，需要精神的启蒙，而精神的启蒙又需要心理活力的支持。社会生产力的发展必然带来社会生活水平的提高，尝到生活甜头的人们刺激着心理活动趋向的变化，由原来的维持已有的生存、生活条件，到欲望改善生存、生活条件。心理欲望驱动着启蒙中的人们的精神追求，尽管当时人们的精神追求与现在相比是微不足道，但毕竟在发生着激烈的变化。

其三，思维能力的增强。人们的心理欲望多了，强烈了，自然环境和社会环境给人们提出的问题更多了，为解决问题而进行的思维更活跃了；社会交往更多了，内容更复杂了，生活的需要激发了人们思维的活力；人们希望获得更多的生活资料，希望大自然多一些利于人们生存、生活的适宜天气，希望人身体不要有疾苦，希望早日摆脱疾苦……所有这些心理欲望和生活需求，都刺激着人们思维的活力，刺激着人们寻找事物之间的联系。

其四，识记和回忆的作用。人类自诞生那时起就有了识记和回忆的能力，但是早期的记忆却极为简单且时间极为短暂，可能瞬间即失。随着社会生产力的发展和人脑的不断发育，使人们识记事物的时间逐渐延长，识记和回忆的能力不断提高，从而为积累知识和发展文化提供了主体的心理基础。

4. 启蒙文化的主要内容　当人类从野蛮和蒙昧渐渐走向启蒙的时候，人们对神秘的客观世界充满了幻想，欲望之心理埋藏着人们征服自然的动力，原始人以崇拜之情表达对自然和社会力量的敬畏；借助想象和联想的翅膀，通过神话传说表达人们对世界和人类认知的解释；当人们把神话传说联系到实际生产和生活中，试图控制事物的发展，实现主宰周围事物的时候，巫术和巫文化便出现在人类文明到来的前夜。

（1）崇拜　在人类还不能理性地把握客观世界的时候，人们对大自然的力量充满了敬畏，对能给他们带来阳光和温暖的太阳，以及身边的动、植物等充满感激之情，对给他们带来灾难的洪水、雷电等深感恐惧，敬畏和恐惧心理复合酿成崇拜的思维，希望美好常驻人间。神具有无穷的力量，因此，一个个神的形象逐渐在原始人的观念中形成，成为当时人们顶礼膜拜的对象，仅古代中国民俗文化中就有五十多种被崇拜的神，如吉祥神中有福、禄、寿神；居家神中有灶神；自然神中有火神、雷神；动物神中有龙神等。归纳起来，主要有三类被崇拜的对象，即自然崇拜、英雄崇拜和生殖崇拜。

自然崇拜又有自然物崇拜和动物崇拜，前者主要有太阳、月亮、山、水、风、雨、雷、电等，人们祈祷一年四季风调雨顺；后者主要有龙、凤、虎、麒麟、狮、蛇等，人们祈祷凶兽不要伤害人群，吉祥神保佑人间平安；龙凤神保佑美满生活永驻人间。西方文化较多地展现出对自然物的崇拜，如太阳神是西方神灵崇拜的主要对象，如有位文学家对太阳的歌颂反映了西方民族对太阳崇拜的程度，说太阳是唯一的崇拜，是全能的使者，是自然的神明，是众星的中心，是气候之王，是生活中一切的帝王。

英雄崇拜是中西神灵崇拜的重要内容，中国神话传说中有伏羲、神农、女娲、巫彭、巫咸、仓颉等，他们都是教先民从事生产、生活等生存技能的英雄；西方神灵崇拜的英雄人物最多，如对普罗米修斯拯救人类、传送火种的英雄崇拜，创建雅典城邦的英雄忒修斯、完美英雄形象的赫勒克拉斯等都英勇无敌，并能战胜可怕的自然力。先民产生崇拜的思想基础是他们对诸如钻木为什么能取火、太阳为什么有温暖、雨水为什么能润田而致丰收等自然规律神秘的想象性解释，希望给人类带来好处的神灵永远不断地降临人间。

生殖崇拜在中西文化中有不同的表现形式，西方人表现为对生殖器官的崇拜，分别将男、女生殖器的象征物莲花和蛇奉以崇拜，如树立自由女神的最早意义是生殖崇拜。而中国文化的生殖崇拜多演化为对始祖的崇拜，其图腾的形象多与传说中的始祖降世有关，中华民族中许多少数民族的图腾形象都有一个关于始祖的传说；对炎、黄二帝的祭祀以及对祖先和已故前辈的祭祀是中华民族生殖崇拜的体现。

中西文化崇拜的形式有着明显的区别。在自然崇拜方面，西方先民强调神灵降福的艰难，都是经过英雄同恶魔英勇搏斗，才使自然之神显灵，体现出西方人面对大自然的奋斗精神；中国先民的崇拜形式是祈祷自然之神降福，告诫人们不要触犯天神，否则将有天灾人祸。在崇拜英雄中，西方先民崇拜的英雄都是有血、有肉、有感情的人物形象，他们受了无数苦难才为世界争来了幸福；中国先民崇拜的神都是先知先觉，无所不能，崇拜的目的是祈求神的保佑。在生殖崇拜中，西方人向往着未来，歌颂生殖的伟大；而中国先民崇拜祖先，承袭古训，体现出尊古崇祖的思想倾向。

（2）神话传说　是先民在没有文字的条件下对历史的虚构反映，它通过人们的口耳交接，一代传向一代。历史学家研究神话的目的是追溯历史；文学家研究神话为了丰富艺术；文化学研究认为，神话既是先民经大脑思考表述出来思想，我们为什么不可以从神话传说的表述中，寻找文明时代以前数千年间人类思维方式、方法的特点呢？

西方的神话传说以希腊神话为代表，最有名的是希西阿德的《神谱》，荷马的史诗《伊利亚特》和《奥德赛》，其主要内容是大自然的由来、神的产生及诸神之间的关系、天上的改朝换代、人类的起源等。中国的神话传说散在于我国最早的各类文献中，如《山海经》《公羊传》《尚书》《诗经》等，不同于西方神话传说那样集中，其主要内容涉及盘古开天、女娲造人补天、神农尝百草、三皇五帝等传说。

从文化差别的角度看中、西神话的区别，首先，希腊神话反映出西方理性的觉醒和对理性的追求，神话传说所构思的世界，具有鲜明的理想性，而且具有超功利的特点，为真正的理性而构思，因此神话传说中事物之间的联系表现出清晰的逻辑结构。其次，表现出强烈地抗争环境、奋斗事业、追求快乐人生的人性，希腊神话传说中的人物都正视周围环境，为争取自己的生存、幸福和快乐而艰苦奋斗。其三，神话传说中流露出西方人寻找事物必然联系的探索精神。中国神话传说则体现出浓厚的人伦情意，追求圆满，满足既得功利的思想，而极少表现出理性的思维。其四，中国神话传说体现出努力顺应自然而生存的人生态度，如女娲只是去补天而不会想到查明原因去征服它。

5. 原始文化的高级形式——巫文化　在原始时代，自然界对于当时的人类是一个充满神秘和幻想的世界，客观世界每一种刺激都使他们感到神秘，人们既想认识它，又找不到因果联系，因此，想象和联想事物之间的关系，再渗进人们对于自然事物的态度，就形成了巫文化。

（1）巫文化的客观基础　巫文化的巫术与现时的巫婆迷信行为不同，后者明知其术为假而故意充真骗人，而前者是人类认识进步的表现，是在当时生产力水平和认识能力条件下对客观世界的虚构反映，是积极认识客观世界的开始，有着必然的社会基础，我们只是为了寻找人类文化的初期情况而讨论巫文化，与现代社会中的邪教毫不相关。

首先，在原始时代，千变万化的自然力有时会给人们带来巨大的灾难，有时风调雨顺，又给人们创造了良好的生存环境，先民逐渐认识到在他们所生活的群体以外，还有一种他们支配不了的力量主宰着事物的发生和发展，他们向往能获得这种支配力。

其次，梦境及梦中情节的感受和交流，使人们相信人的肉体和灵魂是分离的，肉体可以劳动和休息，灵魂可以与熟人、生人、想象中的人、死去的人交流，可以与代表力量的神交流，并代表他们获得力量与鬼、与恶魔进行斗争。

其三，万物有灵观念是巫术和巫文化的思想基础。在原始时代末期，万物有灵的观念充满先民的思想，他们认为世界上的一切神都有灵魂，一切事物也有灵魂，神、物、人的灵魂，可以相互渗透、相互交流、相互影响，因此，神可以通过灵魂支配人的感知，也可以支配物的灵气，神的力量可以降福于人，也可以降灾于人，人经过神的指派可以与神交往，代表神施展力量。

（2）"巫"的由来　西方文化关于巫术的记载不多，中国文化比较丰富。关于"巫"字的"工"的含义，《说文》认为与工匠的"工"同义。其实，"工"是通达天地之意，上边一横表示天，下边一横表示地，中间一竖意为能通天达地之意。能通天达地的人有两个，一个是"重"，一个是"黎"，重统管通天之事，黎统管达地之事。重和黎都是传说中的华夏始祖皇帝之一颛顼的两个孙子。相传在颛顼之前，巫术很普遍，人人都能与神交往，人人都可以与鬼打交道，人人都可施展巫术。

（3）巫术的形式　巫术的基本形式是交感，即根据神、人、鬼、物之灵魂相通，通过对一事物的作用达到对相关事物产生影响的目的。依灵魂交感的方式可分为顺势巫术、接触巫术和传化巫术三种。顺势巫术是通过事物的相似性想象事物的联系，通过模拟的手法，试图达到影响相关事物的目的；接触巫术是指物体（或人）接触过另一物体（或人），在中断接触后，通过对相关的物体（或人）施加影响，达到影响到另一被接触过的物（或人）的目的；传化巫术是通过神、鬼、人、物的信息动态交感，获得神的旨意，鬼怪的消息，以提示或显示人应当怎么办，如占卜、算命、看相之术皆属此。按巫术生效的积极与消极之分，可将巫术分为积极巫术和消极巫术，前者是通过巫术达到对人有利的目的，如巫师通过巫术请天神在干旱之时降下甘雨；后者是通过巫术指明禁止、忌讳，如为人占卜未来之事吉凶。

这些巫文化理念在中药的药性及药物功用中留有许多认知的痕迹。

（4）巫文化的作用　巫文化阶段是人类文化发展史中重要的阶段，是人类从野蛮、蒙昧走向启蒙，走向文明的文化准备，因此，巫文化在人类文化发展中起着重要作用。

首先，巫文化的出现，标志着人类认识能力的飞跃，说明人类已经开始从人以外的因素寻找人与大自然的关系，激励着先民探索大自然的热情。

其次，巫文化的出现，使人类社会的文化结构发生了变化。在巫文化出现以前的近百万年间，人类只能缓慢地创造着数量有限的物质文化，以巫术和神话传说为核心的巫文化使先民原本寂寞的精神生活变得富有生机，并由此萌发着社会意识形态。

其三，为文明社会的到来做了文化准备。甲骨文中大部分都是关于占卜、祭祀方面的文字，说明当时盛行的巫文化推动了中国汉字的发展；丰富的古希腊神话，促进了西方语言的发展，萌发了逻辑思维的社会思维模式。

其四，"三母"作用。巫文化最大的积极意义在于它成为文明时代制度文化、宗教文化和古代科技文化三者之母。神权结合的巫政一体及神权等级观念为西方城邦国家制度，为中国古代的皇权政治以及文明社会秩序的建立提供了丰富的思想内容和思维方式、方法；巫术早期与宗教本是一体，只是宗教把巫术崇拜的对象局限化，把巫文化理论化、系统化了；巫术与医药活动形成的关系最为密切，成熟的祛病巫术，其祝由词中包含着丰富的对病因病机的认识，巫术实施时对病体的手法直接演变为后来的技术性医术。中国古代医疗在巫文化时代的行医者就是巫师。

6. 中西文化分道而行的潜在因素　在世界第一个文化盛期，世界文化已经形成了中西文化分道而行的定势，"冰冻三尺非一日之寒"，中西文化的分歧必然在史前文化表现出来某些潜在因素。

首先，语言和文字的因素。语言和文字是思维和交流的工具，语言和文字既是文化的两种形式又是文化的载体，文字的创造和运用是影响文化发展方向的重要因素。

从古希腊神话成熟程度和内容丰富的程度分析，西方先民较早地发展了有声语言，其言语特点是通过多音节语音的规定，表示事物的含义，叙述事物的经过和联系。西方人虽然在距今四千多年以前的古埃及和古巴比伦，也出现了图形文字和象形文字，但一个字却有音符、意符和部首三个部分组成，而且表意性文字并没有存在多久，即被腓尼基人改造成楔形文字，又被希腊人改造成希腊字母，最后以拉丁字母为基础形成西方的拼音字母性文字体系。可见在西方的语言文字体系中，文字依附于语言而存在，语音是表意的实在因素，是第一性的，文字只是语音的符号，是第二性的。西方语言文字的这个特点是影响西方文化发展方向的重要因素。

中国文化的语言文字以汉语言和表意文字为代表，在古埃及创造象形文字的时候，我国已创造了比西方多得多的象形文字，而且其语言文字结构和运用方式远不同于西方。其一，汉字是一个文字可表示一个独立的意义，而不是由几个不同作用的文字组成一个词；其二，一个文字表示一个词，即单音词；其三，一个文字只有一个音节；其四，词的意义与文字的体形相符；其五，史前文化的汉字以象形字为主体，即象形文字基本上可以满足当时人们思维和交往的需要。由于汉语言文字的上述特点，使中华民族的先民在运用文字进行思维和表达思想时，表现出如下特点：其一，可以不凭文字的语音理解字义，若干个表意性文字的线性排列，不读其音可解其意；其二，汉语言文字没有突出地表现出语音的第一性，文字第二性的特点，相反，文字在语言的运用中具有表意的实在因素；其三，汉字的创始不仅早于西方民族，而且相当成熟，在创造文字过程中充分发挥了形象思维的特点，汉字可以不依附于语言起到记事和交流信息的作用；其四，汉语言文字适应了神话传说时代以形象思维为主导的社会思维模式。汉语言文字的上述结构和运用特点，在中国传统文化的发展走向中起到了非常重要的作用。

其次，心理趋向的差别。中华先民与以古希腊为代表的西方先民在精神文化启蒙中表现出不同的心理趋向。古希腊神话流露出西方先民无畏于自然、无畏于困难的勇敢精神，崇尚经过奋斗才能得到幸福的进取精神，表现出追求真理的探索精神；中国文化体现的是崇古顺天心理趋向，向往人世间的团圆，维护人与人的和谐。上述两种心理趋向不仅是中西启蒙文化区别的原因，也为其后中西文化走向，溶入了特定的基质。

其三，潜在的思维分歧。人类早期思维发展的规律是从原始时代的动作思维向形象思维发展，即由思维活动不能脱离自身活动的动作，向可以脱离自身动作，但不能脱离感知和记忆中客观事物的形象发展。中华先民的思维模式正是沿着这样的道路缓慢地发展着；西方先民的原始思维同样是动作思维，但是文化启蒙时代西方人语言发展的成熟、表意性文字的短暂，以及在神话中表现出的敢于创新、追求理性的心理趋向，显露出西方先民在思维活动中脱离事物的形象，追求事物理性的思维趋势。

三、中西文化的源头

世界文化的发展在距今三千多年前进入了第一个盛期，在这个盛期中，形成了东、西两种文化体系。东方文化以古代中国和古印度为代表，印度文化仅以宗教为著，最辉煌的还是中国传统文化，因此东方文化是以中国传统文化为核心的；西方文化以古埃及和古巴比伦文化为始，以古希腊和古罗马文化为核心的欧美文化体系。

1. 西方文化的第一个盛期　西方者，站在中国称位于西方的埃及、巴比伦、希腊、罗马之谓。西方最早的文化始于古埃及和古巴比伦，但它们仅以文字、宗教、建筑和历法影响于欧洲，随后兴起的古希腊、古罗马文化却以其丰富的内容、辉煌的成就，成为整个西方文化的源头，直至影响到近代的文艺复兴。

（1）过程　西方古代文化起于两个古代文明的摇篮，即古埃及和古巴比伦。古埃及在公元前四千多年前就有了历法，一千多年后，建立了统一的国家，公元前十三世纪出现了图形文字，形成了以“法老”——太阳神化身为中心的原始宗教，创造了当时世界上最宏伟的建筑，如第四王朝的大金字塔是当时世界最高最大的古建筑。古巴比伦文化亦始于公元前四千三百年前，当时已有苏美尔人建立了城市国家，公元前一千多年出现了图形文字，创造了发达的数学和天文知识，流传着以“吉尔伽美什史诗”为代表的文学作品，编出了法典。这两个古文明摇篮虽没有形成文化体系，却拉开了西方古代文化的序幕。在公元前十一世纪，古希腊文化的出现，成为西方古代文化的源头，与稍后兴起的古罗马文化共同完成了古代西方文化的构架。这种文化构架，是发展着的西方民族精神、意识、道德、思想、风俗共同结晶，而凝聚形成的哲学、宗教、文学、艺术和科学等，形成了有系统功能的文化体系。西方民族正是在这种文化体系的支配下继续从事社会实践，创造着新的文明，发展着西方文化。

（2）内容　西方源头文化的内容是指西方文化在酝酿时包括的古希腊文化和古罗马文化，古希腊文化又可分为希腊文化和希腊化文化。

古希腊文化主要有古希腊神话传说、古希腊文字、史学和艺术，古希腊哲学和科学。希腊化时代的文化主要有哲学和科学。

希腊神话故事的内容包括开天辟地、神的产生、神的谱系、天上的改朝换代、神的起源和神的日常活动故事等。文学方面的代表著作是"荷马史诗"，它由两篇伟大的诗歌《伊里亚特》和《奥德赛》组成，传说是位盲人荷马所著，反映了公元前十一至前九世纪希腊社会状况，涉及宗教、神话、历史及社会生活；悲剧是古希腊文学的又一重要内容，其中以埃斯库罗斯、索福克勒斯和欧里庇德斯三位伟大的悲剧作家最为有名，创作了大批的优秀悲剧作品。史学的发达为古希腊文化增添了光辉，希罗多德和修昔底德是两位伟大的史学家，他们的史学著作《历史》和《伯罗奔尼撒战争史》生动记录了古希腊的历史。古希腊的建筑艺术和雕刻艺术充分展现了古希腊人对美的追求和对美的歌颂，表现了西方人对自由的向往。

古希腊的哲学和科学是西方文化源头的核心，西方哲学和科学的许多观念、理论、方法等都是源于此，下面简要介绍几位重要代表人物及其主要贡献。泰勒斯及其弟子是古希腊第一批哲学家、科学家，泰勒斯本人在天文、数学、物理、航海、工程等学科方面，都有很深的造诣，他认为"水是万物的本原"，提出水、土、火、气是构成世界万物的基本元素；毕达哥拉斯提出"数是万物的本原"的哲学命题；赫拉克利特提出"火是万物的本原"；德谟克利特提出"原子"是一切事物的本原（这里的原子是哲学意义的原子，而不是近代物理学的"原子"）；柏拉图的"理念"论提出了"真实世界"的根本标志是不变的，同一的，不能既是此又是彼，这种思想是抽象逻辑的思想基础；亚里士多德的形式逻辑为整个西方文化奠定了思维方式、方法的基础。

希腊化文化是指亚历山大大帝东征而造成的古希腊文化在跨欧亚非三洲的大帝国产生巨大影响时代的文化，这是西方文化第一个伟大的科学时代，其标志是在这个时代涌现出大批的诗人、哲学家、物理学家、天文学家、数学家和医学家，把西方第一个文化盛期推向又一个高潮。以希波克拉底为代表的医学家提出了体液说，并在临床医学、生理学等方面做出巨大贡献，奠定了西方医学的基础；欧几里得几何学所创造的公理、推理等思维模式构成了西方文化严谨的逻辑体系；阿基米德的浮力定律开创了西方力学的先河，其他还有天文学的成就，哲学的发展等。

古罗马文化是在古罗马人征服了希腊以后，把希腊文化精神转换成政治统治形式，形成了以实用理性为特色的西方文化，古罗马文化看重人与人的理性关系；努力构建社会政治制度，追求法制建设，因此，古罗马文化的成就主要有：其一，罗马法所体现的自然法观念，强调人的自然性、理性、自由、平等、正义；体现所有权观念，强调个人财产不容侵犯；体现契约精神，为西方政治制度的建立打下理论和思想基础。其二，建筑艺术的突出发展，带动着雕刻和绘画艺术的发展。其三，古罗马的史学成就主要有恺撒的史学著作《高卢战记》、李维的《罗马史》、塔西院的《历史》；文学成就有西塞罗的拉丁散文和维吉尔的诗作等。

（3）精神 文化的内涵是文化本身所体现的基本精神，西方文化的基本精神是它的理性主义，这种精神体现在西方人认识、适应和利用客观世界的全过程，体现在西方文化人创造性思维过程和思想理论之中，主要表现在如下几个方面。

首先，纯粹的理性思维。古希腊时代的理论家可以超越自己的感觉、欲望和利害关系，不计功利和得失地追求理性的完美，探求理性抽象的思辨，以满足其求知的欲望和好奇，如亚里士多德的形式逻辑、欧几里得的几何学、毕达哥拉斯的数、柏拉图的理念等学说的建立，并没有什么实际应用的功利目的，只是为了弄通事物之间的抽象关系而沉思冥想。

其次，实践理性。以合理的态度、符合客观规律的措施操作每一件事是西方人的实践理念。他们的实践原则是：在经过沉思得出的理论指导每一个实践环节，以最大的努力追求合理而有利的实践结果。

其三，天人相分的原则。西方思想家的探索精神体现于站在自然界的对立面，自觉地把人与客观世界分开，拉开距离，以对立的角度去探求客观事物，这是西方文化认识论的客观基础。

其四，分析的精神。一切从客观存在出发，把观察客观事物的目光投向事物的内部，寻求事物内部的结构，逐个分析内部结构的各个方面，找出内部结构中各个部分的关系，以及各部分与整体之间的联系，这就是分析的方法。思维的过程是在分析的基础上加以综合形成关于事物的理性概念。分析精神的作用不仅仅在于一种思维方法，还在于它可以驱使人们去沉思、去创造、去征服和改造对象。

其五，实证的方法。西方文化人重视一切从实际出发，重视实践经验和获得的第一手资料，他们不盲目迷信、崇拜某人某理论，一切以自己认定的事实为基础，对不符合自己认定的观点和思想，以事实为依据，以理性为武器，展开辩论，以求真理。

（4）特点　较之中国传统文化，西方古代文化表现着以下几个方面的特点：首先，抽象的逻辑思维主导着西方文化的发生和发展。纯粹理性的精神是抽象思维的思想基础，形式逻辑和欧几里得几何推理是抽象思维的主要模式，所有的早期西方哲学、科学、思想和观念都是这种思维模式的产物。其次，多音节拼音语言适应于抽象思维。西方人较早地发展了有声语言，通过有声语言传递思维的信息，使语言的基本单位——词，在文化的发展中发挥着重要作用，围绕词确定的含义而展开的事物之间关系的认识，促进了西方古代文化的理性精神的发展。其三，拼音字母性文字以音表意。腓尼基人简化性地改造了埃及象形字，创造了一套腓尼基字母，又被希腊人改造成希腊字母，成为阿拉伯字母的基础；西方文字本身的形体不表意，文字只是语音的符号，拼音字母对西方文化的发展方向没有发挥实质作用。西方文字充分体现了语音是第一性，文字是第二性的语言文字本质。其四，理论结构的可推演性。欧几里得的《几何原本》最具推理理论的代表作，在这本书中，前后的章节、段落、语句不可混乱，不可颠倒，不可省略，一步推一步，每一个事物都有形式化的定义，每一个概念都有严格的内涵和明确的外延，每一个推理都具有普遍的意义和证明的依据。其五，文化表述的直观性。西方文化不论是哲学、文学、法学、史学、诗歌，还是物理学、天文学、生物学、生理学等，其语言表述总是直白的。

（5）作用　文化的基本作用是服务于人类的社会实践，服务于产生它的经济基础。在第一个文化盛期形成的西方文化雏形对当时西方的经济和政治，对后来科学和文化的发展产生了深远的影响。概括起来，主要表现在如下几个方面：首先，开启了西方文化的源头，标志着西方民族彻底告别蒙昧和启蒙时代，真正进入了文明和科学发展的时代。其次，丰富和活跃了当时社会民众的精神生活。在西方第一个文化盛期形成了一个百花齐放的文化氛围，人们经常在一定的范围内进行理论辩论，其辩论直接提高了民众的创造文化和思考热情，激发了民众探索自然、认识客观世界的热情，促进了社会的发展。其三，文化发展所带来的思想、理论、观念等为建立国家及社会管理制度打下了理论和思想基础。其四，为后来的文艺复兴等一系列文化的革命和科学的发展准备了理论雏形和思维模式。

2. 中国文化的第一个盛期　中华民族的祖先在漫长的原始时代与世界其他先民一样，一直生活在蒙昧之中，新石器时期以来，亦创造了丰富多彩的精神启蒙文化，并与古希腊民族同步，在世界的东方创造了一种与西方文化完全不同性质的文化体系，形成了中国文化史上的第一个盛期。

（1）过程　中国传统文化兴起于距今五千多年以前的奴隶制早期，形成于公元前五世纪的春秋战国时期，历时三千多年。中国传统文化是以汉文化为核心的文化体系，它的形成与西方文化不同，其源头文化没有经过多个民族部落的交替、转移和改造，没有经过复杂而艰难的经历，而是从精神启蒙文化逐渐发展成为具有中华民族特色的文化体系。

大约在公元前二十一世纪，中华民族已经创造了成熟的文字体系，随后出现了有关夏礼、历法、天象的记载，从先秦学者的文献中常可见到关于《夏书》《夏训》的引证，说明在夏王朝时已有专门的史职人员汇集历史典册；《易经》《尚书》的学术思想也形成于夏商时期，其中的阴阳、五行学说为中国传统文化奠定了思想和方法基础。春秋战国时期，是中国第一个文化盛期的高潮期，出现了百家争鸣的学术氛围，在哲学、军事、文学、史学和医学等方面取得了突破性发展，形成了以中国哲学为核心的中国传统文化体系。

（2）内容　所谓中国传统文化，是指以汉族文化为代表的传统文化，它起源于夏、周，形成于战国时期，当时的主要内容有哲学、医学、文学、历史、天文、军事、艺术等。

中国传统文化的灵魂在哲学中，它反映了中国传统文化的全部精神，体现着中国传统文化的基本特征，它是中国传统文化区别于西方文化的标志，其内容包括自然哲学、人文哲学和人伦哲学。自然哲学的主要著作有《易经》《山海经》《简书》等，所论涉及天人关系、自然规律、社会法则，是哲学方法论阴阳学说和五行学说的创始作；人文哲学在讨论人与人的关系和人的社会作用等问题中开展讨论，形成了儒家、道家、墨家、法家等许多学术派别，其主要著作有《书》《春秋》《礼》《道德经》等；人伦哲学主要讨论社会伦理道德，如孔子的《论语》等。

中国古代医学是中国传统文化的重要组成部分，其标志性专业著作是《黄帝内经》，论及人体的生理、病理、诊断、治疗和摄生等，生动运用中国哲学的基本思想和思维方式，解决了当时医学的基本问题，使中医学成为最具活力的中国传统文化。

中国古代文学亦成熟于第一个文化盛期，其成就有以《诗经》为代表的大批诗作，《诗经》是我国现存最早的一部诗歌总集，其中有为君主歌功颂德的内容，有贵族们的欢乐，有下层庶民对社会的不满和对美好生活的向往；战国时期屈原的《离骚》是我国古代最宏大的抒情诗篇。

军事在中国传文化中占有重要的地位，这是西方文化所不及的，西方人善于征战，城邦或国家之间连年征战，却没有人专心研究战术，没有形成专业的军事理论。中国则不然，以战国时期军事家孙武为代表的古代中国军人，充分吸收中国传统文化的营养，总结了中国古代战争的经验教训，创造了影响世界的中国古代战术军事理论，主要著作有《孙膑兵法》《吴起兵法》等。

战国时期的先民对研究历史也发生了浓厚的兴趣，记录历史成为当时许多文人的志向，最有成就者是《春秋左传》，还有《战国策》等，为后世留下了丰富而生动的春秋战国时期的史料。

中医学是中国古代自然文化的杰出代表，除此以外，其他自然科学也有一定的成就，如天文历法、指南技术等，还掌握了一定的光学知识和应用性算术知识。

第二节　中西文化的分道扬镳

欲把握中、西医学文化的区别，需要寻找其母体文化的区别，即中西文化分道而行的轨迹，从中理清中国传统文化的来龙去脉，在中西文化的比较中寻找它们分道扬镳的根本原因。

一、在思维的环节分道

人类的思维活动是"生产"文化的加工工厂。因此，寻找文化分歧的最佳途径是在创造文化的思维环节寻找分道的迹象。世界文化之所以出现中、西两大文化体系，我们一定能在中、西方民族创造文化的思维过程，找到文化分歧的依据。

1. 中西文化的共存与碰撞　在我国现时代文化环境中，存在着中西两种文化，即现代科学文化和中国传统文化，这是文化的多样性在我国文化环境中的表现，也是我国文化发展的必然结果，这种文化共存现象表现在我国文化的各个领域。文化的共存带来中西文化的交流、互补和碰撞。

中西文化的交流在我国已有几个世纪，它繁荣了我国人民的文化生活，促进了我国文化的发展。

中西文化的互补有力地促进了我国社会的发展，促进了我国生产力的发展；弘扬中国传统文化是建设新时代中国特色的社会主义的需要，是构建我国和谐社会的需要。在某些领域，中西文化的互补是事业发展的重要途径，如在我国卫生健康事业领域，代表西方文化的西医学发展，为我国医疗卫生事业起到了不可估量的作用；但西医也有解决不了的问题，代表中国传统文化的中医学却在许多方面表现出极大的活力，中、西医学的互补已成为促进我国卫生健康事业发展的良好机制。

中西文化是并存的，对于中西古代人在不同的文化环境中创造的不同特质的文化，不存在融合的可能，因为文化都是思维的产物，中西文化的结构不同，不可能将已成形的文化，人为的合为一体。中、西医学是两种不同性质的文化，人们不可能人为地捏合成中西医结合的医学，而只能在新的实践中互为吸收对方的优秀成分和认知思维特长，在解决新问题的思维中创造新的文化形式。

中西文化的碰撞是我国现时代文化环境中的客观存在。所谓文化碰撞，是指不同精神文化对同一事物形成不同的思想、观念、理论所构成的矛盾。中西文化碰撞在我国文化环境中形成的矛盾体现在许多方面。一般来说，文化碰撞必然引起人们重新审视碰撞中的文化，在对比的情况下形成对碰撞双方的态度：一种情况认为碰撞中的某一方是正确的，而另一方是不正确的，或认为一方是先进的，另一方是落后的。如当西方文化传入中国并与中国传统文化产生碰撞后，国人中有相当一部分人崇洋媚外，认为西方文化无与伦比，全盘否定中国传统文化；另一种情况是排外，不愿意接受西方文化，认为中国传统文化是根、是本，而且认为越是古老的文化越是真理，不可动摇，这是一种保守主义的文化观；第三种情况是无所适从，对中西文化的碰撞，迷茫失措，完全处于被动状态，这是一种消极的文化观；第四种情况是正视文化的碰撞，寻找碰撞的根源，正确解决文化碰撞所产生的矛盾，把文化碰撞的能量转化为发展和繁荣社会文化的动力。

中西文化在我国文化环境中的碰撞，激起了层层波澜，波及我国的政治、经济、文化、科技、民生等各领域。作为中国传统文化的中医学，从十七世纪开始受到西方医学的冲击，面对中、西医文化的碰撞，人们首先从新审视中医学，主张兴西医、灭中医者大有人在，如余云岫等人嗤中医为糟粕；更多的人处在迷茫状态，不少从业于中医者，不知道如何宣传中医学和保护中医学，甚至也跟着学西医、用西医；只有为数不很多的忠诚中医事业者，他们坚守中医阵地，坚持中国传统文化的知识基础，仍然用中医学的理、法、方、药从事临床活动，为发扬中医特色做出不了可磨灭的贡献。正确的态度应该是正视中西文化碰撞，分析文化碰撞的原因，探索中西文化的本质区别，寻找它们分道扬镳的根源，从而明白中医学的特色所在，并在实践中宣传和有效地发扬中医特色。

欲证明中医学的科学性，揭示中、西医学的本质区别，必须寻找中西文化分道扬镳的根本原因。

2. 构造性思维观　寻找中西文化的区别和分歧的探索，早在西方文化传入中国不久就开始了，直到今天仍然是人们思考的问题。其涉及范围从事文化事业的一般人员到科学泰斗，人们都在寻找中西文化分歧的根源。如爱因斯坦不解的是，为什么中国的贤哲没有经过抽象逻辑思维和科学实验，却能够创造出那么多中国古代科技；中国古代科技史专家，英国皇家教会会员李约瑟博士也迷惑中西文化的分歧；中国著名科学家钱学森认为中医学能解决问题，具有科学性，却说不清其科学性所在。近年来关于中西文化分歧根源的探讨，受到越来越多人的关注，人们越来越清醒地认识到，如果这个问题不解决，所谓弘扬中国传统文化就是一句空话。

从什么角度入手寻找中西文化分歧的根源，是一个研究思路的问题，有从地理环境寻找原因的，有从经济方式找原因的，有从社会性质找原因的……然而都没有获得理想的效果。其实，文化本是思维活动的产物，人类的思维活动之所以能创造出不同性质的文化，必然在其"生产"文化的过程中存在许多差别，从思维活动这个环节入手，是揭示中西文化分歧的最重要的途径。

思维活动是人类最高级的社会活动，它之所以能创出世界上最精美的产物，必然有其严密的机制，如果从思维的机制，即思维活动的构成以及各个因素在思维活动中的作用，分析文化的性质和特点，形成从思维的结构研究思维活动的思想，称为构造性思维观，即从人类思维活动的结构，研究思维活动与思维产物——精神文化的关系，是揭示文化的本质、特点和规律的有效方法。

构造性思维观从思维的微观机制研究思维活动，在思维如何反映存在的层面上研究人类的认识活动。其研究需要心理学、哲学认识论、语言文字学、科学史等学科的一般原理和最新研究成果。运用构造性思维观的理论和方法，从人类文化的源头，开始分析思维的结构与文化的关系，是寻找中西文化分歧的最佳途径，也是寻找中、西医学分歧的根本途径。

3. 思维的构成　　思维构成是组成思维活动的要素及其在思维过程中的作用。

（1）思维构成要素　　思维活动的要素主要有思维主体、思维材料、思维过程和思维产物。思维主体是指思维着的人，这里的"人"不是抽象的人，而是指在具体领域里实践着的人，如在研究中医文化特质时，从事中医活动的人则是中医思维的主体；思维材料是指被思维活动加工的"原料"，主要有主体对客观事物的感性认识和相关的知识；思维过程是思维活动对思维材料进行思维加工的过程及思维活动的表现方式、方法；思维产物是经过思维加工所获得的意识、思想、情感和知识等。下面分述各要素及其作用。

（2）思维主体　　思维的主体是人，人在思维活动中以主体的形式作用于思维过程可体现在如下两个方面：其一是有形的，即具有正常思维能力的人及其大脑；其二是无形的，可分为两类的心理因素：一类是感觉，感知、注意、记忆、语言、思维等智力心理因素；另一类是动机、兴趣、性格、情绪、意志、品质等非智力心理因素。它们在思维活动中的作用分别如下：人是引起一切思维活动的原动力，没有人的参加和主观意志，一切思维活动都不可能发生；大脑是具体承担思维活动的物质基础，只有大脑的思维活动才可能启动人的认识活动。心理活动是思维活动中的实在因素，首先，思维本是心理活动的一种形式，是心理活动的核心要素，感觉、注意、记忆、语言等是思维过程不可缺少的环节，是构成思维的主体要素中的必要成分，主体通过感觉感知被认识事物的表面现象；注意及注意力的合理分配是感觉、思维中必不可少的心理环节；语言是思维活动中知识材料和思维产物的文化载体。其次，心理活动的非智力因素是思维活动的添加剂，动机可以激发思维的热情；兴趣可以激励思维的深入发展，性格可影响思维活动选择不同的思维方式、方法；情绪是影响思维效率的重要因素。

（3）思维材料　　被输入思维活动的材料按来源可分为两类，一类是思维主体所获得的关于思维对象的感性材料，如中医临床思维中通过四诊获得的症状现象，如发热、恶寒、咳嗽等；另一类是已知的关于认识对象相关的知识，如临床辨证时医生的经验或相关理论等。传统认识论只注意感性材料的全面性和真实性，没有注意相关知识在思维中的作用。

　　感性材料可根据特点分为若干类型：根据材料的动、静状态，可分为动态感性材料和静态感性材料；根据材料的宏观、微观性质，可分为宏观感性材料和微观感性材料；根据材料的量化情况可分为非量化感性材料和量化感性材料。感性材料在思维过程中的作用是：它规定着思维活动的范围。一般来说，感知所涉及的范围和内容，就是思维要解决问题的范围。它影响着思维所涉及的层次，如果感知是宏观信息，那么只能在宏观层次进行思维加工，如果感知的是微观信息，思维则可以在微观层次进行。它为思维活动提供最客观、最现实的感性材料。它引导着主体调集相关的知识。

　　知识是思维活动中的实在因素，任何思维活动都是建立在一定知识基础上的，这是人类思维连续性和递进性的基础。输入思维活动的知识按知识的特点可分为抽象性知识和形象性知识；思维活动中需要的知识有书本知识和记忆中的知识，前者可从书本查出，后者可从记忆中调出。知识载体的形式有语言性知识、文字性知识、图形性知识，其中文字载体的知识又有拼音字母性文字和表意性文字。知识对思维表现形式起着重要的作用：知识的存在形式影响思维的表现形式，如输入形象性知识理解动态事物的本质，使思维过程表现为形象思维的过程；知识载体的形式也是影响思维方式的重要因素，如表意性文字所载的知识直接影响思想活动的方式。

　　（4）思维过程　是指思维主体运用相关知识，对所获得的感性材料在大脑中思考的过程。思维过程按性质划分有两种，一种是由感性到理性的思维过程，其思维过程的起点是感性认识的终点，即在感觉中获得的关于客观事物的表象，思维主体根据需要提取相关的知识，经过一定的思维方式和方法，达到在理性层次把握客观事物的目的；另一种是由理性到理性的思维过程，其思维活动的起点是相关的理性知识、观点、思想或理论，为了更深刻地把握已知的东西，运用相关的知识对思考中的事物进行进一步的思考，以期获得更为深刻的理性认识。思维的表现形式主要有抽象思维和形象思维，抽象思维通过判断、推理、分析、综合等一系列方法达到把握事物本质的目的，形象思维主要借助想象、联想、形象性构思等一系列思维活动达到把握事物本质的目的。思维主体在思维过程中选择什么思维方式，取决于主体的文化积淀、心理环境、感性材料的性质等多种因素。思维的产物如思想、理论、知识等表现形式与思维过程所表现的思维方式有直接关系。

　　（5）思维产物　是指在思维过程中形成的关于客观世界的理性认识，如观念、概念、思想、艺术、知识、理论等。观念是对事物整体的形象性规定，是感性认识的理性发展，介于表象和概念之间；概念是对客观事物本质的反映形式，它是抽象思维对事物抽象性规定的理性形式；思想是人们对客观世界的意识反映；艺术是用情感和想象反映的客观世界；知识是人们对客观世界是什么、为什么和怎么样的理性反映；理论是系统化的知识体系。

　　4. 中西文化分道而行　如果我们分别循着中西文化发展的轨迹，从源头寻找它们发生和发展的特点，就会发现中、西文化在最初萌发的时候，由于民族心理和文化积淀等原因的作用，两者已经走上不同的道路。

　　（1）*中国传统文化的初始状态*　由于中华民族心理趋向和文字、语言等因素在思维构成中的作用，使中国传统文化沿着精神文化启蒙发展方向走进文明时代。

中华民族的心理特点所形成的心理环境从主体环节影响着思维方式的选择。所谓心理环境，是指人们在思维活动所处的非智力心理因素环境，即情绪、兴趣、意志等共同组成的综合心理状态。中华民族性格温和，情绪波动幅度小，勤劳、善良，易形成守恒、尊古、求稳的心理趋向，这种心理环境不易引起思维活动的大激荡，而是循着传统的思维模式谨慎地观察、思考客观世界的一切。

汉字在中国传统思维模式形成过程中起着特殊的作用。首先，中华民族创造和运用文字的时代早于西方民族。有考古证明，早在距今五千多年前的新石器时代末期，在中原大地上就已经创造了为数不小的汉字，基本形成了汉字体系，并且直接承担起中华民族社会信息交流的部分功能；其次，早期的汉字以象形字、指事字和会意字为主，形声字不占主导地位；其三，汉字具有字形、字意、词、词义和客观事物的形象多维通义的功能；其四，当时的古汉语中的词以单音词为主体；其五，汉字的早期成熟说明我们祖先的文明思维与原始神话思维相距时间很短，说明神话时代以想象为主的思维经过文字的中介，逐渐向不脱离事物形象的思维过度；其六，汉字以形表意的功能使其直接通过字形与事物的形象相通，从而使先民们在运用知识认识事物的过程中，充分发挥着文字载义的作用。可见汉字的特殊功能使中华民族的思维在思维材料这个环节成为影响思维方式的重要因素。

思维材料必要知识的非文字部分存在于思维主体的记忆中，这些知识是主体对客观事物形象联系的把握，以表象的形式存在于主体的记忆中。思维材料的感性材料部分是人们在宏观层次对客观事物的观察，同样以表象的形式输入思维过程。

总之，中华民族在文明时代之初，由于语言文字的特殊表现形式和中华民族特殊的心理趋向的共同作用，使思维过程主要表现为以不脱离客观事物形象的思维方式为主。

（2）西方文化的初始状态　由于西方民族心理趋向和语言等因素在思维构成要素中的特殊作用，使其文化没有沿着精神文化启蒙时期的主导思维模式缓慢地发展，而是在古希腊时期另辟新途，创造了以抽象逻辑思维为基本方式的思维模式。

所谓西方民族，主要指创造了代表西方源头文化的古希腊和古罗马的民族群，他们的性格急躁，易激动，兴致高，敢于破旧，遇事欲探究竟，善于从事物的内部寻找事物的结构。这些心理趋向共同构成特殊的思维心理环境，激励着西方民族思维的探索性发展，他们不但追求思维的效果，而且追求新奇的思维方式，为西方民族探索新的思维模式准备了心理环境。

西方民族的语言文字体系完全不同于中国。其一，古埃及和古巴比伦创造的象形文字不仅在时间上晚于中国近两千年，在数量上亦远不及中国；其二，西方的象形文字并不是简单地以形示意，而是几个形符组合示意；其三，西方的象形文字基本没有发展成为体系，更没有承担起社会知识信息的主要载体，就被改造成楔形字母，而后又被改造成阿拉伯字母；其四，西方的拼音字母不表意，它只是语音的符号。因此，西方的文字没有在西方文化起源的思维中发挥承载知识信息的作用，其思维构成也不可能从思维材料的环节影响其思维的表现形式。

西方文化没有突出发展表意性文字，却突出发展了语言，以语音的规定性承载语义信息的文化特点，为西方人在思维方式另辟蹊径创造了条件。因为词义既不受文字形体的制约，又不受事物形象性的制约，事物的含义主要可以通过语音的规定性来实现。在把握事物的理性思维中，主体可以通过对事物属性的抽象规定，将语音对词的含义逐渐上升到具有严格规定的概念，再以概念为基本单位展开思维。以语音的规定性实现表义并承运知识信息的西方语言特点，为西方民族发展抽象思维从思维材料的环节创造了有利条件。

二、西方文化的发展走向

西方文化在第一个文化盛期形成了以抽象概念为基本单位的逻辑思维的雏形，但是这种思维方式却超前于当时的社会生产力水平和经济方式，没有形成社会化的思维模式，使其后的一千多年间并没有发挥主导作用，直至文艺复兴时期，大工业生产力及其带来的经济方式为这种思维方式提供了客观基础，抽象逻辑理论与科学实验的结合，形成了循环加速机制，才形成了真正意义上的西方科学文化体系，并随着近代生产力和科学的发展，逐渐走向现代科学文化体系。

1. 抽象思维的雏形及其作用　西方民族非智力因素所构成的心理环境为西方文化人萌发抽象思维的方式提供了基础条件；西方知识载体的语言特点为西方文化萌发抽象思维提供了可能性，以亚里士多德和欧几里得为代表的西方哲学家创造的形式逻辑和几何推理的原则构筑了抽象思维的框架，完成了抽象逻辑思维的理性模式。

在西方文化的第一个盛期，古希腊社会出现了一个前所未有的文化繁荣时期，涌现了数不清的有成就的文化人，创造了辉煌的古希腊文化，有伟大的诗作《荷马史诗》，有丰富精彩的神话传说，有世界最早、最优秀的悲、喜剧，有数十个成名的哲学流派，有同时代无与伦比的建筑和雕刻艺术，还创造了世界上最早的自然科学和技术。以亚里士多德和欧几里得为代表的哲学家和数学家，是世界上最早理性探索人类、人类思想和灵魂世界的人类之一，在他们身上集中体现了西方民族的心理特点，他们把对大自然，对人类社会的兴趣、热情，把渴望求知的动机等心理趋向，转化为理性探究世界的力量和方法。为了追求真理，搞清事物的本质，他们力求从事物的内部搞清楚事物的逻辑关系；为了求知他们长期自动展开辩论，为了求解他们连日苦思冥想；为了真理他们不相信任何传统的规矩。正是这种敢于创新的心理欲望和语言文化的基础，同时有一批如亚里士多德那样的理性思想家的不懈追求，才使抽象思维在西方第一个文化盛期得以成形。

以古希腊文化为源头的西方文化没有沿着启蒙文化所展现的以想象、联想为主的思维方式的发展，而是标新立异式地萌发了抽象思维的雏形。

但是这种思维方式并不是社会发展的适时产物，不是当时生产力发展水平的产物，也不是当时社会实践中自然形成的，而是由思想家在纯粹的苦思冥想中创造的，因此，它并不适应于当时的社会生产力水平；抽象思维的产物是抽象概念，而以改造劳动工具和改进生产工艺为核心的生产力的发展，需要实践的目的表象支配人的操作，而抽象概念和抽象逻辑体系在没有科学实验的配合下，是不可能及时形成具有实践意义的目的表象的。

抽象逻辑思维出现于较低生产力水平的社会实践中，是一种超前的现象，思维活动是客观存在，思维方式却属于意识的范畴，意识可以暂时超越客观存在的基础而产生。从当时的实际看，萌发的抽象思维方式只存在于文化人的思想中，他们并没有与当时的社会生产实践相结合，即广大的生产劳动者并不掌握这种思维方式，更不可能把这种思维方式运用于认识、适应和利用客观世界的生产劳动中。因此，抽象思维并没有在当时的社会实践中发挥推动生产的作用。

2. 中世纪的低潮　西方文化史的中世纪是指从第一个文化盛期结束，至欧洲文艺复兴之间的一千多年。这一千多年是宗教、神学统治的精神世界，是经院哲学统治的文化环境。

中世纪的西方文化是以宗教为核心的文化环境，在这个时期，教会一统天下，政教合一，甚至教会的权力高于国家的政权，整个社会充满神秘气氛，神本主义、迷信观念笼罩着整个精神世界，以科学、技术为代表的先进文化被禁锢，古希腊、古罗马的人本精神、科学精神被"一扫而光"，以抽象思维为代表的科学、技术等先进的思维方式还未来得及与社会生产实践相结合，还没有在社会实践中发挥积极的作用，就被中世纪的"黑暗时代"禁锢在历史的遗迹里。

在整整十多个世纪的一千余年间，西方社会生产力没有什么发展，科学没有进步，技术没有成就，社会发展没有活力。但是社会总是要进步，文化总是要发展，在中世纪的后期已经出现了新文化的曙光，法学和自然科学开始苏醒，以传授知识为名的大学开始在欧洲兴起，为文化的复兴做好了必要的准备。

3. 文艺复兴及近代科学　文艺复兴是继古希腊文化之后一千多年的公元十四世纪末到十七世纪初，在欧洲兴起的一场文化复兴运动，它起源于意大利，逐渐传遍整个欧洲，恩格斯说："这是一次人类从来没有经历过的最伟大的进步的变革，是一个需要巨人而且产生了巨人——在思维力、热情和性格方面，在多才多艺和学识渊博方面的巨人的时代。"

（1）文艺复兴的实质　文艺复兴的表面形式是市民阶层对教权主义和迷信观念的反感和反抗，本能地向往古希腊文学艺术，希望古典文艺的"复活"，在这种心理支配下开始思考人生的意义，开始思考自然世界和人类社会的本质性问题，从而涌现了一批又一批的新兴文学家、艺术学和思想家，通过文学、艺术和哲学表达他们的思想、情感和见解。当文学家复兴古典文艺的时候，哲学家必然崇拜古代哲学家及其理性主义，大力传播古典哲学，并努力在新的时代、新的生产力条件下阐发他们对客观世界的认识。当哲学家把古典哲学思想介绍给人们的时候，古希腊的抽象思维模式也被复苏。因此，文艺复兴是以文学艺术的复苏为形式，客观上却复兴了古典先进的思想和先进的思维方式。实质上是对古希腊文化精神的复兴。从科学的角度说，文艺复兴的最大功劳是找回了古希腊文化的思维模式。

（2）抽象思维模式的确立　与一千多年前不同，亚里士多德的形式逻辑和数理推演的思维模式，在工业发达的近代却找到了用武之地，以中世纪末培根及文艺复兴时期达·芬奇和哥白尼为代表的自然科学家，把抽象思维与科学实验、生产实践结合起来，并被广大的思想家和科学家所接受，成为社会的思维模式。至此，在古希腊萌发的抽象思维方式，经过千余年的沉睡，终于在近代工业的兴起中，在近代科学的创立中，真正成为具有时代意义的思维模式。

（3）构造性自然观　近代科学的最大贡献之一是挣脱宗教、神学的精神统治，真正将探索的目标投向大自然、投向物质世界，展开了自然科学的研究。使自然科学研究不断取得成就，不断深入发展的基本条件之一是抽象思维模式的确立，西方科学家在运用抽象思维认识大自然、认识物质世界的过程中，形成了一个基本的思想观念，即在近代科学的发生、发展中发挥巨大作用的构造性自然观。

所谓构造性自然观，是指从物质世界的内部结构认识客观世界的基本思想，其基本内涵包括两个方面：从客观世界内部的结构寻找事物的本质、特点和联系；关于客观世界本质、特点、联系和活动规律的理论具有严密的逻辑结构，是可演绎的。中国古代文化有五行说，五行学说的基本观念是从事物之间的关系把握客观世界的某些本质和规律；而西方文化的"四根说"，认为客观世界是由水、火、土、气四种基本物质构成的，客观世界之所以表现为千姿百态，千差万别是因为这四种基本物质在一个物体内的所占比率不同。这是典型地从物质世界的内部结构寻找事物本质的思想观念。理论的逻辑性是指自然科学的理论都具有严密的逻辑结构，理论体系的最小单位是概念，概念之间具有同一性和不矛盾性；概念组成判断，判断组成推理；任何自然科学的理论都是以概念为细胞的抽象逻辑体系。例如近代物理学关于物质结构的理论，就是从事物的内部寻找本质，认为物质是由分子构成的，分子是则原子构成的，原子是由原子核和电子组成的。上述关于物质结构的理论不仅在物理学科内，而且在物理学科以外的其他自然科学学科都是成立的，并且可以相互演绎，如物理学中关于物质结构的理论在生物学中、在化学等学科中都是一致的。

近代科学在构造性自然观的基础上构架了整个自然科学体系，自然科学中任何一门学科都是在这个基本认知理念的基础上建立起来的，如西方医学中的人体解剖学、生理学、药理学、病理学等都是建立在构造性自然观基础之上的，构造性人体观是西医学区别于中医学形成同题异解的核心观念。除此以外，西方文化出现的实证主义、本体论等方法论，亦建立在构造性自然观的基础之上。

西方科学文化的体系，说到底是在文艺复兴之后的近代科学的兴起中形成的，抽象思维的模式是萌发于古希腊文化，确立于近代科学文化的形成和发展中。

（4）近代自然科学的发展　西方文化经过十余个世纪的低潮，在文艺复兴中唤醒了无限的活力，使近代科学在欧洲崛起，形成了以自然科学为核心的文化体系，并代表着先进文化的发展方向，推动着世界文化的发展，推动着世界生产力和科学的发展。

现代科学是在近代科学的基础上发展起来的，其社会思维模式是以抽象思维为主导的思维体系，在抽象思维模式下形成的科学理论、科学实验和科学技术的有机结合，形成了现代科学高速发展的循环加速机制。

西方医学萌发于古希腊文化时期，形成于近代科学兴起之时，它是近代自然科学在卫生健康领域里的具体体现，是近代科学的一个组成部分，它与近代科学的其他自然科学有着同构的文化形态，其主导思维方式是抽象逻辑思维，运用这种思维方式对人体结构、生理、病理的理性认识，建立了构造性人体观，并在此原则基础上形成了现代医药文化体系。

4. 抽象思维的局限性　抽象思维作为近、现代科学的主导思维方式，其作用并不是全能的，而是相对的，也存在一定的局限性。首先，抽象思维只是人类思维发展过程中形成的多种思维方式的一种，它只在人类思维发展的一定阶段发挥主导作用；其次，抽象思维并不能代替其他思维方式，不能解决人类认识活动的所有问题；其三，在人们的具体认识过程中，往往需要多种思维方式的有机结合。爱因斯坦曾深有体会的指出，抽象思维也需要形象思维的有机结合，形象思维是现代科学思维中的实在因素。此外，现代科学思维发展的趋势已经显示，抽象思维的主导地位已经受到动摇。

三、中国传统文化发展的走向

与西方文化发展的走向不同，中华民族没有在第一个文化盛期突破神话传说时代萌发的以想象和联想为表现形式的思维方式，而是沿着古老的思维模式走进文明时代。

1. 传承启蒙思维，确立思维模式　与西方民族敢于创新、善于探索的心理不同，中华民族求稳、尊古的心理没有激发先民在走出神话时代步入文明时代的时候，标新立异地创新新奇的思维方式，而是把古老思维方式与当时的社会实践相结合，形成了适应于当时生产力水平的具有中国传统文化特质的思维模式。

（1）人类思维发展的基本规律　人类思维发展的基本规律是从无到有，从简单到复杂，从形象到抽象的基本过程。在近百万年的蒙昧时代，原始先民的思维活动极为简单，而且思维活动不能脱离自身活动的范围；到了新石器时代的神话时期，由于人类记忆能力的增强，丰富的记忆表象为人类认识新事物提供了想象和联想的内容，并通过形象性构思认识和解释自己生存的世界；当人类进入文明时代，由于社会生产力的发展和知识总量的增加，思维活动已经可以在整体层次把握认识对象的某些本质，思维过程以表象加工为主，被称之为形象思维，并主要依靠这种思维方式从事社会实践。西方文化虽然在第一个盛期萌发了抽象思维，但它只存在于少数理论家的思辨中，并没有与社会生产实践相结合，没有成为社会生产实践的主导思维方式。当人类社会发展到工业生产的时代，社会知识总量剧增，依靠表象的加工已经不能完全把把握事物的本质，其思维的产物——文化已不适应于生产力发展的需要，正是在此时，古希腊的抽象思维方式被唤醒，并与科学实验、科学技术相结合，形成科学和技术飞速发展的循环加速机制，使社会生产力和科学技术飞速发展，抽象思维成为社会思维的主导思维方式。现代科学的思维模式是抽象思维和形象思维的高度结合。人类的思维模式是不断发展的，将来的社会思维模式表现出什么特点，是由社会生产力和科学水平所决定的。例如，数字思维正在现代人的实践中发挥着重要作用，相信一百年以后的中学教科书绝不会再去重复一元一次方程的证明过程。

（2）传承古老思维　中华民族传承古老思维方式进入了文明时代，所不同的是巫文化时代人们借助想象和联想，构思的是一个个幻想的世界，而文明时代把想象及联想的思维方式，与社会生产、生活以及认识大自然的实践相结合，从而形成了以不脱离客观事物形象为主导的社会思维模式。中国传统文化之所以没有选择抽象思维的道路，其主要原因有：首先，中华民族善良、勤劳、求实、求稳、尊古的心理趋向，使走向文明时代的先民代代承袭前人的思维模式，使中华民族的思维方式没有越出人类思维发展的基本规律；其次，进入文明时代之初，汉字在思维中的特殊作用，进一步巩固和优化了不脱离事物形象的思维模式；其三，这种思维方式的思维产物是客观世界整体性形象的联系，是理性的表象，它可以直接转化为改造客观世界的目的表象；其四，它适应于当时社会生产力发展的水平，容易与自给自足的自然经济活动相结合，从而产生推动生产力发展的作用；其五，它是社会民众都掌握和熟悉的社会思维模式，是社会实践的各行各业都运用的思维方式。

（3）创造辉煌的成就　正是由于中华民族遵循着人类思维发展的基本规律，由于思维模式适应于当时生产力的发展水平，适宜的思维方式普及于社会的实践者，使中国古代社会一直缓慢而平稳地发展着，并在这种思维模式的指导下展开对人类社会、对大自然的探索，从而掀起了中国文化的第一个高潮，创造了辉煌的中国古代科学文化和领先于世界的古代科学技术，为人类文化的发展，为人类社会的进步做出了特有的贡献。

2. 中国古代文化的思维之路　中国古代精神文化的内容主要有哲学、文学、艺术、数学、军事和医学。

（1）中国古代哲学　中国哲学在古代时期主要有两种形式：一种是自然哲学，其代表著作有《易经》和《黄帝内经》等，主要阐述自然事物的一般道理。《易经》中关于阴阳学说的理论，是借助事物对立形象的关系，说明事物的本质、联系和规律；《洪范》中的五行学说是借助木、火、土、金、水等五种基本物质之间相互滋生、相互制约的关系，说明客观世界的普遍联系。另一种哲学是人文哲学，这是中国传统文化的辉煌，是以儒、道、墨、阴、阳等多家哲学学术思想共同组成的人文哲学体系，它们以丰富的资料、灵活的思辨、生动的描述展现了中国哲学的人生观、伦理观、道德观和方法论，其思维桥梁主要经过了形象思维模式。

（2）文学和艺术　文学、艺术的创作过程主要经过的是形象思维，古代的文学、艺术同样走的是形象思维之路。

（3）中国古代数学　数学是集中表现逻辑推理的学科，但中国古代的数学仍然停留在算术阶段，并没有发展到抽象而严密的推理阶段。代表中国古代数学的最高成就之作是《周髀算经》和《九章算术》，其主要内容是关于生产、经营的应用算术问题；勾股定律的证明不是运用抽象的三角原理证明的，而是通过把两个直角边形成的正方形面积之和，拼合成的面积正好等于斜边形成的正方形面积，现代科学认为这是出入相补思维方法；关于圆周率的计算，是通过在圆内作六边形，先找到六边形对角线与六边形面积的关系，然后无限扩大圆内六边形倍数的计算实现的。可见中国古代数学还没有发展到抽象推理的水平。

（4）军事及其他　中国古代军事理论的代表作是《孙子兵法》，其理论主要体现为对个性战例和战理的归纳，而没有抽象的逻辑推理，更没有涉及政治与军事的关系；古代天文主要表现为对天文现象观察的记载。

（5）中国古代医药文化　中医药文化是最优秀、最具代表性的中国传统文化，它的主导思维方式正是形象思维，本教材将在七、八两章着重介绍中医学思维的主导方式及其特点和规律。

3. 中国古代科技的思维之路　与西方科技发展之路不同，中国古代在第一个文化盛期就已经出现许多科学技术的萌芽，以形象思维为主导的思维模式与社会生产实践相结合，不但没有在中世纪停滞发展，反而创造了当时世界上最辉煌的古代科学技术；与西方近代科技发展不同，中国古代的科技发明没有一项是在抽象逻辑推理指导下结合科学实验完成的，而是主要通过工匠们对经验表象的形象性构思创造了辉煌的技术。

（1）科技发明的思维之路　以活字印刷为例，当时已经有雕版印术，也有了图章技术，发明者把雕版印术的形象与图章印术的形象结合起来，并把图章的三个字改为一个字，一个字的线性排列则可达到了雕版印术的目的，而用过以后的字还可以再次使用。可见，活字印刷技术发明过程的思维契机是工匠对工艺表象的构思组合。在造纸术发明的时候，由于当时用来写字的布帛很昂贵，有人发现，长期晒过渔网的石头上留下一层由污物风干而成的片状物，把它揭下来，试着写上字，而后有工匠干脆将不用的废物如布边、烂渔网及其他可碎的有机物捣碎和成浆状，再摊在石板上晒干，揭下后专门用来写字，至此，造纸术的发明过程完成。在整个造纸术过程中，也是工匠们把在布帛上写字，在风干的片状污物上写字的，两组形象结合起来，再构思有目的的制造这种片状物的工艺形象，这一系列的表象加工过程，就是造纸术发明的契机。纵观中国古代全部科技发明技术，都是由工匠对工艺过程和劳动工具改进的形象性构思为思维契机的。

（2）生产、生活过程中的思维之路　改造劳动工具和改进生产工艺是发展生产力的重要环节，也是社会思维的主要内容，中国古代的劳动者在日常生活和劳动中，充分发挥自己的想象力，创造了无数的奇迹，为后世留下了丰富而生动的故事，同时也反映了先民们思维的技巧。例如，关于鲁班传说的故事中有许多思维的技巧，传说锯子的发明是鲁班走过长满荆棘灌木丛，从荆棘划破衣服而受启发发明了锯子；又有传说鲁班用斧头砍树，斧头刃破损后呈现尖锐的凹凸状，为了不误劳作，索性用斧头来回在树上拉，反而能提高效率，由此受启发而发明锯子；还有传说鲁班路过一个亭子的建筑工地，见人们正围着成形而置于地面的亭子顶和四根竖立的柱子发愁，他便在饭店里要了两碗米饭、两双筷子，趁店小二不在时将米饭倒在桌子上堆起后，垂直而均匀分散插下四根筷子，众人见状恍然大悟。其他还有众所周知的曹冲称象等，都说明我们的祖先主要运用形象思维的方式创造了伟大的中国古代技术。中国古代科技的思维之路，曾是爱因斯坦和李约瑟等关心和研究中国古代科技发展的科学家们不懈探索的重要课题。

4. 近代以来的变化　正当中国传统文化沿着中国特色的思维之路缓慢发展的时候，世界迎来了科学飞速发展的新时代，西方科学文化如潮水一般涌来，大部分中国古代自然文化被西方文化代替，中国社会的文化环境逐渐发生了质的变化。

但是，中国传统文化并没有被淹没，也没有被抛弃，以中医学为代表的传统自然科学文化在继续服务于我国的社会实践，并解决了西方文化不能解决的许多问题；中国古代人文文化是中国传统文化的精髓，它所蕴含的民族的精神仍然鼓舞着中国人走向现代科学、走向未来。

5.形象思维的活力与惰性　中国文化的形象思维萌发于新石器时代的神话传说、崇拜和巫文化的精神文化启蒙时期，成熟于自给自足的自然经济时期，是人类认识客观世界不可缺少的重要思维方式。它的活力主要表现在两个方面：其一，它适应于以手工劳动为主的生产过程和依靠宏观观察为主的生产工艺，其劳动工具改造和生产工艺改进的思维过程，都可以主要依靠宏观感觉表象的加工实现。形象思维的产物是新的表象，而人们认识、适应和利用客观世界的实践，需要的是有目的表象的支配，通过形象思维获得的关于客观事物的本质、特点和联系，可以直接转化为改造客观世界的目的表象，从而促进生产和科技的发展。其二，它是人类不可缺少的思维方式。自从形象思维成为人类认识客观世界的一种形式以来，它就是人类须臾不可离开的思维方式。在神话传说时代和依靠宏观观察把握客观世界的时期，形象思维是社会思维环境中的主导思维方式；在近代时期的科学和生产实践中，它虽然不是主导思维方式，却是抽象思维的辅助思维方式，抽象思维需要形象思维的密切配合。甚至在现代科学思维环境中，也离不开形象思维，许多发明、创造、假说、实验等，都需要形象思维的配合。在文学、艺术、考古等许多领域，形象思维仍然是主导思维方式。

形象思维相对于抽象思维，有其自身的缺陷。首先，它不能对客观事物进行抽象的规定，没有对客观事物进行质和量的严格规定，不能实现在事物的同一性基础上把握客观世界，从而不能从事物抽象本质的一般意义上把握事物，更不能进行抽象的逻辑推理；其二，难以把握大工业生产的庞大生产过程，难以把握超宏观的自然现象和微观世界的自然现象；其三，难以驾驭宏大的知识系统。

第三节　中、西医学的同题异解

同一个人的疾病，为什么有中西医两种诊断？同样一个人体，为什么有中、西医学两种描述？同样一类医学与健康问题，为什么形成中西两种医学体系等？这是一系列必须搞清的问题，否则就无法认识中医学，无法证明中医学的科学性和合理性，如果仅仅从医学本身找原因，只能回答两者的"是什么"；如果把两种医学分别归入它们的母体文化，分析中、西两种医学各自形成的根源，寻找各自发展的轨迹，才能回答"为什么"，才能揭示中医学的奥秘。

一、共同的人体生命健康之题

从近代医学发展而来的西医学，与中医学共同关心一个主题，即人体的生命与健康。这是中、西医学一个永恒的主题，有着共同的愿望和同步的探索，有着共同的认知对象，却表现出不同的认知之路，形成了不同的医学体系。

1. 人类永恒的主题　人类对人体自身认知的主题是人体的生命、健康和疾病，这是永恒的主题，主要包含以下几个方面。

首先，人类自从冲破蒙昧，走向精神的启蒙，就开始了认识自身的思考和探索，从开始的神造说，到后来的进化说，再到如今的遗传基因说，人的机体到底"是什么"和"怎么样"，对人类的认识征途来说，并没有达到终点。

其次，人类对人的机体的认识，同样属于主观意识对客观事物的反映，因为人的机体也是自然体，是地球上经过数亿年进化而成的自然体，是客观存在，并且具备无限层次结构自然体的基本属性，是处在永恒运动之中的。

其三，人的机体又具有社会属性，因为人有灵魂、有思维，人要参加社会活动，人在社会活动中引起的心理活动直接影响到人体的生理活动。因此，人的社会活动和心理变化也是本主题的重要认知内容。

其四，人类认识人体的目的是为了自身的健康，人类欲获得长期的身体健康，必须认识人体；必须了解人体生命活动的规律；必须掌握人体的结构与功能；必须明白达到身体健康应具备的条件，并积极的创造条件以利健康；还需要认识疾病发生发展的本质和规律，获得抗击疾病、摆脱疾病的有效技能。

上述这些问题，既是中、西医学研究共同的主题，也是中、西医文化共同关注的主题。

2. 共同的目标，同步的探索　中、西医学研究有共同的目标，就是如何使人类的身体总体上长期保持健康的状态，使人类都能享有高质量的生存过程，享有舒适的人体生命活动。这个目标也是中、西医学共同关注、共同展现的主题。

为了这个目标，不同地域、民族的人类群体，在不同的生产力和科学条件下，在不同的文化基础和文化环境中，几乎同步展开了对人体及其健康的探索。

早在人类精神启蒙的时候，就开始了主动认识人体的探索，探索的过程也是对探索对象解释的过程，中华人和西方人都站在各自的文化基础上解释关于人的生命，关于人的机体，关于健康和疾病。从中华人和西方人启蒙文化最早对人的解释还看不出有什么本质的认知差别。文化的发展到了人类第一个文化盛期，中、西方医学文化各自对人体都有了系统的解释。再发展到近代文化繁荣期，中、西医学各自都形成了成熟的医学体系。至现代，中、西医学都发展到了极高的水平，共同为人类的健康事业做出应有的贡献。

3. 共同的对象，不同的认知　中、西医学不仅拥有共同的研究对象，而且拥有共同的研究目标，共同的目标是人体的健康，共同的研究对象是人体的生命、健康和疾病。既有相同的目标，又有相同的研究对象，却创造出完全不同的两种医学理论和两种不同的实践体系。

中、西医学在认识人体、生命、健康和疾病等方面表现了哪些不同，为什么会出现不同的认识，这些不同认知有无正确和错误的区别，有无先进与落后的差别等，这是医学人必须正确对待的问题，是社会的人们最关心、最想了解的问题。

二、不同的人体观和人体生命观

同样的人体问题，西医学和中医学分别从不同的角度展开描述，本节将从认知思维的层面展开分析。

1. 不同的人体认知之路

（1）不同的文化基础　人类的认识活动都是在一定的文化基础和文化环境中进行的，人们对人体自身的认识同样需要一定的文化基础，处在一定的文化环境中认识人体。西医学是在西方文化如生物学、物理学、化学等近代自然科学基础上认识人体的，当时的文化环境是以实证观念观察和研究自然界的，以科学理论推理和科学假说指导科学研究，以受控实验为主要研究方法；中医学是在中国古代传统文化基础上，在中国传统文化环境中认识人体的，其文化基础不是以研究自然为主，而是以研究社会为主，研究人与人的相互关系，注重人在社会中的作用，注重人与自然的和谐关系，其研究方法主要通过客观事物在运动状态下，借助宏观观察认识事物，其知识的积累主要是经验。

（2）不同的认知理念　以什么理念认识人体，是中、西医学人体观分歧的焦点。西医学在西方文化构造性自然观的指导下，逐渐形成了构造性人体观的基本认知观念，在这种基本认知理念的指导下，将人体作为自然物体研究，由外而内的逐层打开人体，建立以人体的实体结构为实质内容的形态学人体结构理论；以人体活动的量化指标描述人体的功能；关于描述人体的理论体系以抽象概念为基本单位，以概念之间的逻辑关系，如判断、推理、范畴的理论联系，阐述人体的解剖结构与生理功能系统。

中医学在认识人体的过程中没有形成构造性人体观，这是因为在两千多年以前的中国传统文化环境中，没有形成以自然事物的实体结构为认知目标的构造性自然观，而是主要通过自然事物的宏观动态把握事物的本质，在事物的宏观动态联系中把握事物的关系。在这种社会文化认知理念中，当时的中医人主要借助自身的感觉器官，通过宏观感知，再借助想象，联想和形象性构思，逐渐形成关于人体功能活动的具有人体整体联系的人体知识系统。中医学的人体理论不是以抽象概念为基本单位，而是以观念为基本单位，关于描述人体结构与功能的名词和术语，都不是对人体实体的质和量的抽象规定，而是功能状态形象的整体性概括。

（3）不同的人体描述　西医学对人体的描述主要通过正常人体解剖展示，人体的组成结构有皮肤、肌肉、肌腱、骨骼、血液、神经、脏器等，按人体活动的功能分为若干系统，有运动系统、呼吸系统、消化系统、血液系统、神经系统、泌尿系统等，每个系统有若干器官、组织所组成。人体解剖学关于人体结构的组成都是以人体的实体为根据，都是可以看得见的实体。西医学运用物理学和数学的方法对人体及其各组成部分进行定性定量的描述。

与西医学不同，中医学对人体的描述都集中在中医基础理论中的藏象学说。"藏"者，即藏于内之意，在体外看不见体内都有什么，就依据人体在活动状态下表现于外的征象，揣摩体内都有什么，都在干什么。如依据人体有气在呼出在吸入，一刻不呼吸人体就承受不住，且人在用力操作时都有气在起作用，中医学就将体内主管气运动的功能系统称为"肺";依据人通过口腔摄入食物和水,经过体内的运行,将废弃的浊物从"后阴"排于体外,废弃的清物从"前阴"排于体外,且根据依赖于水谷而生存、生长和延续生命,即认为在体内有一个系统主管水谷的运化,为人体提供维持生命之源,并将这个功能系统称之为"脾";其他中医藏象学说关于"心""肝""肾""胃""大肠""小肠""膀胱""胆"等关于人体结构与功能的把握都是这样认知的,类似的认知还有关于这些内藏之系统功能活动的认知如"心主神明""肝主疏泄""气化""运化""气的升降出入"等理论阐述。中医藏象学说所有关于人体结构与功能的描述,都不是指人体内实体存在的脏器,打开人的机体是看不见、找不到藏象学说阐述的"心""肝""气化""运化"等内在结构和功能活动的,在尸体上打开或不打开人体都不存在藏象学说对人体的描述。

中、西医学对人体的认知和阐述有着巨大的差别,其根本原因在于中、西医学属于不同文化形态的文化体系。

(4)容易混淆的中西医人体理论 中、西医学关于人体不同的认知和阐述,为人们分别正确理解中、西医学关于人体结构与功能的含义,带来了一定的困惑。因为中、西医学同在认知人的机体,又用几乎相同的语词表示相关的人体结构与功能,如西医学用心脏、肺脏、肝脏、胃脏、胆囊等词语分别表示相应的人体脏器,中医学藏象学说也有心、肺、肝、胃、胆等的语词,而且中医理论对其认知又与西医认知的脏器有着许多相近的含义。含义相近却释义不同,西医学指的是实体的人体结构,中医学指的是人体内的功能系统。以脾为例,西医学称为"脾脏",指的是人体内一个有形器官;中医学称为"脾",其主要含义是指人体内承担水谷消化、吸收功能的系统,与西医学关于脾脏的认知相差甚远。又如关于对"肾"的认知,西医学是指肾脏,是人体泌尿系统的一个脏器;中医学认为肾藏精,为先天生化之本,还有主水的功能,其中含有西医学认知的部分泌尿功能。

在对中医藏象学说含义的理解中,最容易混淆的是按西医学对脏器的认知理解中医学的含义,依照肾脏的含义理解中医学"肾"的含义;依照心脏的含义理解中医学关于"心"的含义;依照肝脏的含义理解中医学关于"肝"的含义;依照肺脏的含义理解中医学关于"肺"的含义等,沿着这种认知思路理解中医学关于人体理论的现象很普遍。

依人体解剖学的认知理解中医学藏象学说的含义,必然给传承中医学带来极大的阻力。首先,中医学生难以真正学到传统的中医学,他们通过与中医学专业课同时开设的"正常人体解剖学"课的学习,构建起来的是物质实体的人体结构理论体系,而中医学关于人体功能性的整体动态人体观的理论体系则难以建立起来。其次,临床中医在诊治疾病时,很容易主要依靠西医学辅助检查手段获得病情资料,从而按照西医的理论向患者解释病情,用西药的手段治疗疾病,使中医临床活动失去了传统中医药文化的特色。其三,社会的人们也主要依西医学对人体的理论,阐释中医药文化关于对健康、疾病及其康复的认知,名为弘扬中医药文化,实则有损于中医药文化的传播。

2. 不同的人体生命观 怎样认知人体的生命现象,把握人体生命运动的规律,怎样认知人体的健康,怎样寻求健康等,虽然是中、西医学共同的主题,却表现出不同的生命观和不同的健康理念。

（1）不同的生命观　中医学关于人的生命有深邃的认知。首先，人的生命是大自然运动的产物，是大自然的重要组成部分，人秉天地之气而生，认为没有天地阴阳之合，就不可能有人的生命。其次，父母阴阳之精交合是人体生命之源，人体生命之精藏于肾，肾为先天生化之本。其三，水谷之气是生命延续之保证，认为人的生命之所以生生不息，天地滋养的食物和水是生命延续根本保证。其四，顺应天地是生命存在的基本条件之一，认为人只有顺应天地的变化而调整人的生活方式，才能适应人的生命的生存。其五，人的生命集中体现是人的精、气、神。

而西医学关于人体生命的认知，主要体现在对人体生理活动的研究。西医将人体的生命作为地球生物生命的一种形式研究。

（2）不同的人体健康理念　中医学认为人体的健康主要来自三个方面，其一是先天禀赋，认为人体出生以后健康状况，与出生前的胎儿发育有密切关系；其二是后天颐养，认为人体独立生存，必须注意颐养身体，不能做有害于人体生命活动的行为；其三是正气存内，邪不可干，认为人的每一个个体内都拥有抵御外邪和抗击疾病的能力，只要这种能力不受到损伤，病邪是难以侵入机体而使人发病的；其四是顺应自然，认为每个人欲使自己的身体长期保持健康状态，必须顺应自然规律而生活，顺应天气，顺应人体自身的生命规律；其五是自我保护，认为个人的健康需要个人自我保护，自我爱惜，要食饮有节，起居有常，不妄作劳，才能长期保持充沛的精力和强壮的体魄。

西医学关于人体健康的认知是建立在对人体的各项检查、检验、测试的指标基础上的，如果对一个人做的某些检查项目的结果都在正常指标范围以内，就认为检查项目涉及的部位是健康的。目前，西医学还不能做到对人体所有结构和功能进行检查和测试。因此，所谓的健康只是相对的，是暂时没有发现不健康的因素和表现。

三、不同的疾病观

中医学和西医学都关注疾病问题，但对于什么是疾病，疾病是怎样产生的，怎样把握疾病，怎样祛除疾病等，中、西医学有着不同的认知。

1. 不同的发病理念　中医学和西医学都认为人的身体有发生疾病的可能，但是对于疾病是怎样发生的，中、西医学各有己见。

（1）什么是病　中医学认为疾病是人体的阴阳失调，是阴阳一时失去了平衡，使人的机体出现其个人感觉到身体的某些不适。至于什么是疾病，中医学没有明确的、具有严格内涵和确切外延的形式化定义，常常用"病"或"证"表示某人有"病"的意思，至于依据什么确定有病或者没病，中医学没有明确的判定指标，患者感觉不适就是判断病证的依据。

西医学认为疾病是人的机体或机体的局部发生器质性或功能性变化，经一定的现代科学仪器检查，都可以找到微观病理改变的病灶，可以借助仪器测试出机体或局部功能改变的数据，并不主要依据个人的感觉判断。西医学对于疾病的认知，对每一种疾病都有明确的诊断指标，对每一种病都有严格的定义。

（2）不同的发病认知　中医学认为人体本不会无缘无故的发病，人身之所以发病，必然有导致发病的原因，宋代名医陈无择将引起人体发病的原因概括为三大类，即发病"三因"学说，主要有内因、外因和不内外因三种。内因致病主要由于人体自身诸多因素，导致自身的抗病力不足而引发疾病，自身因素有情志不舒、气血不和、气机不畅、脏腑虚弱等；外因致病主要指不正常的气候变化突然袭于人体；不内外因是指如突然的、意想不到的外来伤害，如自我行为不当而伤及人体或人体的某些功能等。

西医学认为，导致人的机体发病的主要原因有：自然界里的微生物，如可致病的细菌和病毒等；人的机体某种或某些功能紊乱而导致发病；人体的局部组织结构发生某些实质变化，其变化的形式可能为多余，也可能为不足等。

（3）不同的病状认知　中医学对疾病状态的认知，是通过"证"反映疾病的状态，"证"是疾病发生、发展的状态，它包含致病的原因，机体的气血、脏腑及全身运行情况，病因致病作用过程及机体自我修复作用等各方面状态的综合反映。中医对这种状态的把握称作"病机"。

中医对病状的认知和反映表现出如下认知思维特点：其一是动态性，中医学认为，疾病发生在人体上，人体的抗病能力时刻都在与病邪进行斗争，机体总是处在不停的自我调整之中，中医人对疾病的诊断，正是为了把握人体发病的动态状态；其二是虚构性，中医人对患者病情的把握，都是依据人体在活动状态下表现于外的信息，揣摩体内正邪斗争、气血运行、脏腑功能的状态，这些状态不是通过仪器查到的，也不是通过检验测试到的，而是中医人自己在思考中虚构的，如概括的病机是"脾失健运"，打开患者的机体并看不到脾是如何失去运化功能的；其三是意会性，中医人对疾病认知思考过程，在许多情况下并不能清晰的表述其认知思路的发展过程，他们认知的思考中对病态有一定的把握，却不能用准确的语言表述出疾病的状态。

西医对疾病病状的认知，主要借助仪器获得人体生命活动异常的检测数据为征象资料，结合患者疾病症状表现的综合描述，作为对疾病状态的把握。

2. 不同的诊断认知　在对同一个患者疾病的诊断过程中，中医和西医可以得出不同的结果，这是因为中医与西医有着不同的认知角度和不同的认知思维方式。

中医诊断疾病的认知活动表现出与西医诊断许多不同的特点。首先，中医对疾病的诊断是宏观的，主要依靠中医人宏观感觉器官，通过望、闻、问、切等手段感知患者在活动状态下表现于外的征象；其次，中医对疾病实质的把握是通过"司外揣内"实现的，是依据获得的症状资料，遵循相关中医理论的指导，揣摩机体在发病过程中引起症状背后的原因，即疾病引起症状的体内机制，然后逐渐形成关于病状的整体性病情机制，中医称作"病机"，如中医临床常用的"风寒袭表""脾失健运""水火不济"等都是关于病机的表述；其三，中医关于病机的把握是临诊者的虚构，即中医关于病状的病机认知，并不是机体内的实际存在，关于病机的描述也没有客观物质的支撑，而是中医人借助想象、联想和形象性构思而虚拟的病状情景；其四，对病机的概括是中医对疾病的理性认知，用"证"来表述，证的获得是中医临床诊断的目的，是中医"辨证论治"的核心。

西医诊断疾病的手段和思路完全不同于中医诊断疾病。首先，西医诊病主要依靠现代科技和仪器为辅助，如 X 光机、显微镜、CT 扫描机等，还有多种检测仪器如分析血液成分的仪器，测试人体分泌物的各种试剂等，没有这些仪器和科技，西医很难把握疾病；其次，西医依靠这些仪器达到把握机体整体或局部结构实质改变的性质和程度，把握机体整体或局部功能改变的性质和程度；其三，西医是在微观层面对疾病的诊断，西医依靠仪器和科技手段获得的疾病诊断资料都是宏观感知不到的信息，如红细胞、白细胞计数，如尿液成分分析，如脏器细胞、组织变异性质分析等；其四，西医学对疾病性质、程度的界定都有严格的质和量的规定，如血常规检验是计算每单位血液体积中所含红、白细胞及其他血液成分的细胞计数，为诊断病情提供实质量化资料；其五，西医学关于疾病病名的确定拥有规范而严格的诊断标准等。

3. 不同的治疗措施

同样一个患者的疾病，由于中西医对疾病表现出不同的认知结果，其治病的途径和方法也大不相同。

中医人根据中医学的理论和治疗原则，主要通过调理人体不正常的机体状态达到恢复正常活动的目的。中医治病的基本理念是扶正祛邪，即中医学认为人的机体具有自我抗击病邪，维持机体和恢复机体正常活动的功能，中医的治疗只是帮助人的机体恢复正常的生命活动；中医治病的技巧是因势利导，即根据疾病发生发展的趋势，通过合适的途径，选择最有效的方法，力图扭转病势向着机体恢复的方向发展；中医治病的主要途径和措施有服用或外用药物、针灸或推拿，以及食疗或传统手术，如金针拨障术等；中医治病选用的药物以天然物为主，如植物、动物，以及极少矿物等自然物中的一部分；验证中医治病疗效的依据是疾病症状的消失，是机体各种功能活动恢复正常。

西医治病的基本原则是针对病灶，以消除病灶为目的。其基本理念是，因细菌感染而致病者以抗菌为主，因病毒感染而致病者以消杀病毒为主，不明原因而致机体的整体或局部发生器质性病变者，以消除病变体征或去除病变的局部组织为主等；西医用于治病的药物以化学合成物为主等。

第七章　中医理论思维 ▷▷▷

任何科学都必须经过思维的桥梁。中医学是一门中国古代的科学文化，在从经验到理论、从实践到科学的道路上，同样经过了理性思维的桥梁，思维是中医将感知经验上升到科学的必由之路。揭示中医理论思维的本质、特点和规律，是中医思维学研究的核心任务。

中医学近百年以来之所以不断受到来自多方面的质疑，其主要观点就是认为中医理论达不到科学理论的水平，其根据是中医理论没有经过以抽象思维为主导的认知思维过程，中医理论的名词、术语都达不到抽象概念的水平，理论阐述不具备可演绎的逻辑推理关系。这是将科学和理论局限化的认知，不应当将某一种科学和理论的表现形式作为评价一切科学和理论的标准。

中医学在中国传统文化的环境中，走的是另一条符合人类思维发展规律的认知思维之路，中医理论是中国古代中医人理性认知思维的产物。

第一节　通向科学的桥梁

任何科学都是在人类社会实践基础上产生的，但是社会实践本身不是科学，从实践到科学还有一个漫长的道路，这个道路就是思维，只有人类的思维活动，才能把对客观世界的认识和改造客观世界的实践升华为科学。

一、中医学的科学基础

中医学不是纯粹的经验，不是一般的文化，更不是邪说，而是一种科学文化，是中国古代科学的优秀代表，其经过了符合人类认识规律的思维过程，揭示中医思维的本质和规律，证明中医学的科学性是中医思维学研究的重要任务。

1. 中医学属于中国古代科学　科学，在不同的时代，不同的生产力条件下有着不同的含义。衡量一个事物、一个学科、一种技术是否具有科学性，不能用一个标准，更不能用现代科学的标准去衡量古代的事物。因此，事物的科学性是相对的，现时代的许多理论、学说和技术在现时是科学的，到一百年以后就不一定具有科学性了；古代的许多理论和技术虽然不符合现代科学的标准，但是在当时却具有极大的科学性和合理性；人类在进步，科学在发展，先前的进步和发展正是后来前进的基础。

（1）科学和科学性　科学应当是一种知识体系，这种知识体系是人们在一定的生产力水平条件下，在社会实践中对客观现象、本质和规律的理性反映。将科学依据认知对象的不同分为若干类，从大的系统来说，一般把科学分为自然科学、社会科学和思维科学，贯穿三个领域，并总结其基本规律的科学是哲学和数学。医学属于自然科学的范畴，中医学虽属于自然科学，但它与社会科学有着密切的联系。

科学性是指一个事物、一个理论、一个学说等所含的正确成分，衡量一个事物科学性的依据，应当包括如下几个方面：其一，必须建立在有利于人类社会实践基础上；其二，事物本身体现着它对客观世界正确的反映，反映了客观世界的本质、内在联系、特点和规律；其三，它能指导人们从事正确的实践，为社会创造客观效益；其四，它对于社会的发展和进步具有促进作用；其五，它是当时社会文化环境中代表着社会生产力发展方向的先进文化。

（2）科学在发展　科学是发展的，当社会尚未进入文明时代的时候，人类还处在蒙昧状态，那时人们对客观世界的认识还不具备反映事物本质的能力，也不可能创造系统的知识体系，所以那时的社会还没有科学。在人类第一个文化盛期，中、西方先民在许多领域都创造了丰富的科学文化，有力地推动了社会的发展，从此以后，科学不断发展，社会不断进步，至十五六世纪，西方科学文化出现新的、飞跃式的发展，使世界科学进入一个前所未有的历史时期。

科学的不断发展显示科学的时代性，在不同的时代不同的生产力条件下，科学可能以不同的形式和水平存在着，从而出现古代科学、近代科学和现代科学的区别。古代先民在古代较低的生产力水平条件下，在一定程度上对自然界及人类社会产生了一定的认识，掌握了客观世界的一定程度的本质和规律，进行了系统和理性的反映，其反映成果可称为古代科学；西方近代工业革命带来了科学的突飞猛进，创造了具有划时代意义的近代科学，并为科学的现代化发展打下了坚实的基础；现代人类在古代和近代科学的基础上，展开对大自然、人类社会和人类自身的全面探索，创造了伟大的现代科学。

（3）中医学属于古代科学　中医学是中华民族在长时期抗击疾病和寻求健康的实践过程中，在积累了丰富经验的基础上，在中国古代科学文化的环境中，经历代中医人的理性思维创造的科学，它在宏观层次系统地反映了人体的结构与功能，在一定程度上掌握了人体的生理活动和病理变化的规律，掌握了部分疾病诊断及治疗的本质和规律，保障了中华民族的繁衍昌盛，为丰富世界文化、为社会的发展做出了突出的贡献。因此，中医学具有极大的科学性，是中华民族创造的中国古代科学的重要组成部分。

2. 充满活力的古代科学　在现代科学高度发达的今天，绝大多数的中国古代自然科学都被现代科学代替了，中医学却以它能够解决现时代许多医学难题的突出贡献，以它独具特色的思维模式在现代科学环境中争得一席之地，说明仍然具有极大的活力。

首先，中医学在临床中能解决许多西医学都难以解决的医学难题，特别在许多慢性疾病、功能障碍性疾病等方面的特殊疗效，是中医学立足之本，也是中医学最牢固的临床阵地。例如，慢性胃肠系统功能性疾病、慢性风湿类疾病、慢性妇科疾患等，中医诊治具有非常满意的效果。在广大中医临床战线，凡是那些坚持运用传统中医理、法、方、药诊治疾病，认真进行临床诊治的中医从业者，都具有极好的临床信誉。

其次，中药的毒副作用远远小于现代化学药品。其原因有两个方面，一方面中药材的来源主要是植物、动物和少量矿物质，它们都是天然的物品，经一定的科学炮制而入药。正是因为中药是非提纯物质，使中药的药理表现为综合作用，从而很少出现对机体的不良刺激作用。另一方面，中医在施治中精心配伍中药药材，不仅可以互补药力之不足，而且可以相互牵制药力之过极，使中药的治疗作用表现出综合调理功能。

其三，中医学的养生保健理论和实践，是中华民族数千年来追求健康实践经验的结晶，其仍然是今天人们防病养身而行之有效的科学理论和技术，特别是中医学"治未病"的理念、顺应天地的理念及相应的实践技术，一直指导着现时代中国民众的健康行动。

二、寻找中医学反映存在的道路

中医学之所以流传数千年，在科学发达的今天仍然保持特有的活力，说明它具有极强的科学性，那么它经过了怎样的思维之路呢？

1. 思维反映存在的道路 中医临床能解决医学难题，能治疗许多疾病；中医养生学说能有效指导人们的防病和保健，这是世人公认的事实。

如果说中医临床具有鲜明的科学性，那么指导中医临床和中医养生技术的中医理论也一定具有极大的科学性，因为中医的临床活动和养生保健实践一刻也不能脱离中医理论的指导。欲证明一门学科理论的科学性，必须证明它是怎样经过符合人类认识规律的思维途径，但是，当人们循着传统哲学认识论去寻找中医学的认识本质和规律时，中医学的理论没有形式化的定义体系，既没有对客观事物进行抽象的规定，也没有形成抽象的概念体系，其理论体系结构没有抽象的可演绎的推理关系。因此，中医学的理论没有经过抽象思维的道路。

如果说中医学的理论没有经过以抽象思维为主导的思维道路，那么，在思维反映存在的道路上就不是只有抽象思维一条道路。中医学在中国传统文化环境中经过了一条非抽象思维的思维道路。

2. 中医的选择 在中医学萌发和形成的时期，正值中国第一个文化盛期，此时中国传统文化形成了体系，传统思维模式基本定型，中医作为社会实践的一个群体，在当时的社会生产力、社会文化积淀和社会思维模式的共同作用下，选择了以不脱离客观事物形象为主的思维道路。其实，说是"选择"，并不是中医群体的主观意志，而是社会经济、文化环境作用的必然趋势。

首先，社会实践水平决定着中医思维的基本方式。在中医学萌发和形成期间，社会生产力还处在较低的水平，社会生产劳动主要以手工操作为主，人们主要依靠宏观感觉感知客观世界，在宏观感觉基础上经宏观思维把握客观世界，并有效地指导改造客观世界的生产工艺和工具改进。中医群体在认识和解决医学问题的思维活动只能适应于当时的生产力水平和生产方式，表现为主要通过宏观观察和宏观层次的思维，认识和解决人的健康和疾病问题。

其次，社会思维模式决定着中医思维的表现形式。中国文化第一个盛期的社会思维模式表现为以形象思维为主导的思维道路，中医学是从中国文化的混沌体中分离出来的，社会思维模式是中医思维的母体，中医思维完全承袭了母体文化的思维模式，主要通过不脱离事物形象的思维方式认识和解决医学问题，创造了中医理论体系。

其三，社会文化环境决定着中医思维的知识基础。任何思维都需要知识作基础，中医思维在认知人的健康和疾病问题的同时，需要社会其他学科的知识为认知的基础。当时的社会文化环境提供给中医人的哲学、文学、历史、天文等知识，都不是抽象的概念体系，而是关于事物整体存在的"是什么"和"怎么样"的关系阐述。这些关于客观事物的宏观知识作为思维材料输入中医思维过程，一方面使中医的思维活动与文化环境中的思维方式保持一致；另一方面，环境文化知识的宏观性、动态性和形象性也引导着中医思维向形象思维方向的发展。

其四，中华民族的心理趋向构成的心理环境，影响着中医人对思维方式的选择。中医人是中华民族之中的一个专业群体，中华民族共有的心理特点，热情的性格，求稳崇古的心态，善于寻求事物动态关系的兴趣等非智力心理因素，共同构成了适应于发展形象思维的心理环境，这种心理环境有利于中医思维从事物的客观现象把握事物的存在，寻找事物的关系，而不可能引导思维寻找事物内部的结构。

3. 中医学形成的基本条件　中医学与人类的其他科学一样，是中华民族长时期与疾病进行斗争经验的结晶，是在医学领域里对健康和疾病问题的理性反映。丰富的医疗经验、理性的思维、适宜的文化环境和社会的需要是中医学形成的基本条件。

首先，中医学拥有丰富的实践经验。人类自从诞生那一天起，疾病就开始干扰着人类的健康，从那时起，我们的祖先就开始了同疾病的斗争，只不过在文明时代以前的漫长岁月，那种斗争只能是被动的、不自觉的。自从有了分音节的语言和文字，人们开始主动地观察和分析疾病，主动地摸索健康的规律，使人们同疾病的斗争表现出目的性、广泛性、继承性和专业性。所谓目的性，是人们观察和治疗疾病的活动之前，以及寻求保健活动以前，活动结束时的情景已经表象地存在于每个实践者的大脑中，所有的为治病和健康所从事的活动都是在大脑的支配下进行的；广泛性是指思考自身或他人的疾病和健康问题，已不像巫医时代是极少数人的事，而是社会成员普遍关心的事；继承性是指人们与疾病斗争的经验、教训，以及保健的方法等，都可以借助语言、文字传给他人，流传给后代；专业性是指在中医理论体系形成前的若干年间，已经出现了专门从事医疗或保健的专业人员。综上所述，在中医理论体系形成以前，我们的祖先已经经历了数万年同疾病进行斗争的历史，积累了丰富的经验，这是形成中医文化的客观基础。

其次，经过了思维的加工。所有中医学的著作，不论是基础理论还是临床理论，不论是治疗技术，还是养生保健经验，都不是古代中医人感觉的直观描述，而是在丰富感觉材料基础上，经过大脑思考的加工，包括辨认、分析、比较、综合、概括等，才形成了我们今天所见到的中医学各种专著和各科专论。纵观浩如烟海的中医各类书籍，无一不留下我们祖先思维的痕迹。例如，中医理论关于人体结构的描述，把脏腑分为表里，认为腑为表，脏为里，而且一腑对应一脏；还如将心的功能描述为主神志，主血脉等，这些理论都不是直观的描述，而是通过机体在活动状态下表现于外的信息，经想象、联想或构思等一系列思维活动，才把握了人体的本质和内在联系。

其三，社会已形成了理论文化的模型。在中医学形成理论的时代，中国传统文化已形成了一定的理论文化的氛围。当时，正处在诸子蜂起、百家争鸣的中国传统文化第一个盛期，中国文化的许多领域如哲学、文学、天文、历法、历史等，都形成了理论性的文化，它们所表现的理性思维方式，为中医人的理性思维提供了模式。

其四，社会需要的动力。中医学之所以能从巫医向实践医学发展，又从实践学向理论医学发展，是因为社会的发展需要医学的保障，而医学的发展，又需要临床实践的升华。客观上，社会环境不断地给中医学提出问题，迫使从中医人深刻认识疾病的本质，掌握疾病发生、发展的规律。

三、以形象思维为主导的思维之路

在中医学形成和发展的过程中，古代中医人依靠中国传统文化主要通过以形象思维为主导的思维模式，完成了从实践到理论的升华，达到了把握疾病本质和规律的目的，实现了解除民众疾苦和提高民众健康水平的目的。

1. 形象思维及其方法　"形象思维"一词是由文艺理论家维·格·别林斯基于十八世纪末提出来的，他认为文学艺术创作的思维过程是以形象思维为主导的。如一个动画故事的形成、一部电影剧本的构思、一幅图画的创作等，都是人们根据感知到的客观事物形象，借助记忆中事物的表象，对这些形象的有机加工，创造新的形象，并用形象的形式表达出来，这就是形象思维，例如古典小说《西游记》的创作，是作者将人们日常生活、情感活动和生产劳动的形象，以及记忆中的、想象中的事物形象结合起来，创作出系列的故事形象。

形象思维之所以称其为思维，是因为它具备了思维的一般条件。首先，它的起点同样是感性认识的终点，即感觉的表象；其次，思维过程可以脱离客观事物本身，主要依靠大脑对客观事物形象的加工；其三，大脑加工的产物，即形成的新的思想或思想成分，已不是原来的感觉形象，也不是记忆中的形象，还不是想象中的形象，而是一个新的、理性的形象；其四，新的形象在一定程度上实现了对事物本质和规律的把握。

形象思维最大的特点是思维过程不能脱离事物的形象，它是通过记忆表象和感觉形象的加工，实现对事物理性的把握。作为一种独立的方式，其思维过程也表现出多种方法的运用，常见的有想象、联想、比较、分析和综合。想象是根据记忆中客观事物的形象，在大脑中进行组合，形成新的形象或形象活动过程，新的形象可以是客观事物存在的，也可以是不存在的。联想是从已知的形象展开想象，将关联的形象联系起来，有相关联想、相似联想和相同联想等。相关联想即由事物的关联引起的形象联想，如看见狂风大作，就联想起风邪侵袭、衣薄体虚的形象；相似联想是由于事物形象的某些相像而引起的联想，如当医生感知到患者寸口脉搏搏动时，就联想到静静的水面上鱼儿游动的形象；相同联想是指相同事物的相互联想。形象思维比较法是通过对感知形象、记忆表象、想象形象的比较。形象思维分析是把具有整体联系的形象分解为若干形象，从而逐一展开对各个形象认识，例如患者的病情是一个有着多种临床表现的疾病现象，根据中医理论逐一追溯造成临床症状的病理机制思维方法。形象思维综合与分析相反，是把分散的形象根据一定理论寻找事物的联系，逐渐形成一个有机联系的整体形象，例如中医临床概括病机，是在逐一分析了各种症状形成的病机后，按照中医理论或中医人的经验，逐渐在思维中形成一个具有有机联系的整体病机形象，对这个整体病机形象高度概括的语言表达，就是中医学的"证"。

2. 形象思维是使中医实践通向中医理论的桥梁　中医理论之所以是理论，因为它也经过了理性思维的过程，是历代中医人在丰富的医疗实践基础上经过形象思维的加工升华而形成的。

在中医学形成以前的若干年间，我们的祖先始终没有停止同疾病进行斗争，而且积累了丰富的认识和治疗疾病的经验，这些经验和方法一代一代地流传下来，但它只是零散的、不系统的和个别的，是可操作性的诊治疾病的方法。欲彻底、系统地认识疾病，更有效地治疗疾病，并进一步获得有效的保持健康身体的方法，中医必须系统地认识人、人体的结构及其各部分活动的规律，研究人为什么会得病，怎样才能不得病、少得病和有病早治疗。形象思维是人们实现这个目的根本途径。

理论本是事物的本质、规律和联系的系统描述，中医理论则是中医人对人体的结构、生理、疾病、诊断、治疗，以及保持健康身体等中医学本质、规律和联系的系统描述。在科学不发达的中国古代，中医人没有现代化的观察仪器，他们是怎样在人体活动状态下把握人体的本质呢？

首先，形象思维使中医人认识了医学基础问题的本质。人体内有怎样的结构，它们各有什么功能，中医人不是通过解剖、实验和检测获知的，是通过人在活动状态下表现于外的信息，借助记忆中的形象，开展想象或联想，揣摩体内功能活动的情景，如根据人体饮水入口，通过汗和尿排泄的观察，借助想象或联想构思出水在体内经过如下的过程：饮水于胃，经肾火对胃的温煦，腐熟于中焦，形成的精微物质弥散于脾，脾又将精微转输于肺，肺如雾露之溉，再经气化入膀胱。打开人的机体是找不到上述经过的，是中医人在想象中把握了上述机制，并将上述理论指导于临床诊治活动。

其次，形象思维使中医把握了医学问题的规律。诸如中医学对人体活动规律、人与自然关系的规律、人体各部分相互联系的规律等医学基本问题的系统的认识，都不可能依靠直观观察获得，因为感觉只能了解人体活动的表面现象。中医仍然通过形象思维把感觉到的现象加工为系统的、具有有机联系的医学规律。例如脉象活动与季节关系的规律，中医发现春天脉多在表皮之下；夏天脉象多在肌肤之中；秋天脉沉下伏，有隐藏之感；冬天脉藏得很深等，就归纳出脉"春日浮，如鱼之游在波；夏日在肤，泛泛乎万物有余"。又如经络学说的形成，是典型的形象思维产物，先民们把针刺穴位得气的感觉想象为体内气血在运行，并依据穴位的线性排列，在思维中构思出气血运行的起止通道，经络运行体系由此产生。

其三，形象思维使中医把握了事物的联系。由于中医人不是在概念层面把握事物，从而不能从抽象逻辑关系推理事物的联系，仍然靠形象思维寻找事物的联系，如借助传统哲学五行生克关系图，将脏、腑、五官及其主要功能分别归属五行，建立起脏与脏、腑与腑、脏与腑的功能系统，以及各种脏腑功能相互滋生、相互制约的脏腑结构与功能联系系统。

3. 形象思维是中医诊断疾病的主要思维方式　中医临床诊断病情，依靠望、闻、问、切的感知，只能获得关于病情的表面现象，只有通过思维才能把握疾病的实质。

中医人对疾病本质的认识，并不像西医学那样必须找到病灶实质才能作出诊断，如炎症是细菌感染、高血压是仪器测量、肿瘤有占位性病理改变的实体。中医学认为疾病的本质是病机，是病情发生发展的机制，把握病机的思考是依据症状状态形象，借助中医人经验表象的记忆，在大脑中追溯引起症状的体内机制，如患者发热、恶寒、打喷嚏，则通过构思获得风寒侵袭于体表，体内正气与之抗争于肌肤的病机；又如阳明腑实证是根据患者症见腹痛拒按、发热、数日不大便等症状，构思出热邪与宿食相结于中焦，形成中焦痞、满、燥、实的病机，一个"结"字生动反映了阳明腑实证病机的本质。

把握疾病的联系是在病机的基础上借助形象性构思，寻找疾病更深层次和更广泛的联系。如医圣张仲景六经辨证法的形成，是分别在太阳病、少阳病、阳明病、少阴病、太阴病和厥阴病等六经病机的基础上，构思热邪由表入里的演变过程，从而把复杂的外感热病通过形象性构思有机地联系起来。

4. 形象思维使中医获得治则和治方　中医的治疗，尤其是中医内科治疗方案的确立，离不开想象和联想的思维方法，因为治疗是针对动态病机的因势利导，如风寒感冒的治疗是针对风寒袭表的病机，在大脑中构思驱邪出体的目的表象，用温祛寒，以辛祛风，进而形成辛温解表的治疗大法。治方的形成，更是形象思维构思的产物，如著名《伤寒论》第一方桂枝汤，方用桂枝发汗解肌、白芍敛汗，姜、枣调药营卫，一发一收，发中有收，发汗既不过多，又补阴分之不足，若不借助形象的构思和想象，很难获得如此恰当的治方。

中医的治疗从宏观上说，属于实践的范畴，但是这种实践不是像生产劳动那样进行实际操作，而是通过复杂的思考，形成关于治疗的原则和方案，因此，从中医临床施治过程的微观机制看，中医人构思治疗措施的过程，实际上主要体现着形成实践目的的思维过程，从认识论的层面说，虽不属于对事物"是什么"和"怎么样"的认识阶段，但从中医人构思治疗措施的过程看，思维是形成治疗方案的核心环节，只有把施治活动当作特殊的思维过程，才能揭示中医治疗过程的本质和规律。

第二节　中医理论的思维桥梁

爱因斯坦说过，一个自然科学的理论，如果没有认识论作依据是站不住脚的。中医学欲在现代科学飞速发展的今天站住脚，有必要从思维学的视角证明中医理论经过了怎样的思维过程，这个过程表现出怎样的规律，其规律是怎样符合人类认识发展规律的。

一、中医思维的发展

思维活动和人类的其他活动一样，也经过了从无到有，从简单到复杂，从低级到高级的发展过程。中医思维是中华民族在同疾病进行斗争的过程中逐渐萌发、形成和发展的，它也经过了从简单到复杂，从不成熟到比较成熟的发展过程，并在认识和解决各个历史时期的医学难题中，表现了特有的思维发展过程。

1. 中医思维发展概况 中医思维的发展随着中国传统文化的兴衰而兴衰。

（1）中医思维的发展过程 中医思维的发展基本吻合于中国传统思维模式的发展过程，是中国传统思维的发展在中医医学这个领域里的具体表现。依据思维的产物——中医理论和临床体系的形成与发展，中医思维主要表现为萌发、形成、发展和停滞四个发展阶段。

从原始医疗活动到巫医阶段，是中医思维的萌发阶段，也是中华民族同疾病进行斗争的原始阶段。在这个阶段中，中华民族所表现的简单的认识疾病和寻找治疗方法的思考活动，称作原始医疗思维，其思维特点是思维活动不能脱离治疗疾病的自身动作。

从商周到秦汉之际，是中医理论体系形成的阶段，也是中医思维模式形成的阶段。在这个阶段中，中医思维从混沌的自然哲学思维中分离出来，形成独立的思维体系。首先，中医人在医疗活动时的感知活动已相当丰富。原始人只能感知与疾病和治病有关事物的个别现象，形成期的中医人能感知与疾病和治病有关事物的多维信息，并能把不同感官获得的信息组合成比较完整的表象，为中医思维提供丰富的感性材料。其次，中医思维活动形成了独立的模式。中医思维模式已从原始自然哲学中分离出来，能够独立完成医学领域里的认识和解决问题的任务。第三，萌发了许多与社会思维模式相适应的思维方法。如在形象思维主导下的形象比较、倒果求因、类推、分析与综合等思维方法。第四，与同时代其他学科的思维模式建立了同构的联系。中医思维体系的形成为中医理论体系的建立准备了主体方面的基本条件。

从《伤寒论》成书到温病理论的形成，是中医思维发展的全盛时期。在这个时期内中医思维模式更加完善。一方面把解决社会医学难题作为思维的中心任务，形成了具有实践体系的中医学，实现了从理论向实践的飞跃；另一方面，在积累了丰富的临床经验基础上，对中医医学对象的认识不断深入发展，促进了中医理论的完善。在这个阶段中，中医思维显现了突出的效益，不断地解决着社会给中医学提出的难题，为保障中华民族的繁衍，保障生产力的发展作出了特有的贡献。

自完成温病理论直至目前，中医理论一直没有重大突破，这是中医发展史上的理论停滞阶段，也是中医思维发展缓慢阶段。形成这种现象是由多种因素共同作用的结果，其中思维的因素是一个不可忽视的方面。中医思维停滞的表现是：没有及时向抽象思维发展；社会思维环境发生质的变化，而中医人却保持传统思维模式，不能及时吸收其他学科的新营养，以致中医思维处于相对孤立的局面，在思维这个环节上，严重影响了中医理论的突破。

（2）中医思维的发展特点 一个事物的发展表现为怎样的特点，是由事物的本质所决定的。中医思维一方面具有自然事物的属性，相对于中医学是一种客观存在；另一方面，它不可能脱离人类的社会实践和医疗活动；再一方面，思维加工活动是以中国传统文化为知识基础。从而使中医思维的发展表现了以下四个方面的特点。

首先，随着中国传统生产方式的兴衰而兴衰。人类思维方式和思维能力的发展，是随着社会生产力和科学水平的发展而发展的。中医思维的发展，始终与中国大一统的自给自足的自然经济方式密切相关。我国古代比较早地进入了自给自足的社会生产方式，这是中医思维赖以形成和发展的客观基础，中医思维模式正是形成于自给自足的生产方式确立之时，并发展于长达两千年之久的自然经济方式的延续之中。当西方社会进入大工业生产的时候，中国仍然处在这种经济方式中，中医思维也仍然保持着传统的模式。随着西方科学逐渐传入我国，中医学却开始了自上而下地减少着自己的阵地。到二十世纪五十年代，中医学的阵地仍然分布于广大农村和小城镇。那么，为什么会出现上述现象呢？这是因为自给自足的自然经济是以手工劳动为主要生产方式，其劳动过程和改造劳动工具的工艺过程，都可以主要通过表象或观念的加工过程把握它，其加工的产物——表象或观念，可以直接作用于社会的生产实践。西方文化虽然早在公元前就萌发了形式逻辑，但是通过形式逻辑加工的思维产物，是概念或概念体系，具有极大的抽象性，不能直接作用于以表象加工为思维方式的生产工艺，所以形式逻辑并没有在中世纪发挥极大的作用，这是西方中世纪的科技水平远远低于中国古代科技水平的一个重要原因。从本质上说，中医思维适应于中国古代传统的生产方式，是造成上述现象的根本原因。

其次，随着中国传统文化的发展而发展，中国传统文化萌发于商周之际，形成于春秋战国时期，鼎盛于唐宋时期，自明末清初出现凝滞现象。中医思维的发展经过了与此相应的道路，随着中国传统文化的萌发而萌发，也形成于春秋战国时期，在两汉和宋金之际得以充分发展，亦从明末清初以后出现停滞。这说明了中医思维的发展对中国传统文化的依赖性。

其三，从传统文化中吸取营养。中国传统文化的文、史、哲等，为中医认识和解决医学问题提供着知识和理论，是中医人从事中医职业，进行中医思维的文化基础。例如，自然哲学的阴阳五行学说，被中医人引来认识关于人的健康和疾病事物内部和外部联系的理论基础；传统伦理思想是中医形成医学伦理观念和思想的源泉；古代汉语承载着中医文化，是中医学一刻也不能离开的语言文字工具；古代科技发明的思维技巧，为中医认识医学问题提供了丰富的思维经验。

其四，以解决医学难题为发展动力。在我国古代，整个社会的医学难题，都需要中医思维去解决，这是中医思维不断发展的原始动力。例如两汉之际，中原大地伤寒四起，民不聊生。以张仲景为代表的一代名医，深入实践，博采众方，系统总结了前人的经验，创造了中医临床体系，把中医理论思维推向了临床思维的新阶段。此后，无论是金元四大家的崛起，还是温病学说的形成，都是因为社会上给中医学提出了难题，迫使中医人去了解它、战胜它，才把认识引向深入，使中医思维在解决医学难题的过程中得到不断发展。在西方医学大量传入以后，社会上的医学难题，不再主要依靠中医去解决了，使中医思维失去了一部分探索并解决医学问题的机会。这是中医思维出现停滞现象的客观因素之一。

2. 中医思维模式的形成 中医思维模式是中医在认识和解决医学问题的思维中所表

现的思维方式、方法的总和。

（1）中医思维的萌发　人类同疾病进行斗争的实践，与人类为吃、住、用而进行的社会劳动同时产生、同时发展，是被人类最早注意的对象之一。欲同疾病进行斗争，必需观察疾病现象，思考疾病的原因和抗病措施。只不过那时的思考，较之现代人是极为简单的形式，对于原始人来说却是极为复杂的。

在我们祖先还不知道认识自身的时候，疾病已经成为威胁人们生存的一大危害。当时的人们并不知道生、死和疾病是怎么回事。在长期的劳动中，因某些动作或吃了某些食物，发现某些痛苦减轻或消失了，当这样的现象重复发生了无数次时，人们就把某些动作或吃的食物与病痛好转联系起来。例如：头痛、恶寒、发热等症状发生后，患者通过劳动出了汗，或吃了某种野菜，使人发汗而病情减轻了。同类现象的多次重复，使人们在思维中把劳动、取暖、吃的食物与相应的痛苦转轻联系起来，产生了朦胧的因果联系。以后再遇到感冒、腹痛时，人们或有意地去重复那种劳动，或有意地寻找那种野菜吃，或有意地烤火取暖等，从而使这些有意识的活动获得预想的效果。在社会思维极不发达的原始时代，这些重复不可能由一个人来完成，而是经过无数人之间的交流和若干代人的积累，才可能在思维中把原因与结果、现象与本质确切地联系起来加以思索。

砭石是现已发现的最早的治病用具，它的发明过程记录着我们祖先原始医疗思维的萌发过程。在旧石器时期，人们打制劳动工具时，石头的棱角较长时间地刺激人体的某处，致使某些病苦好转，当这样的现象重复多次，人们就开始把棱角刺激的动作形象与某些痛苦好转联系起来，渐渐发展到有意地选用有棱角的石头去重复刺激的动作，获得期望的效果。当这样有意识的重复反复多次时，人们开始在思维中把两个现象建立起因果联系，通过动作示范或语言表述出来，传给他人，传给后代，再经过无数代人的重复、思考、改进，终于有意识地去打制一定形状的石器作治病用具，直至新石器时代磨制出治病用的砭石。

中医思维的萌发过程表现了三个特点：其一，思维活动不能脱离自身的动作和短时感觉表象；其二，没有明显地表现出认识活动的目的性，而是被动地对客观事物现象的简单反映；其三，思维发展的速度相当缓慢。

原始医疗思维并不是永远处在一个水平上，它也在不断地向复杂化发展。例如从打制砭石到磨制砭石，本身就是思维深化的标志。到原始社会末期，社会思维发展到了神话时代，想象成为人们认识客观世界的主要方式。巫医虽然相对于后来的医学是不科学的，但是相对于旧石器时代的思维，已有极大的发展。它使人们开始思考病是什么，产生征服疾病的愿望；使人们在思考疾病时，可以脱离自身的动作，借助记忆表象，通过想象把握疾病；巫医把疾病和疾病的转归，归于鬼和神的力量，说明当时人们的思维已经向自我存在、自我意识以外寻找疾病的发生和发展规律了。巫医时期以想象为主要方式的思维，为后来形成以形象思维为主导的中医思维奠定了基础。

中医思维的萌发，为中华民族理性认识医学问题准备了最基本的条件。

（2）形成模式的条件　中医思维模式是中国传统思维模式在医学领域里的具体形式，它是在具备了如下主、客观条件后才形成的。

首先，社会出现了专业分工，形成了一支专门从事医疗行业的队伍，他们以医疗为职业，专门研究人的健康与疾病，从而使关于人体、健康和医疗的知识集中于专业群体之中，医疗和健康的问题主要依靠他们解决，使他们在这个领域形成了专门的思维，构成了一个以认识和解决医学问题为职业活动的思维群体。为中医思维模式的形成准备了主体条件。

其次，医疗实践发展到一定水平，积累了一定量的医疗和健康方面的知识。在原始时代和文明萌发时期，医疗水平相当低下和简单，人们还没有把认识人体和疾病作为专门对象，关于这方面的知识也极为有限。社会的分工，使从业于医疗者有时间去思考疾病、治疗和健康问题，并有机会专门追访疗效，校正错误，及时总结和积累实践经验、教训，为中医思维模式的形成准备了实践基础的条件。

其三，中医群体具有一定的理性思维能力。所谓理性思维能力，是指思维主体能够运用知识，对感性认识进行理性思维加工，获得反映对象本质和规律的能力。中医群体在认识和解决医学问题的过程中，再把丰富的临床经验上升到理论的过程中，逐渐获得了理性思维能力。

其四，社会思维模式的形成。中国传统思维模式是中医思维模式的母体，它以适应自给自足的生产方式为基础，在中华民族特殊的心理环境中，以不脱离事物形象的思维方式为主导，以表意性文字和古汉语为表述工具。哲学、数学、农学和军事等其他各学科，在认识和解决本领域的实际问题的思维中，相继从社会思维模式中分离为具体领域的思维模式。中医思维模式的形成正是这种分离中的一个分支。社会思维模式和各学科思维模式共同构成了中医思维模式的社会思维环境。

其五，已形成初级医学思维雏形。中医思维的萌芽最初蕴含在《周易》《洪范》《山海经》和早期医学著作中，如《足臂十一脉灸经》《五十二病方》等上古时期的哲学、医学著作，记载了丰富的医学知识，不仅为中医思维模式的形成准备了知识条件，而且准备了医学思维的雏形。

中医思维模式的形成是中医学和中医实践发展的需要，是中国传统思维模式分化的必然产物。

（3）中医思维模式的形成　　所谓思维模式，是指在一定的生产水平、文化结构和民族心理环境条件下，人们在认识、适应和利用客观世界的过程中逐渐积淀下来的相对稳定的思维方式、方法的总和。它具有层次性和系统性。中国传统思维模式是中国古代思维环境的最高层次，是一个大系统。中医思维模式是这个大系统中的子系统，是中医在古代生产和科学条件下，在传统文化基础上和民族心理环境条件下，认识人体和疾病及征服疾病的过程中，逐渐积淀下来的思维方式、方法的总和，是中国传统思维方式在医学领域里的具体表现。

从理论上说，中医思维模式形成的时间应同步于中医理论体系的形成，即形成于我国历史的战国时期，其标志是《黄帝内经》的成书。

创造和运用中医思维模式的主体是从事中医医学活动的中医群体，其主导思维方式是形象思维，其适应的经济基础是自给自足的自然经济方式，其适宜的文化环境是中国传统文化环境，其依托的语言文字载体是汉语言文字。

在中医思维模式形成的我国奴隶社会末和封建社会初，较低的生产水平只能形成以表象和观念为加工内容的思维方式。中国古代科技发明，是工匠们在丰富的经验表象基础上，经形象性构思萌发的。中医思维不可能超越当时的生产水平所适应的范围，不可能远离中国古代科学思维发展的轨迹，不可能超越当时生产力水平和科学水平的限制，不可能在当时条件下主要通过解剖方法认识人体，也不可能以化学分析方法认识中药，不可能从微观病理学层次认识和治疗疾病。

总之，中医思维不可能在当时经济和文化环境中形成以抽象逻辑推理为主导的思维模式。

二、中医理论的形成

近几十年来，人们曾依据现代科学的思维模式寻找中医理论的思维途径，认为它不符合抽象思维的规律，没有经过严格的逻辑推理，进而认为中医理论没有认识的依据。然而，中医学不但在中国古代科学文化环境中站住了脚，而且在科学高度发达的今天，仍然显示出极大的生命力，说明中医学有可靠的认识论依据。

引用现代思维科学的一般原理，探索中医理论形成和发展的思维本质和规律，则构成了中医思维学应用研究的重要内容——中医理论思维途径的追溯。

1. 中医理论概述　中医理论不是现代科学意义上的理论，但它也经过了理性思维阶段，并有效地指导着中医临床，因此，中医理论也属于理性认识的范畴，是中国传统科学的理论。

（1）属于理性认识的范畴　中医理论虽然没有经过抽象思维的道路，但却经过了另一条非抽象性思维的途径，实现了从理性具体把握医学对象的目的。中医理论虽达不到现代科学意义的"理论"水平，却是古代科学意义上的理论，应属于理性认识的范围。理论的基本特征是比感觉更为深刻地、间接地、概括地和系统地反映客观事物，并对实践具有能动的指导作用。中医理论完全符合这些特征。

首先，中医理论是在感性认识基础上经理性加工的产物，它比感觉更深刻地把握了医学对象。例如《黄帝内经》认为"清阳为天，浊阴为地；地气上为云，天气下为雨"。（《素问·阴阳应象大论》）这种对大地组成和天气形成本质的认识，是感觉所难以把握的；在阐述人体的生理功能时，《素问·生气通天论》认为"故阳气者，一日而主外，平旦人气生，日中而阳气隆，日西而阳气已虚，气门乃闭，是故暮而收拒。"这是中医对人的昼夜活动观察后，归纳出人体的阳气白天多趋向于表，夜晚多趋向于里的规律性认识；中医临床诊治时，感知活动只能获得患者发热、头痛、恶寒、汗出、咳嗽等症状，对邪气侵袭、正邪斗争的病机把握，只能经过理性思维才能实现。

其次，中医理论是对医学对象的间接反映。藏象学说是中医学基础理论的核心，它是关于人体内脏腑功能及其相互关系的理性描述，但是中医不可能直接感知人体内的情景，只能凭感知脉搏跳动、神色形态、情志活动、饮食起居等现象，司外而揣内，借助相关或相似的事物形象，建立起体内功能活动的联系，从而间接地反映五脏、六腑的活动规律。如根据五脏功能特点，借助社会事物中的君臣关系，间接地描述出"心为君之官，肝为将军之官"的五脏关系功能态。

其三，中医理论概括地反映了认知对象的规律和联系。例如《黄帝内经》中的病机十九条，就是对常见病因病机的概括反映；《黄帝内经》还概括描述了一年四季寸口脉象的规律；概括描述了男、女生长发育的规律。

其四，中医理论是指导中医临床实践的依据。在中医临床活动的各个环节，中医理论都发挥着能动的指导作用，如在检查患者症状时，依靠诊断理论的脉理、诊法等理论，辨别症状的性质；又如一种脉象出现在指下，脉搏只能给医者一种感应，这种感应属于什么脉？需根据脉学理论详细辨别。在辨证中，更需要临床理论的指导，如六经辨证法、卫气营血辨证法、三焦辨证法、脏腑辨证法等，都是中医临床辨证的理论依据。在治疗中，没有中药学和方剂学的理论，仅凭自我经验，是难以应付变化万千的疾病的。中医临床实践的过程，阴阳五行学说，藏象学说，经络学说等，都是一刻也不能离开的中医理论。

（2）以观念为细胞的理论结构　概念是现代科学理论的基本单位，中医理论的基本单位不是概念，其理论结构也不是以概念为细胞的抽象逻辑体系。

中医理论的基本单位不是概念。中医理论名词、术语的含义没有抽象的规定，没有严格的质和量的规定性，没有形式化的定义体系，也没有严密的内涵和明确的外延。因此，中医理论的名词术语还没有达到概念的水平。如中医理论的"心""三焦""气化""阴""阳"等，都不是指实体物质，它们在中医理论中只有含义，没有定义，它们在理论中不具备同一性的特征。

中医理论的基本单位是观念。观念是人类在文明时代早期不脱离客观事物形象的思维过程中对事物反映的基本单位，它是对客观事物的初步规定，是对事物整体形象的反映，是介于表象和概念之间的反映形式。中医理论中关于客观事物的名词、术语的含义都处在观念的层次。如"心"不是指物质实体的心脏，而是指在人体活动状态下表现的主血脉、主神志的功能模式；"三焦"是一个主理通调水道的功能性观念；其他如关于人体结构的"肝""肺""肾""气"，关于生理现象的"水火相济"，五脏功能的"藏精气而不泻"，关于病机的"心肾不交""邪入心包"，关于治疗的"交通心肾""培土生金"等都是关于客观事物整体形象性规定的观念。

构成中医理论的基本单位——词所表示事物的意义符合观念的基本特征，观念可以充当理论的基本成分，所谓理论是对客观事物本质、规律和联系的系统反映。既然观念可以反映单个事物的本质，进而则可以在思维过程中以观念为基本单位，探索事物运动和发展的规律，寻找事物的联系。首先，观念是反映事物规律的基本单位。中医理论很难做到对事物的抽象性判断，其对事物"是什么"的反映，寓于对事物动态描述之中。例如《黄帝内经》关于水谷气化过程的理论这样描述道："食气入胃，散精于肝，淫气于筋。食气入胃，浊气归心，淫精于脉……"《黄帝内经》通过"食气""胃""精""筋""心"等具体事物的动态联系，反映了水谷气化的生理规律。其次，观念是反映事物普遍联系的基本单位，从而织起了中医理论之网。例如以五行学说为理论框架，建立起的脏象学说，则是将若干个如"心""肝""胆""气""血""津""液"等观念所反映的事物整体形象，构思它们相互联系动态功能系统。其三，以观念为基本单位组成的中医理论，表现了整个理论体系的动态性和形象性。

在人类思维发展的宏观过程中，观念是人们对事物理性反映的初级形式，而概念则是理性反映的高级形式。在认识活动的微观过程中，当人们还没有对被认识事物进行定性定量规定的时候，需要经过在整体层次的反映阶段，这个阶段就是观念性认识阶段。观念和概念在人类思维中的作用同等重要，缺一不可，它们是相互依存、相互促进而发展的。中医理论以观念为细胞的特征，正说明它是古代文化时期在医学领域反映的必然形式。它可以向概念发展，但是这种发展不是中国古代科学环境下的中医人自身的努力所能实现的，而是需要整个社会思维模式的转化。现代科学的思维环境，为这种转化提供了客观条件。中医思维将在解决西医学难题的实践中，可望逐渐实现这种转化。

（3）中医理论发展的一般规律　　所谓理论的发展，是指理论的萌发、形成和逐渐系统化的过程。中医理论的发展有一个由简单向复杂、由局部向整体、从分散到系统的过程。在这过程的不同阶段，表现出了不同的特点。中医理论主要经过了直观、归纳、演绎、分类和系统等几个发展阶段。

直观阶段是对医学对象认识的初级阶段，如先民们吃了某种野草，发现某种痛苦减轻了，经过无数次的反复，人们开始把这两个现象联系起来，形成某草能治某病的简单知识；又如人们观察到心的跳动与全身脉搏的跳动一致，就朦胧地意识到心是推动血脉的等。这种对医学事物的直观认识，表现在中医理论的萌发阶段。

归纳阶段是把若干个相同或相关的个性知识，在思维中形成具有一般意义的理性认识。中医理论归纳的特点是形象性归纳，把无数个别事物的运动过程，归纳为具有代表性的事物运动，作为这类事物的一般规律反映出来。如《黄帝内经》归纳了人适应四时活动规律时，通过"春三月……夜卧早起，广步于庭，被发缓形……冬三月……早卧晚起，必待日光，使志若伏若匿，若有私意，若已有得，去寒就温，无泄皮肤……"的个性描述，归纳出适应自然四季生活的规律。

演绎阶段是在掌握了一般理论以后，从一般推演出个性理论的思维过程。中医主要依靠形象性类推——"取象比类"的方法，建立起中医理论的横向联系。如运用五行学说的生克关系，类推出各个脏腑的属性、功能或联系。

分类阶段是人们对客观事物的认识达到一定程度，形成一定量的理论后，按照事物的同异程度，在思想上加以分门别类的思维阶段。中医理论的分类，在不同层次表现了多种形式，如在中医学体系的层次分为中医基本理论与临床理论两大类；基本理论中有阴阳学说、五行学说、藏象学说、经络学说等的划分。在临床理论的形成中，如张仲景对外感病与内伤杂病的分类，王叔和对脉象的分类，徐之才对方剂的分类等。

系统化阶段是理论的成形阶段，分类的目的一方面使理论层次清楚，另一方面为理论的系统化准备了条件。在系统性理论形成的过程中，思维活动把各部分的理论综合为一个有机联系的整体，如张仲景对外感病与内伤杂病的分类后，进而综合为六经辨证法，使中医学对外感病的认识实现了系统化。

2. 基本理论的形成　中医基本理论是指在中医思维中，具有普遍指导作用的系统性理论，依其作用特点，可分为方法性理论、基础理论、临床理论等。

（1）阴阳五行学说的形成　方法性理论是指中医吸收自然哲学的方法，在长期认识和解决医学问题的思维中，逐渐形成医学方法的理性模式。其理论具有哲学方法论的基本特征，又与中医学的内容融为一体，直接反映了医学对象的"是什么"和"怎么样"。在中医基本理论中，主要有阴阳学说和五行学说。阴阳、五行学说不是中医的创造，早在《周易》和《洪范》中，就分别阐述了"阴阳"和"五行"的含义，并运用阴阳、五行学说反映了一部分事物的联系。中医人在认识自然、人体和疾病的时候，把自然哲学中的阴阳五行学说引进了医学事物的认识活动，并在认识和表述医学问题的过程中，不断地加以改造和完善，逐渐发展为成熟的理论体系。最初的"阴"和"阳"，分别表示阳光照射的地方和照不到的地方，因为白天有日光而把白天称作阳，夜晚无日光故称为阴；由此引申，白天人多劳动把动称作阳，夜晚人多休息就把静称为阴；随着认识的深入，用阴阳表示事物的范围不断扩展，渐渐地形成了以反映人体的部位、功能、疾病等内容的阴阳学说。这时人们还不知道为什么用阴和阳表示事物，也不知道用阴阳的对立关系去类推其他事物，因此，还处在直观的阶段。实践的深入使人们渐渐地发现，用阴阳表示的两个事物或一个事物的两个方面，具有相互对立、相互依存的关系，还有相互转化的可能，从而使认识上升到把握一般规律阶段，即归纳阶段。在此基础上，中医开始用阴阳学说解释生理、病理、诊断和治疗的本质与规律。例如《黄帝内经》在说明机体组织相互为用的关系时说："阴在内，阳之守也；阳在外，阴之使也。"在说明发病机制又说："阴胜则阳病，阳胜则阴病。阳胜则热，阴胜则寒"；在说明治疗机制时有"谨察阴阳之所在而调之，以平为期"。随着中医理论体系的形成，阴阳学说也形成了成熟的理论。

中医对五行学说的吸收过程基本同于阴阳学说。所不同的是，阴阳学说被引来认识具有对立关系事物的联系，五行学说则用来认识事物之间或一个事物内部诸因素之间的相互滋生、相互制约的关系。

（2）藏象、经络学说的形成　一门学科的基础理论，应当是关于这门学科研究对象"是什么"和"怎么样"的直接描述。中医学的藏象、经络学说，是关于医学对象——人的机体本质、规律和联系的理论，是中医认识、解决医学问题和进行临床治疗的系统理论。因此，藏象、经络学说应当是中医学的基础，其形成过程大体经过了直感、分类和系统等几个主要思维发展阶段。

直感阶段的认识过程是一方面借助较少的解剖观察，直接感知人体各部的组成。正如《黄帝内经》中有"夫八尺之士，皮肉在此，外可度量切循而得之，其死可解剖而视之……"的记载；另一方面通过对活体的观察，依据人体在活动状态下表现于外的征象，借助医生大脑中储存的其他事物活动的表象，如生活中用火煮熟饭、湖面雾气蒸腾而上、垂柳肃降等都是可借助的形象，经想象、联想或形象性构思，在思维中形成体内组成和功能活动的"情景"。即《黄帝内经》所谓"司外揣内"的认识方法。在直感阶段中形成的是关于人体结构和功能的零散性知识，这些知识虽不是关于脏腑系统的反映，但毕竟也经过了观察、辨别和思维才获得的，应属于理性认识的范畴。

要深刻、全面地把握人体的组成与功能，还必须把散在的知识进行归纳分类。分类的前提是比较，只有经过比较才能把纷乱的结构、功能、生理、病理等知识区别开来。其比较的内容是想象中的形象，如通过"泻而不藏"和"藏而不泻"功能形象的比较，将脏与腑区别开来；通过"主血脉、主神志"，"主气、主宣发"等动态功能的比较，将各个脏的区别开来；通过先天生化和后天生化功能形象的比较，区别元气与营卫之气的来源等。归纳在区别的基础上进行，如藏象学说形成时的归纳，是依据脏腑各层次的功能特点，按一定的功能模式（如五行关系模式），进行分门别类的整体形象的加工，形成若干个脏腑功能的子系统。

系统阶段是藏象学说整体功能体系形成的思维过程。在脏腑各子系统功能的基础上，经形象性构思建立起具有脏腑结构的功能系统。藏象功能系统有五脏之间的功能系统；六腑之间的功能系统；精、气、神的功能系统；各系统之间的相互联系功能系统等。

经络学说是典型的形象思维产物。古时中医不可能测试到经络实体，也不可能观察到气血运行的情景，因而是在长期的实践中，根据针灸、按摩、气功和药物治疗的反应，想象气血在体内运行的路线。

经络理论的形成是由简单到复杂的过程。在新石器时代，我们的祖先就开始磨制砭石作刺激穴位用，说明当时的人们已掌握了一部分治病的穴位。当人们把穴位的刺激与某些病痛的好转联系起来思索时，就萌发了刺激某个穴位能治疗某个病的认识，并想象气血运行是怎样把刺激传到脏腑的。随着实践的深入，渐渐地发现有若干个穴位的刺激都能治同一种病，把治疗同类疾病的穴位的体表位置标记下来，并用一条线连起来的时候，便形成了认识的升华，萌发了气血是循着一定的路线运行的理性认识，产生了最早的经络雏形。最初的经络可能只几条，而且线路较短。由于实践的发展，经无数代人的言传身教，不断继承和发展，才形成了后来的经络学说。

3. 临床理论的形成 中医临床理论是关于疾病是什么、怎么样、如何诊断、如何治疗，以及用什么治病的理论。

（1）中医的疾病观 疾病是什么，它是怎样发生的，表现为怎样的过程，怎样把握和治疗它等是中医疾病观的基本内容。

中医学没有关于疾病的形式化定义，因此也没有关于疾病是什么的概念。求诊者自感（包括监护人的感觉）机体的某些不适，机体活动的异常表现，即认为有了病；中医人根据患者提供的症状感觉和对患者机体检查获得的症状，经一系列的追溯病机、分析病因和概括病机，如果病者机体确实表现出某些异常，中医则认为该人处在患病状态，并通过对病机概括的表述，表明所患病证。

中医学认为，人在正常情况下本不会发病，在机体抗病力不足的前提下或因为天气变化侵袭机体，或因机体内抗病力的不足，或因饮食起居不节等，使机体的阴阳失调、气血运行失常等而发病。

在疾病观这个问题上，中医学与西医有着完全不同的认识出发点。西医认为疾病是机体的细胞、组织或器官在致病因素的作用下发生的局部或全身的结构、功能或代谢的改变，其诊断途径是依靠现代科学仪器获得的机体结构或功能活动变化的指数或影像，判断疾病的性质和程度。西医对疾病的认识是建立在构造性人体观的基础之上。中医学在中国古代科学条件下不可以在微观层次把握机体的变化，中医认为疾病的出发点只能依据机体在活动状态下表现于外的宏观异常信息，如神、色、形、态的改变以及病者自觉不适的感觉等，经思维把握体内的病机。病机是中医疾病观的核心，是疾病诊断的落脚点。

中医人对人体疾病认识的核心是病机，不是机体内实际存在的实体病理改变，而是医者借助其他事物活动形象构思的机体异常活动状态。如阳明腑实证的病机是邪热与宿食相结在中下焦；心肾不交证的病机是心火上炎，肾水不足；太阳表实证的病机是寒邪客身致肺失宣降等，所有关于病机的描述，都不是对机体实体结构和功能改变实质性判断，而是在想象和形象构思中，在中医人的思想中形成的机体异常活动状态的描述。

病因病机理论是中医学关于致病因素和病理发展机制的认识。中医学认为，人生于天地之中，人群之内，在一般情况下，人体可以适应环境的变化。当环境或自我生活规律发生异常变化时，人体的正常生理活动就会发生紊乱，则可能发生疾病。在探索病因规律的思维中，中医把人置于大自然的变化之中，将自然界风、寒、暑、湿、燥的骤变给人带来的刺激，作为重要的外来致病因素，这是人们经无数次的观察，在因果分析的基础上，归纳出的规律性认识；将人置于社会关系的情感活动中，从喜、怒、忧、思、悲、恐、惊等七情活动的变化中，分析致病的内部因素；从人的自身生活规律的变化找原因，认为饮食无节，起居无常或意外创伤，是引起疾病的又一原因。因而，中医在寻找致病因素的思维中，注重从人所处的自然、社会和自我生活的环境中，寻找自然、情感和自身机体活动的变化，分析疾病的原因，形成了中医学特有的三因学说。

中医学的病机理论是中医临床理论的重要内容，它是关于疾病发生、发展及其转归的理性描述，在把握病机的思维中，中医人首先将人体作为阴阳平衡的有机体，认为阴阳平衡是人体保持正气和抵抗外邪的根本，故《黄帝内经》中说："正气存内，邪不可干"。人之所以发病，是"邪之所凑，其气必虚"。中医人对病机变化的把握，不像西医依病灶变化的程度判定疾病的发展，而是依据辨证思考中形成的病机，借助其他事物的形象，通过类比实现的，如表证是邪袭肌表，卫气与之抗争；里热证是邪气入里，或化热而伤阴，或热邪有外达之趋，或无外达之势；中医人正是通过对病机的把握，实现对病证本质的把握。

中医病机理论表现了如下思维学的特点：病机是一个动态的病理发展趋势；实现对病机的把握是在掌握大量关于病证现象的基础上，运用中医思维的想象、联想和形象性构思把握到的；中医人对病机的高度概括后的表述即为证。

（2）中药理论的形成 中药学的内容主要包括中药的药性、药味、归经和功用主治等。中药理论已不同于中药知识，它具有一定的系统性，是对中药的理性把握。《神农本草经》的问世，标志着中药理论的形成。

中药作为中医思维重要的认识对象，不同于对人体、人的健康、人的疾病的认识，人具有自然和社会两种属性，而中药只有自然属性，但中医人对中药的认识，不是像近代科学那样建立在构造性自然观的基础上，而是通过对中药的宏观信息的体察，如药材的颜色、质地、形态、滋味，以及作用于人体后引起的反应，总结并归纳出每一味药的药性、药味、归经、功用和主治病证等。

中药理论的形成大体经过了个性分析、归纳整理和系统分类几个阶段。对中药的个性认识是对单味药的把握过程，需要从不同角度分析它的属性；从药材的来源考察药材的产地、栽培、入药加工程序等；从药材的本身考察每一味药的颜色、形态、质地等；直接尝试药材的滋味，并分析每一味药的滋味与疗效范围的关系，即药物的归经；通过用药后产生治疗作用的观察，分析每一味药寒热温凉的属性、功用和主治。中医人正是通过对单味药的多角度分析才从理性层次把握了每一味药的各种性能。

归纳、综合阶段是在分析了各味药的性能以后，通过归纳和综合，反映出中药治疗疾病的一般规律和每味药的综合情况。对单味药的综合，是根据对单味药分析阶段获得的零散知识，从来源、形态到性、味、归经、功用、主治、用量及禁忌的综合概括。历代本草著作，都是通过这样的综合概括，对中药进行理性描述。对一类药药理作用的归纳是从无数中药的相同作用中，归纳出中药治疗的一般规律。如通过治疗发热病的药性归纳，反映出寒性药的治疗规律；通过治疗寒性病变的药性归纳，反映出热性药的治疗规律；通过酸味药多入肝经，苦味药多入心经等归纳，反映出药物归经的规律。

系统分类阶段是中药理论的形成期。我们的祖先在数千年的医疗实践中，发现了数千种中药材，仅常用的就有近千种，为了系统地把握中药的性能、功用和主治，必须将中药加以分类，这是中药知识走向理论化重要标志。常见的中药分类的方法有：依药材的来源分类，可分为草部、木部、石部等，李时珍的《本草纲目》就是依此分类；依药材的功能主治分类，可分为解表类、清热类、祛风湿类等十几类；依药材的性质分类，可分为寒凉和温热两大类；其他还有依药味、归经等多种分类法。从思维发展的角度说，分类依据的形成是理性思维的体现，因为按什么标准分类，是关系到形成一个什么特色的中药理论体系的问题。一般来说，分类者采取什么标准分类，与其从事中药研究的实践密切相关，如《本草纲目》之所以从药材的来源分类，是与李时珍多年从事采药和药材辨认研究分不开；而《药性赋》依寒凉、温热分类与作者的医疗实践分不开。

（3）方剂理论的形成 "汤液始于伊尹"，相传在商代时就有了方剂的知识。它是人们在掌握了相当数量的中药知识之后，在积累了一定量的多味药合用治病取得经验的基础上才产生的，是中医治疗理论发展的必然产物。方剂思想的萌发，是人们受日常生活中烹调技术的启发而开始的。人们调配饮食时，常把许多调味物混合，以增加食物的美味，由此推演，用几味药合之，不是也可以增加疗效吗？从而开始了用多味药治病的实践。

实践经验的不断丰富使药物的配伍由简单到复杂，疗效也不断增加。疗效的反馈又不断发现药物组合的优劣，如哪些药相合能增加疗效，哪些药合用能解除部分药的毒性，哪些药合用能产生不良反应等。到了两汉之际，社会上已经流传了一定量的经验方，多味药的有机组合已成为中医人普遍的治病方略。张仲景在此基础上总结了当时已有的组方经验，制方 113 首列于《伤寒论》中，标志着方剂思想的成熟，在这个阶段中，人们对方剂的认识，还处在经验阶段。

到了魏晋南北朝时期，中医人开始研究关于方剂的组合机制、组合原则、组合功能，以及配伍规律等，认识关于方剂的思维开始向理论方向发展，并趋于成熟。当时的代表性理论著作，是北齐徐之才的《雷公药对》二卷，徐氏在研究了大量的方剂组成机制的基础上，从配伍、组方原则和方剂分类三个方面研究了方剂理论，阐发了配伍的理论，总结了方剂组合的规律；提出了君、臣、佐、使的组方原则等，在一定程度上揭示了中药方剂组合的基本规律；又论述了方剂的整体功能，成功地对方剂进行了分类。以徐之才为代表的方剂理论，从内涵和外延两个方面奠定了中药方剂理论的基础，为后世医家研究方剂学开创先河，为组拟高效率的治方，提供了理论依据。其后的历代中医人又从不同角度对方剂理论进行了深入广泛的探索，形成了"方论"研究，逐渐完善和发展了方剂理论。

中医在方剂理论的认识中，主要依靠传统中医思维模式，逐渐把握了方剂的本质和规律，其具体思维方法的选择是：通过形象思维分析，把握方剂中各味药的作用机制；通过形象思维综合，把握方剂的整体功能；通过形象的类推，把握方剂中各味药之间的动态联系；通过形象的倒果求因方法，追溯方剂在体内调节病理的机制。

第三节　中医学术思想的思维特点

中医学术思想在中医理论中占有特别重要的地位，它的萌发、形成和发展过程，从一个方面充分反映了中医理论的思维特点。中医思维学研究的任务之一是从思维发展的过程，寻找中医学术思想萌发和发展的思维规律，分析它的表现形式，探讨中医学术思想在中医思维发展中的作用，为现代中医思维的发展寻求历史的启示。

一、中医学术思想的萌发

近代科学关于学术思想的萌发，多是在关于物质世界系统知识的基础上，经抽象的逻辑推理，产生新的假说，再经科学实验建立起新的理论。而中医学术思想的萌发，多是在实践中对经验的升华，或是在观察和思考中诱发灵机，或是受经典理论的启发等思维契机引发的学术思想。

1. 在实践经验基础上的升华　历代中医在临床实践中积累了丰富的经验，也积累了失败的教训，对经验的总结、概括和升华，以及对教训的反思，是形成中医学术思想的主要思维途径。历代中医人非常善于总结诊治经验，给我们留下了浩如烟海的各类临床著作，其中不少古代中医人又在总结经验的基础上萌发了新的学术思想。如东汉的张仲景，他开创了辨证论治的先河；金元时期的张子和创攻邪论；马莳发展了关于针灸的理论等。从临床经验中萌发学术思想是中医学发展的一个主要途径，表现出如下的思维特点：一方面，其学术思想形成相当缓慢，因为经验积累不到一定的量，是不可能升华学术创见的，学术创见的质变是在经验积累的量变基础上发生的，如张仲景倾其毕生心血，终于概括出六经辨证法；另一方面，从经验升华的学术思想对后世影响深远，如张仲景的六经辨证法成为后世医家临床辨证的重要模式。失败的教训可以从反面激发思维的活力，在中医发展史上，曾出现过几次大的思维僵化，严重地影响了医疗效率的提高，人们从失败中反思，在实践中寻找克服困难、解决问题的办法，从而激发了新的学术思想的萌发，促进了新思想的形成，如明末清初，温病四起，不少人拘泥于伤寒治疗方法，屡遭失败，以吴又可为代表的一代宗师从失败中反思，突破传统思想的束缚，深入实践，重新认识温病，寻找治疗规律，渐渐形成了温病学说。

2. 在观察和思考中诱发灵感 这是中医学术思想萌发的又一思维途径。中医发展史上不少名家非常善于观察大自然，并勤于思考，他们在对事物的观察和在问题的求解中，诱发了许多思想火花，如张子和攻邪论思想的萌发，受到传说中鲧治洪水用土堵，大禹治水以疏导为法的启示，认为邪已留身，必去外邪，"邪去而元气自复"；朱丹溪则从天象的观察中诱发灵机，他认为天大地小，而天为阳，地为阴，故阳有余而阴不足，并以此运用到对临床发病机制的认识过程，认为人体也是"阳常有余，阴常不足"，近而结合临床，阐发了著名的滋阴派学术思想。

3. 从自然现象诱发联想 古代中医人非常重视人与自然的关系，自然事物中的许多现象都被中医人引来说明医学事物的道理，甚至成为萌发学术思想的契机，如关于"肾为先天之本"学术思想的萌发，是古代中医在简单的解剖知识基础上，观察到肾脏很像豆子形，豆为种，内有胚芽，由此地联想到人之所以能传"种"接代，其根在肾。正如明代名医孙一奎说："二肾如豆子果实，出土时两瓣分开，而中间所生之根蒂，内含一点真气，以为生生不息之机。"

4. 受经典理论的启发 古代中医多精研古典，受到某一理论、观点的启发而结合自己的实践，阐发新的学术思想，是中医萌发学术思想的又一重要途径，如刘完素火热论的形成，他把《黄帝内经》关于病机阐述中，属于热和火的病机扩大为五十余种，从而把火热病机拓展到极广泛的程度，由量变发展为质变，提出"六气皆能化火"的病机学说，开创了热性病论治的先河；张元素为易水学派之首，他从《黄帝内经》中关于脏腑寒热虚实辨证的阐发得到启发，首先提出了脏腑辨证论治的方法

二、学术思想的表现形式

根据学术思想反映中医理论的思维特点，可把中医学术思想分为注释式、阐发式和独创式三种。

1. 注释式 注释式是注解者对经典理论阐发的过程中，参以个人或他人的有关理解与经验总结，逐渐形成独特思想体系的思维形式。主要通过注解经典理论阐发自己的学术见解，注解本身是一种理性思维活动，它符合思维的基本特征，即在总结自我经验的基础上，吸收了原著的理论和他人的见解，作为已有知识参与思维活动，经过一定的加工过程，形成新的见解，成为新的注释内容。注释的形式有单人注释、集注和编纂三种。单人注释只阐发一个思维主体对某一经典著作的理解，如王冰对《黄帝内经》注释

中虽引用少量他人的见解，但主要阐发了他自己的认识。这种注释的特点可以尽量发表个人对经典著作的看法，以及对医学问题的理解，并把个人的体会揉合于经文的注释中。王冰正是通过这种途径把关于"五运六气"的七章，补于《黄帝内经》中，从而充实了《黄帝内经》的学术思想，促进了中医理论的发展。

集注是汇集关于某一经典著作的各家注解于一体的注释形式。例如张志聪著有《素问集注》《灵枢集注》。集注的思维特点是集思广益，问题集中，思想丰富；汇集者可充分分析各家学术观点的见解，去粗取精。升华个人的学术见解，使阅读者在短时间内获得关于同一问题的丰富思想。

编纂是中医古籍整理中的一项重要工作，它之所以构成学术思想的一种表现形式，问题在于如何编纂，即编纂内容如何调整。例如伤寒学派中关于"错简重订"与"维护旧论"之争，以方有执为代表的错简派，主张把当时流传的王叔和、成无己之本加以重订，以还仲景的本来面目；以张遂辰为代表的"维护旧论"派认为叔和、无己本没有曲解仲景之说，不能任意改动；另一派认为，不论什么原著与纂集，编纂要有利于辨证论治的运用。这三种见解分别发展为不同的学术思想体系。

注释式学术思想表现了两个思维特点。其一，它是在一定思想成分基础上的再加工，因为注解经典理论的思维活动，不是对客观现象或实践经验的思维升华，而是在已有理性思想基础上的思维再加工活动。注释思维，表现出一种较高层次的思维活动。其二，它明显地反映出思维发展的过程，从被注解的内容到注释后的内容，深刻地记录了人们认识的深化发展，反映了关于认识对象的思维发展过程。

2. 阐发式　阐发式是对某一个或几个理论问题，从不同角度进行理性发挥的一种思维形式。中医发展史上在这方面卓有成效者，有秦越人的《难经》对《黄帝内经》脉学的发挥；张仲景的六经辨证法对《素问》关于热论的发挥；皇甫士安的《针灸甲乙经》对《黄帝内经》关于经络、俞穴、针刺的发挥等。其他散见于各种学说、中医医学家传记、中医杂文的临床经验中。对前人某一学术理论、观点所阐释的学术见解，都属于这种表现形式。由于这种学术思想是围绕着某一学术问题，从不同角度展开的讨论，使其思维过程突出地表现为发散性。所谓思维的发散性，是相对于思维的线性发展而言的。西方近代科学的学术思想，一般是沿着一个方向不断深入；而发散性思维是在同一层面的散发性思想扩展，例如关于三焦的阐发，或依功能而立无形论者，或依躯体内腔而立的有形腔子说，或以胃为讨论对象立胃部说，还有油膜说等。这些围绕一个问题散发的学术思想，都不是依机体的结构与功能，沿着物质本身属性的逻辑关系展开思维的。

在中国古代科学环境中，中医人的这种发散性思维方法所形成的学术思想，在中医理论的发展中起着重要的作用。首先它为中医学从不同侧面集中讨论学术问题提供了适宜的环境，使中医理论的思想成分不断丰富，促进了中医理论的发展；其次它有利于中医人群体发展思维的深度、广度和灵活性等思维品质。

阐发式学术思想也表现出一定的思维局限性，如思维内容不具有逻辑演绎性；不能促进中医群体对物质世界认识的线性发展；容易出现空洞的思辨等。

3. 独创式　是指在一定的实践经验基础上，在中医理论指导下，创立了独特内容的学术思想的思维形式。尽管中医学术思想主要表现为经学式、发散式思维，但是医学难题的不断出现，从客观上要求古代中医人在思维中不断突破旧势力的束缚，在保持中医学体系的基础上，创立独具特色的学术思想，从而使中医学的理论在不断解决新的医学难题中发展。

在中医学术思想发展史上，表现为独创式的学术思想举不胜举，如张仲景首创辨证论治的方法，金元时期的四大家分别创火热论、攻邪论、脾胃论和阳有余阴不足论，明末清初的温热论等。

独创式学术思想的形成过程，主要表现为创造性思维。首先，它是在对原有思想的反思基础上萌发的；其次，必须具有丰富的临床经验作为新理论创立的基础；其三，创立者多具有思维个体的特殊思维品质，如思维的深刻性、广泛性和灵活性等；其四，对中医理论体系有深刻的理解，并善于吸收同时代其他学科中的新思想或思维技巧等。

三、中医学术争鸣的作用

学术争鸣在中医思维中起到了激发思维活力的作用，从而促进了中医群体思维品质的优化发展。其具体作用表现为激发求异思维和诱发多路思维两种。

求异思维与因循守旧相对立，是一种不被旧有思想所限制，努力寻求新解的独立思考形式，是思维灵活性和独创性品质在中医学术思想萌发中的具体表现。其作用首先是心理效应，一种学术思想出现了，使其他关注于同问题的思考者不甘随声附和，利用自己的经验或理论的优势，从其他角度寻求异解，从而激发了人们探索新问题的心理欲望，促成探索的意志行动。如朱丹溪提出"阳有余阴不足论"，使张介宾产生了寻求异解的心理效应，激发他从另一个角度提出了"阳非有余，阴本不足"之理论。其二是提出新的问题，吸引着相同见解者集合于新的学术旗帜下，形成学派，共同探索新的思想，新的理论，如"养阴派""火热派"等学术派别的形成。其三是一种新的思想提出，迫使人们在研究理论和临床实践中对新思想做出反应，反思自己的认识，从新的角度认识问题。

多路思维是对一个事物的多角度的探索，是思维广度的具体表现。任何一个事物，它总是有多种属性或多维联系的。当有人从一个角度提出问题时，常可激发人们从多方面诱发多路思维，其主要途径有：第一，发挥已有的知识和经验优势，从各自熟悉或擅长的角度研究学术问题。如朱丹溪从相火妄动耗散真阴的角度提出问题；张介宾则利用他对阳气研究的深刻理解，认为"人身只此一息真阳"如一丸红日之大宝，提出了"阳非有余"论。第二，针对对方立论的不严谨处，提出质疑，展开学术讨论。第三，从学术问题的不同角度展开讨论。如伤寒学派对《伤寒论》从不同角度研究，形成了一个中医学术发展史上影响最大、学术观点最丰富、持续时间最长的学术派别。如韩祗和注重从脉证分辨，主张杂证为先，脉为后，伤寒脉为先，证为后，只师仲景心法，不拘泥所论方药；朱肱研究伤寒注重经络的作用，认为伤寒三阴三阳病即为六经病，主张从经络辨识病位；许叔微则着重于八纲辨证的发挥，认为阴阳不辨，无法把握六经的病变。

学术争鸣对中医群体思想的活跃和发展思维的广度、深度、灵活性和独立性等思维的品质，具有促进作用。首先，促进人们从多角度探索中医学术问题，有利于中医思维广度的训练；其次，使古代中医人增加信息交流的机会，有利于相互吸收对方的学术之长从而发展思维的广度；其三，争鸣本身又可以激发人们思维的灵活性，培养独立思考的品质。

第八章　中医临床思维 ▷▷▷▷

中医人在中医临床中是怎样诊治疾病的，其思维过程表现了哪些思维特点，其过程和特点是怎样符合思维基本规律的。在本章中我们将根据中医思维的基本规律，揭示中医人在诊断和治疗活动之中的思维活动规律及其特点。

第一节　中医临床思维概述

中医人的临床诊治活动和人类其他社会活动一样，属于实践的范畴。中医人在临床中通过诊治活动——特殊的劳动，可以创造客观效益——治疗和预防疾病，提高人们的健康水平。这是中医临床活动与人类一般实践活动的第一个共性；第二个共性是中医人的临床活动一刻也不能脱离思维，即始终在思考着，并用思维的产物——关于疾病的判断和关于治病防病的措施，支配着中医人的临床活动。因此，中医临床活动，是人类实践活动的一部分。由于中医人的临床活动是在中国古代科学文化环境中形成的实践体系，思维活动必然表现出许多与现代科学实践不同的表现形式和规律。

一、中医临床思维概念

1. 特殊的实践活动　中医临床活动是一种特殊的劳动，其对象是具有自然和社会双重属性的人，劳动资料是简单的诊治用具和中药材等，劳动主体是具有特殊思维能力的中医临床医生。在这三个要素中，临床医生是构成实践结构的主体，其思维活动的产物支配着诊治过程，努力使诊治活动向着有利于主体目的方向发展。因此，主体的思维因素，是决定诊治活动趋近诊治目标的核心因素，是争取最佳疗效的必要条件。

所谓中医临床思维，是作为主体的中医从业者在临床诊治过程中所表现的思考活动，它在中医临床活动中的特殊作用，决定了研究中医临床思维的必要性和重要性。

2. 中医临床思维内容　根据中医临床活动不同发展阶段的特点，可划分为三种形式：一是在诊断活动中的思考活动，称为中医诊断思维。它以认识疾病为主要目的，其中望、闻、问、切四诊活动不是纯粹的感性活动，而是需要比较、辨别、辨认和判断的思维活动；辨证阶段作为理性思维的过程，是中医人把握疾病本质的主要环节。二是治疗活动中的思维，称为中医治疗思维。它主要以构思具体的治疗措施、治疗方案为核心，临床治法、治方等是这种思维的产物。中医处方思维，是中医治疗思维的核心。此外，在诊断思维和治疗思维之间，还有一个"应该怎样"的中间阶段，因为诊断思维形成的思想成分，是关于疾病"是什么"和"怎么样"的认识，而治疗思维形成的是怎样扭转病机的具体措施和方案，前者与后者之间还有一个"应该怎样"的中间环节，它是支配治疗思维的指导思想，即中医临床的治则。形成治则的思考活动，就是中医治则思维。治则思维在中医临床思维的发展中发挥着承前启后的特殊作用。

中医临床思维是一个客观过程，在这个过程中，中医人通过自己的感官进行望、闻、问、切，获得关于患者的各种症象，然后借助相关的中医理论及其他文化知识，对病症进行一系列的思维加工，获得关于疾病的本质把握，再经过一系列的思维活动，制定出治疗疾病的原则和措施。

二、中医临床思维过程

中医在诊治活动中所表现的思维发展过程是谓中医临床思维过程。临床中医人的诊治活动是从检查患者开始的，即通过望、闻、问、切获得关于患者的症状，这是临床活动的第一阶段；第二阶段是辨证，即确定病证性质的阶段；第三阶段是制定治则；第四阶段是实施治疗；第五阶段是追访疗效。哲学认识论将诊治过程划分为诊断疾病的认识阶段和治疗疾病的实践阶段，中医思维学从思维活动的本质和特点出发，考察中医人在临床诊治活动中的思维发展过程，认为思考活动贯穿于临床活动的始终，不仅因为检查患者时需要辨认和判断，而且在治疗活动中也需要构思药味的组合及其剂量的权衡。所以，中医人的临床思维活动随着临床活动发展的进程分为四诊思维、辨证思维、治则思维、治疗思维和治疗思维反馈等五个发展阶段。基中四诊思维和辨证思维是属诊断思维，治疗思维及其治疗反馈属治疗思维，治则思维是一个独立的思维发展阶段。

1. 四诊思维 四诊活动属于宏观认识论的感性认识阶段。从四诊的微观机制看，医生通过自己的感官接受患者各种症状的刺激，传入大脑，只能形成感觉。至于这种感觉是什么性质，属于何症，如看到的是白苔还是薄白苔，摸到的是弦脉还是紧脉等，则需要回忆曾经历过的症状表象或大脑知识库已有的相关知识，经过比较与鉴别才能辨认出来。这是一种特殊的思维活动。

2. 辨证思维 当获得患者发病的症状以后，中医医生就要对感知到的症状表象进行一系列的思维加工活动，并根据加工的需要，在大脑知识库中提取必要的相关知识，共同完成思维加工，以努力实现把握疾病本质和联系的目的，最后用简练的文字对疾病做出理性的概括，如"风寒袭表""脾失健运""肝阳上亢"等都是中医人对疾病认知的理性反映。

3. 治则思维 医生获得了关于疾病的理性认识以后，这只是对疾病本质的把握，认识疾病的本质不是目的，还需要将疾病"是什么"和"怎么样"的理性认识在思维中转化为"应该怎样"的观念，即应该使发病的机体发生什么样的变化，才能有利于疾病的好转。如从"心肾不交"的辨证思维获得的病机，转化为"心肾得交"，即"水火相济"机体活动状态的观念，继而经过一系列的构思，形成"交通心肾"的治疗原则。这是表现在中医人临床认识疾病过程中从理性认识向实践发展的中间环节。

4. 治疗思维 在这个临床阶段中，需要根据"治则"的要求，在"治则"的原则指导下制定出改变病机状态的措施，再根据治疗途径或治疗措施的要求选药、组方，直至做出治疗决策。这是中医临床思维的归宿。

治疗思维反馈是临床思维的重要阶段，即患者的病经治疗以后，疾病变化的情况，是好转还是加重，有没有不良反应等，这是调节将要继续的治疗活动如何趋近于中医人治疗目的重要依据。依据返回信息的来源，可以将其分为治疗思维内反馈和外反馈两种。治疗思维内反馈是中医医生自己发现的某些治疗后患者机体的改变；治疗思维外反馈是指患者接受治疗以后产生的感觉。

三、中医临床思维特点

中医学的临床理论和实践体系，与西医学临床理论和技术有着巨大的区别，这些区别背后有着中西文化、中西医学、中西医学认知规律的本质差异。中医临床思维相对于西医学临床思维主要表现了四个方面的特点。

1. 症状材料的宏观性　西医学检查疾病症状在构造性人体观的支配下，主要从形态学角度出发，注重人的机体微观结构的实质性病理改变；中医医生则重视宏观机体表现于外的异常征象，如患者的精神面貌，面色、肤色、舌色、舌苔色等，体形及机体活动状态。西医主要依靠现代仪器获得各种病情与正常人体微观形态结构不一样的阳性体征，如机体内外器官、组织形态的异常变化；中医主要依靠中医医生自己的感官的感觉活动，获得患者病症状态的信息，如听到的咳嗽声、看到的皮肤斑疹、摸到的脉象等。西医关于症状的信息多是静态的，如白细胞计数、X线摄片显影等，中医获得的症状则具有动态形象性，如面色有华或无华，目光有神或失神等。

2. 思维过程的形象性　中医临床思维主要通过形象思维把握疾病的本质和联系。首先，辨证的过程是寻求整体病机形象的构思过程。医生在辨证时借助记忆表象，追溯出各种症状的病机形象，如恶寒发热，是邪入肌表，卫气与之抗争所致；脉浮是气血运行趋向于外；呕吐当是胃气上逆所致；小便不利是膀胱气化不行。每一个症状都有其体内病机，病机不是机体自身的实际存在，而是医生借助想象构思的。此后，又通过形象构思，将若干个分散的病机组合成具有整体联系的综合病机。其次，治则的形成，也离不开想象，治则是从治疗目的转化来的，而治疗的目的，是医生经形象性构思形成的。如对心肾不交病机的调整，需先经过降心火与补肾水的水火得济的想象，而后才可形成交通心肾的治则。其三，治疗活动更能体现形象思维的过程，因为治疗是针对病机，病机在医生的思想中是病情活动的整体形象，治疗正是针对动态的病机，因势利导，选用最恰当的治方，组拟最精良的药力，达到祛病健身的目的。

3. 思维产物的生动性　临床思维的产物，即医生针对病情所作的诊断、治则、组方等。西医对疾病所下的诊断，都具有严格的规定性，如肺炎、冠心病等，都有一系列严格的阳性体征作为诊断标准。中医对疾病的把握，则是建立在中医医生在思想中把握病机的基础上。如"阳明腑实证"是对入里之热邪与宿食相结于中、下焦的概括；"心肾不交"的病机是对心火上炎、肾水下降而致水火不济的概括。中医开出的处方，更是生动形象，耐人寻味，每个中医对自己开出的治方都能在思想中形成一个中药团队与病机状态"作战"的动态画面。

4. 注重患者的社会性　西医学近些年也开始重视情志对疾病的影响，古代中医人从开始主动寻找发病的原因，就注意到人的情志活动与其本人的发病有着密切的关系，从而非常重视患者的社会关系、社会存在、情志活动对发病及病程发展所产生的作用，体现了中医学的社会文化属性。中医学的发病"三因说"将情志失调作为致病因素的第二大原因重要内容，并在诊治中密切注视患者的精神活动的变化，引导患者增强从精神上战胜疾病的积极性。

此外。中医临床思维与中国古代其他领域里的思维活动相比，还有两个特点：其一，相对于中国古代哲学思维，有坚实的实践基础，中医临床诊治实践是发展中医临床思维的源泉；其二，相对于中国古代科技发明，有系统的理论作指导，而中国古代农业、天文、木工、纺织、冶炼等，都没有形成系统的理论。所以，具有比较完整的体系的中医理论，对于中医的临床实践，起到了重要的能动作用。这是中医思维超脱于古代其他自然科学的一个重要优势。

四、中医临床思维原则

中医临床思维的对象，是处在疾病痛苦中的人。它与数学、物理、化学等不同，允许在一定的时间内或物质条件下出现一定的反复，中医诊治容不得迟缓和反复。因此，在中医临床思维中，必须遵循准确性、快速性和灵活性等思维原则。

1. 准确性原则　思维是追求效率的，临床思维尤其需要效率。中医临床思维效率的第一个要素是思维的准确性原则，没有准确性就没有效率。如果医生不追求诊断的正确性，治疗就谈不上效率，甚至有可能给患者的健康带来伤害。中医临床思维的准确性原则，是指思维主体必须在诊治过程中力求符合患者的实际病情。首先，占有材料要全面。如果四诊中获得的病情资料全面，则为正确思维创造了基础条件；如果检查症状不全面，主观上又认为是全面的，其对病情所形成的判断也就不会符合病情。其次，症状信息要真实。如果把病情的假象视为真象，必然干扰其诊断思维的正常发挥。其三，合理运用辨证方法，六经辨证、卫气营血辨证、三焦辨证、八纲辨证等，应当选择最适宜病情的辨证方法，以利做出正确的诊断。其四，正确地施用思维程序，切不可主观臆测，不可先下判断后找依据。

2. 快速性原则　临床思维效率的第二个要素是速度。面对痛苦中的患者，医生应当尽其医道和职责，尽快地解除患者的痛苦。特别是在危重患者面前，时间就是生命，时间就是效率，争取时间就是抢救生命。如果一个时期内的医学家思维不活跃，并表现出极大的惰性，就不能有力地推动医学向前发展。相反，如果学术思想活跃，人们都善于发现问题，又力求从速解决，必有利于新的医学难题的解决，加速医学的发展。具体到一个临床医生的诊治过程，如果这个医生反应迟钝，思路狭窄，就不可能从速诊治，甚至可能贻误治疗的机会。影响临床思维速度的因素，客观上有临床资料准确和全面程度，主观上有思路的正确程度，心境的优劣等。

一个临床中医诊治思路发展正确与否，是影响思维速度的重要因素。如果不从实际病情出发，过于相信自我经验；或者不能灵活运用中医理论，生搬硬套他人的经验；

或者被症状假象、非主要矛盾所迷惑，不能及时抓住病机的要害等，都会拖延诊治的时间。

中医临床医生在诊治过程中的个人心境也是影响思维速度的一个因素。如医生因工作、社会及其他原因引起情绪的波动，绝不能将生活中的不良情绪带进临床诊治活动中，否则可能影响诊治思维的注意力，从而不能敏捷地思维。反之，如果医生总是在工作中保持充沛的精力和热情，则有利于思维活动的发挥。因此，临床医生应当注意经常保持良好的心境，为提高临床思维效率创造心境条件。

3. 灵活性原则　西医的临床思维，具有明显的抽象推理性，提倡规范化、模式化、标准化的诊治程序。中医的临床思维，没有抽象的逻辑，也没有固定的思维方式，而是遵循辨证论治，随病机而应变的灵活性原则。中医最反对僵化的思维，反对对号入座式的诊治模式。近些年来，有人把中医辨证施治理解为对证用方，即将一个病或证分作若干型，分别附以代表方剂。临诊时见某证便不加思考地套用的成方治疗。实践证明：这种机械地生搬硬套式的临床思维，并不利于提高临床诊治效率，更不利于保持和发扬中医学术的特色。

五、中医临床思维开发

中医临床思维的开发，不是指对中医临床医疗本身的开发，而是针对从事中医临床医疗活动的主体——临床中医群体在诊治活动中所表现的思维特点、规律和技巧的研究开发，寻求提高中医群体临床诊治思维效率的途径。这是在现代科学环境中发扬中医特色，发展中医事业的重要任务。

思维的开发，属于智力开发的范畴。智力是人们运用知识认识问题和解决问题的能力，智力的核心是思维能力。中医临床思维开发的主要内容有：知识结构的改进、思维能力的培养、人工智能的运用等。

1. 知识结构的改进　社会生产力和科学技术在不断发展，知识的总量和质量也在不断变化。因此，知识结构只有不断改进和优化，才能适应实践发展的需要。中医学要自立于现代科学之林，并在医学领域里发挥更大的作用，就需要中医从业者不断改进知识结构。目前，中医队伍的知识结构存在着某些不统一和不合理的现象，具体表现在几个方面：新老中医人员知识结构存在着差别。老中医主要以中国文化的医、文、哲、史为主，现代科学知识较少，而中青年中医则有一定的现代科学知识，但缺乏中国传统文化的知识；新老中医知识结构的差别，给中医临床思维的开发带来了严重的困难；经过系统学习的中医院校毕业生缺乏中国古代文化的知识，而老中医或跟师学徒出身的中医人，既缺乏系统的中医理论基础，又缺乏现代自然科学的知识。从思维学的角度说，中医知识结构的改进，应当有利于继承传统中医学的需要，有利于掌握中医理论和临床技术；有利于发扬中医传统思维特色；有利于中医人较多地了解中国传统文化；有利于掌握必要的现代科学的基础知识；有利于中医人认识和解决西医学难题建立起新型临床知识结构。

2. 提高中医群体的思维素质　中医队伍群体思维素质的提高，在目前情况下，主要可以从了解思维学知识、注重临床思维经验总结、加强个体素质训练等几个方面努力。思维科学是现代科学结构中的基础科学，掌握必要的关于思维的一般原理和方法，对于中医人了解古今思维差别大有裨益。中医临床思维经验的总结，是目前中医临床工作的一个漏洞，特别是老中医诊治经验的抢救问题尤为突出。过去在抢救老中医经验时，只注重对具体病证的诊断和验方的整理，没有注意临床思维技巧的总结；只注意了老中医"猎物"的继承，而忽略了"猎法"的传授。老中医经验的总结，关键在于老中医思维技巧的挖掘。自我思维经验的总结，属于思维的内省，如果每个临床中医都注重自我思维经验的回顾，不断调节思维方式、方法，必将促使临床思维能力的提高。

3. 开展中医临床思维的研究　中医临床思维活动，是一个没有揭示其本质和规律的现象，中医人要自觉地运用思维的规律高效率进行中医临床思维，欲在自我思维的王国里获得较多的自由，必须掌握中医思维的特点和规律。因此，开展临床思维研究是临床思维开发的当务之急。

老中医的临床经验，是中医宝库中的重要组成部分。目前健在的为数不多的老中医的知识结构以中国传统文化知识为主，他们主要通过传统的思维模式从事临床活动，其临床经验一方面可通过医案保存下来，另一方面，也是最重要的方面，老中医认识和解决临床问题的思维过程和技巧的经验却无法保存，它将随着老中医的自然消失而消失。如果我们不迅速抢救老中医的思维技能，将对中医事业造成不可弥补的巨大损失。因此，趁名老中医还健在的有限时机，运用思维学的一般原理，挖掘他们的经验和解决中医临床问题的思维技能，科学描述出来，传承给后代，造福人类。解决这个问题的办法，可从如下几个方面努力：对新老中医人进行关于思维知识的教育和训练，促进老中医思维技艺的外化，促使学生领会教师的思维技巧；注意记录老中医思考过程，及时总结老中医思维经验；召开老中医思维经验座谈会，以促进交流；鼓励和帮助有条件的老中医撰写或整理临床思维专著。

第二节　中医诊断思维

中医诊断思维是中医临床思维过程中的关键环节，也是中医人认识疾病的必然过程。中医诊断学把这个过程分为四诊和辨证两个阶段。宏观认识论则将四诊归于感性认识阶段，将辨证归于理性认识阶段。中医诊断思维研究根据诊断过程思维发展的特点，将诊断分为四诊中的思维和辨证中的思维两个发展阶段。

一、四诊中的思维

中医检查患者症状的传统方法主要有望、闻、问、切四种，称之为四诊。检查方法是依靠中医医生的感官，获得关于病情的各种症状。但是，患者症状的刺激，只能使医生产生知觉，这种知觉还需进行辨认，才能获得确切的症状信息，为辨证提供理想的思维加工"原料"。因此，四诊不是简单的感觉，其中也有丰富的思考活动。

1. 望诊、闻诊中的思维　望诊是通过医生的视觉，获得患者局部、全身或排泄物的颜色、形态、动态、神态等体征的检查活动。视觉是人类感知外界事物刺激的重要途径，是中医人获取症状信息的主要途径。望诊的生理机制，是医生的眼睛通过接受光线刺激，经由视神经的传递，在大脑中形成刺激物的形象。一般情况下，疾病的症状总是不明显、不典型的，需要通过思考进行辨认，例如望诊感觉到患者一种舌苔的颜色，这种舌苔颜色是褐色还是黑色，需要在思考中比较，在思考中辨别，在思考中认定。

闻诊是通过嗅觉和听觉器官，感知患者的言语、呼吸音，以及从患者身上发出的其他声响和机体排泄物散发的气味等。闻诊与望诊一样，同样也伴随着辨认、比较和认定等思考活动。

望诊和闻诊应特别注意把握患者正常的生理活动，因为每个人的正常生理活动所保持的状态不同，如面色微黄，在甲是病状，在乙可能不是病状；在比较症状时，应把经验和书本中的正常、异常状态与患者所表现的症状和体征进行多方比较；症状的确认必须在认真的鉴别之后；确认症状的性质、程度和部位的陈述，宜用简练、准确的语句表述。

2. 问诊中的思维　问诊，是医生通过语言向患者及其监护人征询病情信息的检查方法，因而问诊中的思维具有特别的性质。

问诊不是感性认识活动，从问诊过程的微观机制分析，体现着医生丰富的思维活动。首先，问诊所获得的信息，不是患者的具体征象，而且是从患者语言中得到的语义信息。其次，问诊的对象——患者具有双重属性，一方面患者是作为疾病体现者的客体；另一方面，患者所反映的病情信息是作为认识主体，并对感觉进行辨认后经过一定思考才反映出来的，对医生来说，通过患者语言反映的情况是间接的。其三，患者因缺乏中医医学知识，可能对症状现象描述的不完整、不确切，例如，在医生看来可能是极为重要的征象，患者却以痛苦程度为标准症状，甚至可能夸大痛苦的程度。因此，医生只有通过思维才能辨认其准确程度。其四，患者反映的病情是语言信息，欲将其作为辨证思维的资料，还需经过再造想象，在大脑中形成症状形象后才能输入辨证思维过程。

问诊思维的主要表现有再造想象、抽象辨认和性质认定。再造想象是医生随着患者的陈述，借助经验表象展开想象，逐渐在构思中形成关于症状的形象，如医生随着患者对其疟疾发作情景的陈述，想象患者的症状形象，逐渐在大脑中形成一个动态的寒热往来的症状形象；抽象辨认是指医生对患者陈述的症状，诸如疼痛、难受的感觉等，无法在思维中形成形象，只有通过患者的表情、动态等，结合其他情况进行分析和综合后才能确认下来；性质认定是对患者所表述的症状性质作可靠程度的认定。

中医医生在临床诊断活动中应积极开展问诊活动，有利于优化诊断过程，要打破中医人不问诊的俗见；要充分利用已有的知识和其他诊断方法中获得的感性信息，对所问的情况作初步鉴别；要善于从患者的陈述中捕捉信息，循线索逐渐询问，争取获取更多的信息；问诊时应在初步印象指导下进行启发式问诊，但不能受已有思路的限制，不能根据主观需要进行问诊，以免遗漏重要的症状。

3. 脉诊中的思维　中医的切诊以切脉为主，故又称脉诊。脉诊是医生通过触觉获得脉搏形象，进而达到把握部分症状的检查方法。脉诊中也需要思考，思考的主要方法仍是比较和想象。

脉诊思维方法的比较是感觉比较，即脉搏状态比较，当指下感受一种脉象，这种脉象属什么脉，需要体查指下脉搏的节律、形态、深浅等各种特征，迅速与经验中或知识中相关脉象进行比较，其比较过程先将获得的指下脉搏感觉形成假设，再提取经验或书本知识中相应脉搏的脉象，比较其差别后作出判断。如中医人先根据脉搏的指下触觉假设为涩脉，再与经验中的涩脉感觉或脉学知识中关于涩脉的描述相比较，做出是否涩脉的辨认。

脉诊中的想象是脉诊思维中的实在因素，古代中医人在科学不发达的条件下无法准确反映脉搏的实质，只有根据指下的感觉，借助想象和联想，把脉搏的形态、节律、质地反映出来。例如指下脉搏跳动似在皮下，就联想到湖面上有鱼在游动的景象，用"如鱼之游在波"来反映浮脉的本质；当指下感知脉跳有力，来盛去衰就想象洪水奔腾的状态，则用洪脉作为这种脉象的命名；其他有滑脉如珠走盘、弦脉如按弓弦、紧脉如按并绳等，可以说中医人关于脉象的理性认识，都不是对脉搏形态抽象的规定，而是借助想象或联想体会脉搏的特征，从而达到把握脉象本质的目的。

上述关于脉诊中的思维，是根据心理学和思维科学的一般原理，把中医脉诊思维活动进行了分解性描述。在实际脉诊时，诊脉思维过程并非都是如此明显可察，当中医人脉诊技能达到一定熟练程度后，诊脉则成为瞬间即可完成的思维过程。但是，对一个初学脉诊的学生来说，可能还会经过更为复杂的过程。

脉诊是中医临床诊断的一种特殊检查方法，历代医家都非常重视研究和训练脉诊技术。然而，近些年来，不少人轻视脉诊的作用，认为诊脉是中医诊断中可有可无的过程。过分地夸大脉诊的作用，把它神秘化固然是错误的；反之，武断地否定它，或者口头上说可以参考，而实际上不注重对脉诊的研究，也不在临床中认真学习、体会和运用，仍是不可取的。客观地说，研究历代中医脉诊思维的技巧与经验对于揭示中医临床活动的规律是非常必要的。

脉诊技术的掌握需要长期摸索，脉诊中的思维技巧更需要细心体会，其训练方法是多实践、多体会；多仔细观察自然事物活动的形象，以丰富自己的想象力；多读历代关于脉学的著作，并注意再造想象力的训练，为脉诊思维准备丰富的表象。

二、辨证思维过程

辨证是中医临床诊断的主体环节，其主要活动形式是理性思维。四诊中获得的只是疾病表现于外的征象，这些征象体现了什么样的本质和联系？四诊中的思维不能解决，还必须利用中医医生的中医学知识和诊断经验，发挥医生的理论思维能力，对疾病做出理性的判断。中医临床辨证的思维活动即由此开始。

1. 追溯病机，寻找病因　症状现象是什么原因造成的？这是中医诊断首先思考的问题。中医人正是循着症状，根据相关中医理论或借助经验寻找体内活动的机制，如依据浮脉的症象，根据气血运行与脉象的关系，在思维中形成气血活动趋向于表的机体活动机制，并构思出正气与邪气相争于体表间的病机形象；依据呕吐的症状，想象胃气上逆的形象；依据口渴的症状构思体内有热在伤津耗液；依据舌苔颜色改变，想象脏腑病变的过程等。翻开有关中医诊断的论述和历代医案，关于体外症状与体内病机联系的追溯，都是通过上述思维方法去实现的。

倒果求因的中医辨证思维方法，不同于抽象思维的因果法。它的基本特征，是在思维中把症状作为结果现象，依据"有诸内必形诸外"的道理而"司外而揣内"，借助其他事物的形象想象体会导致症状现象的体内病机，从而使追溯病机的思维在一定程度上把握了疾病的本质，为概括整体性病机打下了的基础。

从症状追溯病机，使中医医生推测到体内的病机，而病机形成与发病原因有直接联系。由于问诊获得的只是部分参考信息，因而医生必须利用理论和经验，进一步分析发病原因。分析病因的常用方法主要有经验分析、推理分析。经验分析是临床中常见的思维方法，即将现时遇到的症状和病机，与过去诊察过的疾病作比较。如果与经验中的某种病症病机相同或相似，则可以将这个病例的病因判断，作为现时病因的初步判断。推理分析方法是指如果记忆中的经验没有类似病例，则可依据中医理论的阐述，对病情做出初步的病因判断，如肺失宣降，多因风寒或风热袭肺引起；胃气上逆，是属胃气不降反而上冲所致。推测是临床常用的推理分析病因的思维方法。

2. 证的概括与表述　中医临床辨证形成整体性病机的过程是一个形象思维综合的过程。所谓形象思维综合，是人们在综合性认识活动中，把分散而无联系的事物形象，逐渐在思维中形成完整事物形象的思维过程。从症状追溯病机的思维，是一种形象思维分析，而将分析所得的若干病机，综合为一个具有内在联系的、统一的病机形象，则表现为形象思维综合。例如：把热盛于内的病机与宿食停于胃肠的病机有机组合起来，形成热与宿食相"结"在胃肠的阳明腑实证病机；又如：小青龙汤证的病机是水气内停，外感风寒致水寒射肺，水停心下，形成肺气失宣，水失肃降的整体性病机。

整体性病机的形成，为证的概括提供了客观基础。所谓证的概括，实质是对整体性病机的概括，是进一步认识病机本质和疾病整体联系的过程。这个过程可以分解为三个具体步骤。首先，在整体性病机中进一步把握主要矛盾。在一个具有相互联系的病机群中，哪些病机在起主要作用，哪些病机是当务之急，无疑都需要在证的概括中进行回答。如阳明腑实证，本有宿食停留于中焦，又有热盛于内，上扰神明，灼液伤阴，迫阴外溢的病机群中，热与食相结是主要病机，它主导着其他病机的发展，当务之急是解决大便不通的问题。其次，把握病机的整体联系。这是在思想中将概括的总病机与病因和各种症状建立整体联系的思维过程。仍以阳明腑实证为例，当热与宿食相结的总病机形成以后，应从理论与实际的结合上把握病机与病因及各种症状的必然联系，如果不恶热而潮热是热结于内，阳明经气旺故潮热；如果伤于寒后化热，热结于肠胃，灼伤津液，故燥盛于里；宿食遇热而燥，滞于肠胃，故大便不通。这是中医诊断思维的核心阶段，也是确定诊断的客观依据。其三，证的形成与表述。即对上述思维过程中形成的整体性病机进行概括。以观念的形式在思维中反映出来，再通过提炼，予以表述。如对上述热与宿食相结病机的语言表述为"胃家实"证，或称"阴阳腑实证"。

以上是中医辨证过程的微观分解，在实际中医诊断思维过程中，多数情况下并不如此分明。大凡初始从事中医临床诊断活动，或者新接触的病例、疑难病症、复杂病症的诊断，其诊断思维发展过程比较缓慢，可以体会到上述过程。随着中医临床中医对病证认识的深入，中医诊断技艺的熟练，思维过程开始浓缩，其浓缩的程度与中医人熟悉程度成正比。

3. 辨证中的思维方法 常见中医辨证中的思维方法有比较法、分析综合法、倒果求因法、类推法等，想象和联想是其中的关键环节。

首先，比较法的运用。中医临床辨证思维中的比较法根据诊断思维发展的过程，分为症状比较、病因比较和病机比较。在症状比较中，其一是病症现象与生理现象的比较，如在一个患者身上切到一种脉象，是平脉还是病脉，需要将感觉中的脉象与患者平素的脉象相比较，还需与一般人的正常脉象相比；其二是症状的性质、程度和部位的比较，例如微汗、有汗、大汗、手足濈然出汗和身汗的比较等。其三是病因比较，可以用于同一患者两次发病性质的区别，如一个患者两次发病都出现头痛、发热、恶寒、脉浮等症，就需要通过有无外感的病因比较，区别出是外感风寒还是春温，或是风温等；其四是病机的比较，此为区别病、证性质的主要方法。中医确定病证性质的直接依据是病机，特别是当两组症状非常相似的情况下，比较病机是唯一可靠的办法，如尤在泾在区别阳明腑实证与结胸证时，有如下一段精辟的比较："以愚观之，仲景所云心下者，正胃之谓，所云胃中者，正大小肠之谓也。胃为都会，水谷并居，清浊未分，邪气入之，夹痰杂食，相结不解，则成结胸。大小肠者，精华已去，糟粕独居，邪气入之，但与秽物结成燥粪。"

其次，分析、综合法的运用。要把握病证的全面情况，必须将病证分成若干部分逐个研究，即分析的过程，诊断的目的是把握整个疾病，继而在分析的基础上综合出病证的整体联系。例如：依据症状分析追溯出若干病机形象，在思维中构思出相关病机的动态联系。

其三，倒果求因法的运用。这种方法主要表现在从症状到体内病机的追溯中。"果"，是指机体在病理活动中表现于外的征象，它是病机活动的结果。思维正是从这里开始循着这个"结果"，追溯出导致症状现象的体内病机之"因"。

在辨证思维过程中想象是各种思维方法的实在因素，没有想象就不能构思出动态的具有整体联系的病机；想象贯穿于辨证思维的始终，各种思维方法都需借助想象的桥梁，才能达到认识疾病的目的。同时，想象又总是伴随着联想，联想是想象的深入发展。

三、正确诊断的思维因素

能否正确地进行中医临床思维，直接关系到能否获得正确的诊断。中医思维学研究的一个重要任务，是依据思维学的一般原理，研究中医诊断思维的规律，探索导致误诊的思维因素，提高正确诊断的思维素质。

1. 正确诊断的思维学含义 从思维学的角度分析正确诊断的含义应包括如下几个方面：思维过程正确、思维方式正确、思维方法正确、对病情的判断正确等，正确诊断的

"正确性"具有相对性。首先，中医临床诊断思维过程正确包括两个方面：一方面诊断思维过程发展是渐进的，不能先诊断再找依据，也不能只凭一两个症状就直接作判断，应当从全面获取症状资料开始，经过追溯病机、综合病机、概括病机的过程；另一方面，应保证诊断思维过程的完整性，诊断思维过程的每一个环节都是非常重要的，不可省略，不可逾越。其次，正确的思维方式是指必须以形象思维为主导的思维方式实施诊断，而不能简单地套用模式或抽象推理的方式；思维方法的运用是在形象思维指导下的想象、联想和形象性构思等方法的合理选择。其三，对病情所做出的判断应当反映其本质，而且表述要简练准确。其四，正确诊断的"正确性"具有相对意义。病情在不断变化，已做的临床诊断只对应被诊断的具体患者、具体时间和具体环境；即使是正确的判断还有一个正确程度的问题，临床诊断追求最大程度地符合病情；中医人不可能在相对的时间内完全彻底地把握到疾病的全部。

2. 提高诊断效率的思维因素　临床诊断效率的标准是准确性和快速性。提高中医临床诊断效率的因素是多方面的，其中关于中医医生在诊断过程中的思维活动是非常重要的因素。首先，诊断思维必须以形象思维为主导，因为只有形象思维才能追溯出体内的形象性病机，进而形成一个具有整体性的动态病机，如果仅凭症状机械地推理或模式化套用证型标准，必然不能体现中医特色，更不能获得反映病机本质的正确诊断。其次，注意提高智力心理因素的综合能力。注意、感觉、语言、识记和回忆等是智力心理活动的主要内容，也是思维活动的重要环节。望诊时需要中医人高度的注意力和敏捷的反应力，以及时捕捉到细微的症状；清晰而生动的语言表达力有利于巧妙而恰当问询病情，以利获得更多有价值的症状表现；灵敏的感受力有助于准确体味脉诊的指下感觉；良好的记忆力有利于快速在大脑中提取必要的相关知识。其三，优化非智力心理环境。任何人的思维活动都是在情绪、兴趣、性格等非智力心理因素共同构成的心理环境中进行的，其心理环境的优劣直接影响到思维的效率，中医临诊思维时必须注意调节自己的心理状态，创造良好的心理环境，保证以思维活动为核心的智力心理活动高效率地进行临床诊断。

3. 导致误诊的思维因素　误诊和正确诊断是对立的，如能在诊断中有效地防止误诊，说明医生已经正确地进行了诊断思维。导致中医临床医生误诊的思维因素，主要表现在两大方面：一是思维发展过程不适当；二是思维方式运用不适当。

思维发展过程不适当，可以表现在四诊和辨证两个阶段。

中医的四诊阶段是获取辨证加工原材料的重要环节，诊断思维对原材料的基本要求是真实性和全面性。影响获取真实、全面的症状材料的主要原因是辨认误差和检查不完全。所谓辨认误差，是指医生在收集症状材料时，对症状现象的颜色、声响、动态、神情及其程度辨别认定的误差。根据获取信息的途径，有直感误差和间接信息错认两种。直感误差是指医生在依靠自己的感官直接感知症状时，对视觉、听觉、嗅觉和触觉等感觉的误差，如白苔误认为薄白苔，面色㿠白无华误认为苍白等；间接信息错认，是指医生在问诊中将患者错误的表述当作了真实信息确认。检查不完全，是指医生没有尽最大的努力收集全面的临床表现。

　　中医临床诊断思维方式不当主要表现在没有遵循中医传统的思维模式进行临床诊断，或仅凭一两个症状直接下诊断或机械套用中医证型参考标准，试图找到对号入座的位子，这样思维的不当之处在于试图把生动形象的中医诊断思维简化为抽象的模式，这样思维的结果必然失去把握动态病机的机会，自然不可能准确反映病情。

第三节　中医治则思维

一、中医治则思维的含义

　　临床中医制定治则的过程是中医临床特有的环节，是体现中医临床特色的重要表现。

　　1. 临床思维的中间环节　中医临床诊断思维解决疾病"是什么"的问题，中医临床治疗思维则解决如何祛病的问题。在临床诊治中，从对疾病的认识到具体实施治疗，有一个转化性思维过程，即将对疾病"是什么"的认识，转化为发病的机体"应该发生怎样转归"的观念，每一个中医诊治思维过程都必须经过这样一个中间阶段。形成这种观念的思维活动既不能归于诊断思维，又不能归于治疗思维，它是一个相对独立的思维发展阶段，是中医临床思维的中间环节。

　　从临床思维的发展过程看，中医临床诊断思维只能依据症状，经过思维把握疾病的本质。但是，诊断疾病的目的，并不在于认识疾病，而在于治疗疾病，使失调的机体恢复正常的生理活动。因此，中医人在获得了关于疾病的诊断以后，必须使思维活动向深入发展，进一步思考患者应该有怎样的生理活动，从病态到恢复生理状态应当使病理活动发生怎样的转化，由此引起医生改变病理现状的意志，逐渐形成病理活动转化结束时的情景，以此作为中医医生治疗活动的目的，并通过语言把目的表象表示出来，是谓临床中医的治则。例如，诊断思维通过一系列的体查和辨证思考确定一个病例为太阳病"表虚证"，从"表虚证"到恢复健康，必须使病体有一个"发汗解肌"，"调和营卫"的转化过程，正是为了使病体发生这样的转化，汗出邪去、营卫得调的情景，就作为中医人施治的目的在他的思想中形成，并通过"发汗解肌，调和营卫"的陈述，表述出思维的结果，形成中医的治则，以此作为实施治疗的指导思想。可见，中医制定治则的思考活动，是介于中医诊断思维和中医治疗思维之间的思考活动。

　　从宏观认识发展的过程看，中医人关于疾病的诊断（包括印象、初步诊断）都是对客观事物的间接认识，具有一定的抽象性，是关于疾病本质的理性概括。要使理性认识向实践发展，将对疾病本质的认识发展为干预病机活动的治疗目的，还有一个从理性认识到实践的"中介"，哲学认识论研究将这个"中介"称之为"实践观念"，在中医临床理论中的表现形式就是治则。

　　从学科结构看，理论和临床是中医学的两大组成部分，理论是关于医学对象的本质、联系和一般规律的描述，它不能直接作用于中医的诊治过程，只有通过中医人在临床过程中的思维活动，将具有一般意义的理论转化为具有特殊针对性的实践观念，才能指导中医临床的实施。

总之，在中医临床活动从诊断向治疗发展的过程中，还存在着一个思维的转化过程，这个过程表现为独立的思维阶段，它的产物就是治则。制定治则的思维，既体现了中医人对疾病的理性认识，又反映了中医人对改变病机现状的意志，显示了中医人对改变病机状况的基本态度，表达了中医医生如何干预病机状态的原则，构成了中医临床思维从诊断疾病向治疗疾病发展的中间环节。

所谓治则思维，是中医制定治疗原则的思维活动，治则正是这种思维活动的产物。治则的思维学特点，主要表现在以下三个方面。

首先，治则是实践目的的理性表述。人类之所以能够能动地适应和利用客观世界，一个重要的原因，是人们在从事任何一项实践活动之前，就已经形成了关于实践对象结束时的情景。这个结果，是以表象形式存在于实践者的大脑中的，它作为实践结构的要素之一——目的要素，参与并支配着实践活动。这是人的劳动之所以能在客观世界打下自己意志烙印的思维因素。马克思曾在关于实践目的的论述中指出："劳动过程结束时得到的结果，在这个过程开始时，就已经在劳动者的表象中存在着。"中医的诊治活动，是一种以改变人体病理现状为对象的实践活动，在治疗开始之前，由思维活动引起的机体转归情况也已经在医生的大脑中形成。如诊得一个胃气上逆的病例，经过治则思维活动，便形成了使上逆之气下降及胃气得复的表象；又如诊得寒痰蓄肺、壅阻肺气的病证，在中医人的思维中逐渐形成了肺得温、痰得化、气机畅通的表象。便是经治则思维形成的治疗结束时的情景，也是中医人将要实施治疗的目的，并以表象的形式存在于医生的思维中。这是中医临床诊治中普遍存在的客观过程，表现在每一个临床中医的具体诊治活动中，没有这个目的性表象，中医的治疗就没有方向。

我们这里所说的"目的"，不是指通常所谓的使疾病转愈的主观愿望，而是在哲学意义上来讨论中医临床过程的，是将治疗作为人类的一种实践来讨论治疗的目的，治则是具体的不是抽象的。因此，作为一名以从事治病救人为职业的医生，只有治愈病的愿望是不行的，还必须有具体的治疗目的，如使升降失司的气机得调等，通过语言外化为治疗原则，形成中医人对患者病机状态实施治疗的意志趋向性观念。

其次，治则作为一种观念，它是理性思维活动的产物。治则与诊断的区别是，它不是关于疾病"是什么"的理性反映，而是关于机体"应该发生怎样的变化"的理性观念。它形成于诊断思维之后与治疗思维之前，在临床思维中起着承上启下的桥梁作用。

其三，治疗的目的是作为规律规定着他的活动方式方法的。中医在制定具体治疗措施时，在选择治疗途径、方法和技艺时，都是在治则的指导下实施的。

2. 治则与治法　从认识论的角度看，治则与治法有着不同的含义，它们既有区别，又有联系。其区别和联系主要表现在如下三个方面。

首先，从临床思维的发展阶段看，治则与治法分别形成于治则思维和治疗思维两个不同的发展阶段，治则是在完成了对疾病的诊断，实施治疗前的思维转化阶段形成的；而治法是已经进入具体施治思维中形成的。其联系是，它们都是中医关于治疗思想的反映，但存在着层次的不同。

其次，从哲学方法论的一般原理看，治则与治法属于不同的范畴。治则是从总体上，从高层次反映人们对治疗过程所选择的根本途径；而治法则是局部的、临时的和可变性的，是医生对治疗过程和方式所选择的具体步骤，因此，治则属于中医人对治疗活动的原则性规定，治法则是对具体措施、方法的选择。治则作用范围广，持续时间长，具有相对的稳定性；治法作用范围小，灵活可变，具有多选性。例如对一个肺痨病例的治疗规定了滋阴养肺的原则，只要中医人对病证的认识不发生质的变化，这个治则总是不变的，而在具体治疗过程中，则可根据不同阶段或临时病情变化，灵活选用治疗方法。

其三，从治则和治法在实施治疗过程中的作用看，治则规定和支配着治疗措施的实施和治疗方法的选择，而治法是为了治疗目的的实现采取的灵活性方法。

二、治则思维过程

1. 制定治则的依据 中医临床施治的一大特点是辨证施治，即中医依据辨得的证而实施治疗。中医的证，不是抽象的概念，制定治疗措施时，也不是依据词或词组所表示的证的观念，直接推理用什么治方施治，例如并不是见到太阳病中风就用桂枝汤，见胃家实就用大承气汤，如果这样理解，就把生动的中医治疗思维活动曲解为"对号入座"式的见证套方了，同时也不能真正揭示中医辨证论治的含义，更不能反映中医施治随机应变、因势利导等灵活性的特色。

中医施治的直接对象是疾病所表现的病机，即诊断思维中形成的动态性、形象性的病理机制。首先，从证的特点看，证是对疾病本质和联系的整体形象性反映，不是抽象概念的反映。因为中医在认识疾病的过程中，没有对症状静态化，没有进行抽象的规定，表示证的词或词组所运载的信息是症状、病因和病机的整体形象。例如，阳明腑实证在中医人思维中的存在形式，是邪热与宿食相结在中下焦，致中下焦痞塞不通，腹满难忍，燥热烦渴，燥屎充滞于内的"胃家实"观念，这是对病机的形象性概括，它是一个动态的，正在发展着的病理机制。

其次，从治疗活动属于实践的角度看，改造世界的实践必须是客观世界存在着有待于被改造的对象，这个对象不是理性的观念，而是生动、具体、客观存在的事物。中医施治原则的形成也是同样，中医人只有针对具体的、动态的客观存在着的病机，才能开始考虑对它的调整。

其三，从中医临床诊治发展过程分析看，不论诊断思维能不能概括出证的观念，能不能把诊断的对象归属于病证的类型，都可以根据病机的发展趋势，构思出具体的施治原则，并在其指导下构思具体的治疗措施。

其四，从中国古代科学的实践特点看，针对病机构思治则的思维特点，吻合于古代科学发明创造的思维模式。中国古代科学发明创造，都不是在掌握了客观事物的一般原理后，经逻辑推理和科学实验创造的，而是由劳动者本人，在实践中积累了丰富的关于劳动对象、劳动工具或劳动操作技艺表象的基础上，对经验表象直接构思萌发的发明火花。如造纸术发明的思维契机，是人们把在丝绸上写字的形象，转移到从晒过丝绵的席上揭下的一层薄绵上。

2. 治则思维方法 想象、联想和形象性构思，是中医治则思维中常见的思维方法。

想象存在于治则思维的始终。其中，再造想象和创造想象都得到充分的运用。再造想象再现病机形象和生理形象，是根据病机或生理的描述，在大脑中再现出病机或生理活动的具体形象。如根据《素问·经脉别论篇》所述"饮入于胃，游溢精气，上输于脾，脾气散精，上归于肺，通调水道，下输膀胱"，逐渐在大脑中形成一幅水在体内代谢过程的动态画面，为构思治则展现了正常水的气化情景。在构思如何使病机状态向生理状态转化的思维中，创造想象为多用，因为中医不依靠动物实验，只有借助记忆表象，构思促使病机向康复的转化。例如对邪入里、热盛于中焦的病机，欲转化为热退阴复的生理状态，借助自然事物中釜底抽薪的形象，制定出滋阴降火的治则。又如一例热毒壅盛于胃肠，致脾运失司，痢下脓血的病机，借鉴于"关门留寇"的不利形象，制定出以通治通的原则。

在治则思维中常通过联想激起扭转病机的想象。如针对肺气虚的病机，联想到肺属金，与土是母子关系，母病可及子，由此联想治肺可补其母以壮其子，故制"补土生金"之治则。

形象性构思是借助客观事物中与治疗机制存在的相关或相似联系，构思出某些病机应遵循的治疗原则。如根据水湿泛滥多用土来修筑渠道或堤坝的形象，构思出脾虚致肿的病机也要用健运脾（土）的方法——补脾利湿来调理。

在临床思维中并不是孤立运用某一种思维方法，中医人往往根据病情的具体情况，选择两种或多种思维方法联合运用。

三、治则在治疗思维中的作用

马克思在阐述实践目的的作用时说，它是"作为规律决定着他的活动方式和方法的，他必须使他的意志服从这个目的。"治则作为中医临床治疗目的的体现，同样具有决定治疗的途径、方式、方法的作用，并直接指导着处方思维的具体进行。

1. 治则规定着治法的选择 在治疗思维中，面对复杂多变和具有多种表现形式的病证，依据具体情况作具体分析，采取灵活多变的治疗方法，是中医治疗的灵魂。但是，灵活并不是散乱无章，而是在一定的原则支配下，朝着一定的方向努力的，治则就是实现这种规定的具体形式，它规定着具体病例的治疗方法，例如针对外感病，依"祛风解表"的治则，结合具体症状的特点施用相应治法。外感风寒常用辛温解表法；外感风热，常用辛凉解表法；若风寒兼胁下有饮者，当用化饮解表法；而风寒兼有阳虚者，则用助阳解表法等。

2. 治则决定着治疗途径的选择 中医的治疗途径多种多样，寒痹腿痛，既可内服汤剂，又可服用丸、散，也可用针灸、推拿，还可煎药外洗等，在具体病例的治疗中，需根据治则的规定，选择最能实现治则所规定的治疗目的的途径，如：感受风寒重证，可根据"发汗解肌"的治则，选用内服汤剂。同时亦选煎药雾化，熏身以助邪从汗出。

3. 治则规定着治疗的进程 中医人对一个具体病例所作的关于治则的规定，有时需要分为几个步骤才能完成。如治疗阶段怎样发展，在什么状态下转为另一步骤等，更需要治则的支配。例如针对脾虚浮肿的病机，治则应是健脾利水，但当务之急是浮肿，可将治疗过程分两个阶段，先治其肿，肿退以后再转入健脾治疗，治则规定着治疗进程的发展。

4. 治则规定着制定处方的思考　临床中医开出的治病处方犹如一个执行战斗任务的集体，如何使其中的各味药发挥出整体功能，怎样把各味药力有机组合起来，必须根据治则的规定拟定。在拟定处方的思考中，必须根据治则的要求，实施"君、臣、佐、使"的配伍。如根据"清热凉血"的治则，选择犀角为犀角地黄汤的主药，配生地辅助犀角清热凉血；根据"清热生津"的治则，选择生石膏为白虎汤之主药，以达清热生津，引热外达之目的；根据"荡涤胃肠积滞"的治则，选大黄为大承气汤的主药，以主攻积滞。在选择成方的思考中，更须遵循治则的规定，选择最能承担治则所规定任务的成方，如针对热入营分的病机，制定"透营转气"的治则，宜选择清营汤。治则还规定着处方加减的方向、用药和用量，以利最大程度地实践治则的目的。

第四节　中医治疗思维

中医治疗思维是中医临床思维的最后阶段，是中医诊断思维和治则思维的继续与发展。它以中医在施治活动中的思考活动为研究对象，探讨中医治疗思维的特点、过程和一般规律，为中医临床治疗活动提供思维学的理论与方法，为提高中医治疗效果提供智力开发的原理和途径。

根据治疗思维的进程，可分为治疗思维与治疗思维反馈两部分。

一、中医治疗思维概述

中医临床治疗思维活动与人类其他实践一样，在中医治疗中起着特别重要的作用。没有思维，就不可能将对疾病的认识转化为治疗的行动，也不能将治疗原则转化为具体措施和具体方案；没有思维，也不能依治疗的效果进行反思，更不可能不断提高治疗效率。

1. 治疗活动中的思维　中医的治疗活动是一种社会实践，它具有社会实践的一般特性。首先，是人与客观世界发生的关系，是使客观世界按照人的意志发生变化的客观过程，是中医人通过自己的活动，促使患者机体的病理活动向正常生理活动方向的转化；其次，具有实践活动的一般结构，中医的治疗是以人体病理活动为对象，以中药材、针灸针和正骨、按摩等为工具，以思维着的中医人为主体，按照目的表象实施的实践活动；第三，有实践的产物，即劳动的成果，其成果是改变患者的病理状态，促进人体向正常生理状态转化的医疗效果。

中医的治疗活动又是一种特殊的实践活动，其特殊性的突出表现是治疗过程中以思考活动为主。中医治疗活动有操作治疗和药物治疗两种：操作治疗是以中医人的实际操作获取治疗效果，如针灸、按摩、推拿、正骨、中医外科的某些操作等，其治疗活动的表现形式基本相同于人类的一般实践活动；中医治疗活动的形式大多是药物治疗，药物治疗是以中药材或中成药为主，经过医生的精心构思，逐渐形成中医处方。

无论是操作治疗还是药物治疗，其治疗过程都伴有思维活动，思维是构成治疗活动中的重要因素。所谓中医治疗思维，是中医在治疗活动中所表现的思维活动。过去人们多注重辨证中的思维，而很少论及治疗活动中的思维，其实，在治疗活动中不仅有思维，而且非常需要，一刻也不能离开。

中医治疗思维的主要任务是构思治疗方案。如果说中医诊断思维主要解决疾病"是什么"或"怎么样"的本质问题，那么治疗思维应当解决怎样使病机转归的措施问题，解决怎样使疾病向生理状态转化的具体问题。从这个意义上说，治疗思维又是一种决策思维。

2. 治疗思维的一般过程　治疗思维过程是指中医人在施治过程思维活动的发展过程。首先，治疗思维要根据治则的要求，选择治疗的最佳途径，选择最恰当的治疗方法，制定具体的措施；其次，根据治法或措施的要求，制定具体的治疗方案，如针灸治疗时的选穴、编组，推拿治疗时手法的选择，药物治疗时的遣方、用药等，这是治疗思维过程的中心环节；其三，在备选方案中选优，其过程是对各个方案进行治疗思维的内反馈，在思想中将各种方案对病理活动"发生干预"，从中"比较"各个方案的"效力"，从中选出最佳方案，此谓中医治疗的决策；其四，实施方案的表述。即把选中的方案，通过一定的形式予以表述，例如内科中医人可通过文字开写处方，或通过言语表达；其五，操作治疗以医生的实际操作，实现对病理活动的干预，药物治疗通过药剂人员的取药和患者自煎、服药，实现对病机的干预。在中医施治活动中，组拟治方，是中医治疗思维的核心。

3. 治疗思维效率　效率由正确性和速度两个因素构成。正确性是指思维的产物——治法、治方等治疗措施符合病情的需。速度是指形成治疗决策所必要的时间。

治疗思维的正确性有正确程度的区别。基本正确是指治疗思维形成的治疗措施基本符合扭转病机的需要。但是，疾病是一个复杂的事物，如果治疗措施只是基本符合病情，则只能取得一般疗效，要争取更理想的疗效，还需要最大限度地符合病情的治疗方案，例如针对一个阳明经证的治疗措施，如果只符合清热的要求，必然不能在最短的时间内获得最好的疗效；如果仅仅符合清热生津的需要，但处方用药不理想，也不能获得最理想的疗效；只有制定出清阳明气分之热，而且能根据病机的热邪有外达之势的特点，组拟以生石膏清热生津、引热外达为主要成分的白虎汤，才能说明治疗思维达到高度的正确性，这是众多经验丰富的临床中医治疗效果理想的思维因素。

寻找理想的治疗措施是每个临床中医的愿望，中医人总是尽最大努力寻求最佳治疗方案。所谓最佳治疗方案，是指在一定条件下，能最有效地发挥治疗作用，最快获得治疗效果的方案。其思维学的特点是：第一，最佳治疗方案不是人们头脑中固有的，它作为一种客观存在的事物，只能在人们不断地实践和思考中逐渐把握它；第二，最佳治疗方案是治疗思维追求的理想目标，没有固定的形式和内容；第三，任何已被实践证明的最佳治疗方案，只适用于验证其有效的那个病例，只适应于产生它的特定的客观环境；第四，最佳治疗方案是相对的，人们可以在不断探索中修改它，以争取"最佳"的疗效。

治疗思维的速度是构成思维效率的另一因素。缩短治疗思维的时间，尽快做出治疗决策，是提高治疗思维效率的又一重要方面。

治疗思维效率的正确性和速度两个因素，是相互关联的，缺一不可的，如果只追求时间因素，做出错误的治疗决策，不仅无益于治疗活动反而可能有害于患者，甚至危害性命；如果在治疗思维中只追求正确性而忽视速度，即使是正确的治疗方案，也缺乏效率意义。尤其在一个危重患者面前，只有把两个因素有机结合起来，在追求治疗思维正确性的基础上，尽量提高治疗思维的速度，以利缩短决策治疗方案的必要时间，尽快解除患者的疾苦，才能达到提高治疗思维效率的目的。

二、中医处方思维

1. 中医处方思维的含义 所谓"处方"，有两层含义：一层是指中医人做出的关于治疗内容表述的总和，包括药方、医嘱和治疗注意事项等，通常指医生开出的药方，"处方"以名词出现；另一层含义是指中医人拟定治疗方案的活动，以动词出现，它表现为一个客观过程。本节主要从第二层意义上讨论中医人制定处方的思维过程。

中医拟定治疗方案的活动，是一个以思维活动为核心的客观过程。中医处方思维，则是指中医在临床中拟定治疗方案的思维活动，其治病所示的处方正是这种思维的产物。中医处方思维是一种可以创造社会效益的脑力劳动，在中医临床诊治的宏观过程中属于实践的范畴。在中医临床施治的微观机制中，中医人表述处方的活动，只是思维结果的外化过程，在此之前，中医人的大脑中已经过了复杂的思维过程。研究中医处方思维，就是要描述这个思维过程的特点和规律，从思维学的角度探索中医处方的科学性，寻找中医处方思维的局限性。

如果说中医治疗活动是中医临床诊治过程的关键环节，那么处方思维则是中医临床思维的关键环节。因此，处方思维方式方法的正确与否，直接关系到思维的结果——处方效力的大小。因此，研究中医处方思维的特点，注重中医处方思维的训练，正是提高疗效的关键。

2. 中医处方思维的过程 中医处方思维从形成治疗措施开始，经过了组拟处方、思想预演、决策表述等四个发展阶段。

首先，中医处方思维开始于治则思维的结束。在治则思维中，虽已对疾病实现了理性把握，并转化为具有实践意义的目的表象，但这只是一个原则性观念，无法实践，还必须依据在治则思维中形成的目的性表象，针对诊断思维中形成的病机表象，构思出扭转病机向目的表象发展的具体措施。例如，吴鞠通针对热入营分的病机，根据"透营转气"的治则，构思出以凉血清热扭转主要病机，以甘寒清热养阴，以苦寒透热于外，以活血散瘀的方法防血与热相结等一系列构思，把观念性的治则在思维中转化为具体的措施。在组方用药时，中医人通过再造想象，在大脑中将备选药物的作用机制过一遍"电影"，从中选出理想的药物。仍以热入营分证为例，犀角咸寒，能清热凉血，是清营分热毒的理想药物；玄参、生地黄、麦冬性寒味甘，能清热滋阴；黄连、竹叶心、连翘、金银花苦寒，能清热解毒，引热邪透营转气，是必选之药；丹参能凉血化瘀，用之防妄行之血与热相结最宜。在上述思维过程中，为了一两味药的取舍，中医人可能反复在脑海中浮现备选药的作用形象，经再三比较，才决定是否入选。

其次，巧妙配伍诸药于一体。从表面上看，中医人将选出之药聚于一张处方中，似乎是无机组合，其实，中医人在思维中已把若干药物的单项功能组合成为具有主、辅、兼、引多层次作用的处方。它不仅井然有序，而且表现出药物之间合力取效的综合功能。选择成方是拟定治方的重要内容，选方的过程同样有一个再造想象的过程，即根据备选方功用主治的描述，再造想象出该方作用机制的形象，继而将此形象与病机形象作一对应，适者取之。在考虑因时制宜、因地制宜、因人制宜的前提下，还应对成方中的不足或多余之药，实施合理加减。可见，正确选用成方，也不是一个简单的"对号入座"式的套用，只有经过中医人复杂的思维，才能组出恰当的处方。如果生搬硬套，甚至将选方过程当作抽象化的"逻辑"模式，将辨证论治错误地理解为对证用方，必然疗效不佳。朱丹溪早就批评这种"刻舟求剑"，以"前人已效之方，应今人无限之病"的形而上学的僵化思维。我们应当铭记这一古训，在组方思维中，将成方和自拟方有机结合起来，以应对病机时有变化的情况。中医组方思维常见的几种组方形式有：自拟处方、选用成方、选方与自拟相结合三种形式。

其三，思想预演。为了争取理想的疗效，寻找最佳处方，医者常常将拟定的处方在思想中作"治疗过程"的预演，即在思维中让处方"干预"失调的机体。如预演桂枝汤的作用过程；中医人在想象中用桂枝发汗解肌，以祛在表之邪，想象白芍补阴敛汗，以制发汗过多，加生姜助桂枝发汗，使甘草大枣调和胃气，从中"观察"桂枝汤的作用机制，审查有无不当之处。中医临床非常注重思想中的预演，是中医在临床治疗活动中形成的一种思维方法，类似于现代科学方法中的"思想实验"。

其四，处方的形成。经过思想预演，比较出各个备选方的功用特点，中医人在其中选择一个比较理想的处方，作为实施的治疗方案，并用有声语言或书面语言，将观念的处方外化为临床文件处方。此谓中医治疗决策表述。

中医处方思维的过程还有更细的过程，此不赘述。随着中医人对病证诊治的熟练，处方思维过程不断简化和加快，如中医人对相当熟悉病证的治疗思维，可以很快地在大脑中形成处方。

3. 中医处方思维的科学性与局限性　中医组方不是药物的无机组合，也不是对号入座式的套方，而是具有科学性的创造性劳动，其科学性主要表现在如下几个方面。

首先，中医组方思维依赖于理论的指导。劳动过程对于理论的依赖是劳动本身表现出一定科学性的重要象征，说明这样的劳动已经在一定程度上摆脱了盲目性。中医组方思维正是把对自然、人体和疾病的理性认识，转化为意志性的目的，在其目的支配下进行特殊劳动结果是获得理想的疗效。

其次，以疗效作为检验处方思维的依据。疗效是检验临床思维的根本依据，也是检验处方思维的依据。中医人制定的治方正确与否，得当与否，只有在疗效中检验，并依据疗效的反应，进一步调整处方思维方法或过程，以制定出新的更恰当的治方，使处方思维始终建立在客观存在的基础上。

其三，符合人类创造性劳动的基本规律。从人类一般的劳动规律看，凡具有创造性的劳动，都不是模式化的操作，也不是公式化的思维，劳动者对劳动过程和操作工艺的构思，都不是遵循固有的逻辑模式，而是通过非逻辑的想象和形象性构思实现的。中医处方思维正是符合这种创造性劳动的规律，符合创造性思维的规律。

中医处方思维与现代科学实践中的思维相比，也显露出极大的局限性。主要表现在以想象为主的思维方法，很难形成规范化的程序，而且许多过程是在潜意识中进行的，中医很难运用通俗语言表达其思维的细节与技巧。多数老中医并不是出于主观态度的保守，他们确实难以描述自我诊治思维技巧，学生也难以体会老师的组方思维经验和发现思维的契机。其原因是学生关于客观事物的活动经验少，治疗经验少。改变这种情况的根本途径是：临床中医从业者要了解思维学的知识，了解中医处方思维的特点，自觉运用思维的规律从事处方思维。

第九章　中医思维传承 ▷▷▷▷

第一节　现代文化环境中的中医思维

中医学是唯一以整体学科形式存活下来的中国传统文化的自然科学；中医临床是在现代科技活动中唯一存在并继续创造客观效益的传统科技；中医教育是在现代教育环境中实施的中国古代科学教育；中医思维是在现代科技思维环境中唯一存活的传统思维模式。在现代科技环境中实践中医事业，就是传承传统的中医思维。

一、现代思维环境中的特殊现象

在我国现代科技活动中，唯有中医这个群体还能主要依靠中国传统文化的知识认识和解决现实医学问题，并且创造着客观效益。

1. 唯一存活的传统思维体系　随着西方近代科学的传入，中国传统文化的自然文化都相继被西方近代科学所代替，存在于相应领域里的传统思维也随之消失，中医思维是唯一存活下来的中国传统思维体系。

（1）传统思维的消失与生存　中华民族在长期的认识、适应和利用客观世界的思维活动中，逐渐积淀了具有民族特色的传统思维模式，并通过传统思维的桥梁，创造了辉煌的中国古代传统科学技术。

西方近代科学的传入，逐渐代替了我国传统的自然科学和技术，同时使传统自然科学和技术领域里的传统思维也随之消失。

中医学没有像其他自然科学那样被潮涌而来的西方医学所代替，从而继续为人类的健康事业服务，即在人类现代科学实践中，还有一个庞大的群体，主要依靠中国传统文化的思维模式认识和解决医学问题，并创造着客观效益。中医思维是在现代科学环境中唯一生存下来的中国传统思维体系。

（2）特殊的思维模式　在现代科学思维环境中，主要依靠传统文化的知识认识和解决实际问题，使中医思维相对于现代科学思维表现出极大的特殊性。

首先，知识基础的传统性。在现代科技活动中，几乎没有哪一个领域可以不主要依靠现代科学知识从事社会实践。围绕着中医学展开的社会实践如中医临床活动和中医教育则可以不依靠现代科学知识，主要依靠中国传统文化的知识认识和解决疾病与健康问题。

其次，感觉过程的宏观性。中医临床的诊治活动，可以不依靠现代影像仪器和微观检测仪器获得定性定量的疾病信息，仍然主要依靠中医人宏观感知，获得关于疾病、大自然、人的社会活动等各种宏观信息，为思维活动提供材料信息。

其三，思维过程的形象性。中医临床思维的形象性在第八章有详细的描述。即使在传承中医学的教育中，也不能运用抽象的逻辑思维，否则是不能把中医学的真谛传授给学习者的。

其四，思维产物的非概念性。现代科学任何一门学科的理论体系都是相应领域里理性思维的产物，其理论的最大特点是以抽象概念为基本单位的逻辑体系，概念的同一性和理论的可演绎性是现代科学理论结构的实在因素。而中医思维的产物——中医理论的基本单位不是概念，既没有同一性，也不具备可演绎性的功能，中医理论是以观念为基本单位的关于事物在宏观层次的本质、规律和联系的思辨性叙述体系。

其五，理论本质的非实体性。中医理论关于客观事物本质和规律的反映，不是关于事物实体质和量的阐述，而是借助形象性构思形成的关于事物征象动态过程的概括。如经络学说是依据针灸得气的宏观感觉，借助想象和形象性构思，形成关于体内气血运行通道的虚构性描述。

（3）艰难生存的传统思维　处在现代科学文化环境中的中医思维，已经失去了产生和发展它的文化环境，已不能及时从环境文化中吸取文化营养，直接输入思维过程，加之社会的人们对传统文化，对中医学的偏见等诸多因素，使中医思维在现代科学环境中必然处在艰难的处境。

首先，现代科学文化环境所提供的现代自然科学知识建立在构造性自然观基础之上，它们与中医学的理论、知识存在着文化形态的差别，它们之间不能互为解释、互为演绎。中医思维则不能从现代科学知识中直接吸收知识输入到认识和解决医学难题的思维过程。

其次，中医思维在怀疑和不信任中生存。医学的对象是有知识、有思维能力的人，处在现代科学环境中的人，已习惯于现代思维方式，而不理解中医思维的本质和特点，因而产生对中医思维不信任的心理反应是正常现象，广大忠诚于中医事业的中医人，一方面以优质的医疗服务和特有的疗效巩固中医学的阵地；另一方面尽其努力利用各种途径宣传中医学和中医思维的科学性。

其三，中医思维已经失去了适宜的文化环境。西方科学文化传入中国之前，整个社会文化环境属于中国传统文化，中医思维随时可以从环境文化中汲取文化营养。现代文化环境已经失去了传统文化的氛围，中医人在认识和解决医学问题的思维中，一方面要依靠传统文化把握事物的本质、规律和联系，寻找解决问题的途径和办法。另一方面，还要寻找使现代科学文化环境能够接受的方式表达思维的结果和实施改造客观事物的实践。

2. 遵循传统思维的规律　在现代科学和技术思维环境中传承传统的中医思维，必须遵循中医学固有的思维规律。

首先，不能以现代科技思维的规律研究中医思维。现代科学思维是以抽象逻辑思维为主导的社会思维模式，现代科学理论是以抽象概念为细胞的逻辑体系，凡是科学的理论和技术，都经过了抽象的逻辑思维过程。这是关于现代科学理论科学性的基本命题。基于上述出发点，人们习惯地运用现代科学思维的规律衡量中医思维，其结论必然是否定的。其实，中医思维是中华民族在长期同疾病进行斗争的过程中，历代广大中医医学实践者在解决疾病和健康问题的实践中，逐渐形成了中医思维模式，并通过这个桥梁创造了中医学。在中国古代文化环境中，它是中国传统思维模式一个重要分支。

衡量古代思维的科学含量，不应当依据现代科学思维的标准，而应当把它置于当时生产力水平和科学环境条件下，看它是否能相对正确地反映客观事物的本质、规律和联系。中医思维在古代较低的生产力条件下，在中国传统文化的环境中和当时的科学水平基础上，相对正确地反映着人体、疾病和健康的本质，含有极高的科学含量。相对于同时期其他领域里的思维水平，处于相对领先的水平。

用现代科学思维的标准衡量中医思维，必然给中医事业的生存和发展带来极大的困难。一方面，作为中医医疗实践的对象，人们习惯地将中医学、中医临床活动与西医学相比，认为中医学对疾病的检查、对疾病的诊断和治疗，不如西医学检查的手段可靠、可信，治疗途径不如西医学方便。社会思想观念的偏见，客观上直接影响着中医临床阵地的巩固。另一方面，用现代科学衡量中医思维的思想观念同时渗透于中医队伍之内，进而成为动摇中医群体信念的重要思想因素。

其次，坚持弘扬中医特色。在临床中发扬中医特色，就是坚持中医学的理、法、方、药，坚持在中医理论指导下，主要运用想象和联想等形象思维的途径进行临床辨证，真正做到在机体整体层次把握动态病机。中医施治不能机械地套用方剂，而是针对动态的病机，因势利导，充分利用想象的力量，构思出生动的治则和治方；充分发挥中医调养疾病的理论和技术，是中医临床治疗特色的又一重要体现。

在发展社会健康事业的实践中，只有中医思维才能体现中医特色，并在未来社会医学模式中发挥着特有的作用。

其三，遵循中医学的认知规律。在中医教育的实践中，应当清醒地认识到中医院校是在现代科学环境中，在现代教育体制下，对打下现代科学文化基础的中学毕业生实施中国传统文化的教育。中医教育的重心在继承，没有继承就没有中医事业的一切。中医学属于中国传统文化的范畴，中医教育必须遵循传统文化的认知规律，其认知规律的本质含义是按中医学形成和发展过程中所表现的思维方式、方法实施教学。

二、现代医疗环境中的中医思维

中医思维处在西医疗思维和现代社会思维环境之中，中医临床实践只有遵循中医思维固有的规律，才能继承祖国医学遗产，寻求发展的机会。

1. 现代医疗环境与中医临床思维的分歧

（1）现代医疗环境中的主导思维方式　现代医疗环境是指目前社会医疗卫生事业领域所形成的以西医学为主导的社会实践环境。西医学在认识和解决医学问题的思维中，主要表现为以抽象逻辑思维为主导的医学实践。西医学检查疾病依据机体实体病理改变的影像或机体活动检测数据，判断疾病的性质和程度；依据逻辑推理确定治疗措施。

西医学的疾病观建立在构造性人体观的基础上，是现代科学思维在医学领域里的具体体现。

西医学实践所体现的思维途径吻合于现代科学环境的思维模式，它可以及时吸收环境所提供的科学和技术成果，为现代医疗发展提供了重要的科学环境的条件；它认识和解决问题的思维方式及过程为社会民众所理解，社会的医学问题主要依靠它解决，从而为它的发展保证了客观条件。

（2）中医临床思维与现代环境思维的差异　中医临床思维在现代文化环境中为习惯于现代科学思维的人们解决疾病和健康问题，却与社会思维环境存在着极大的思维差异。

首先，中医临床思维与西医学思维的分歧使中医医疗事业只能走独立发展的道路。文化形态的差别，认识和解决实践问题思维方式的差别，使中、西医学难以融会贯通，中医只能主要依靠中国传统文化的知识，遵循中医思维固有的规律从事医疗实践，面对与西医学同一种实践对象，各行其道，各展优势，互为相补。

其次，中医临床思维与社会思维环境的差异，使社会的人们不理解中医诊治思维的本质和特点，进而不理解中医临床活动的科学性。现代科学文化环境决定着以抽象思维为主导的社会思维，社会的人们主要运用抽象思维的模式认识事物和解决问题，并依抽象思维的标准衡量事物的科学性。中医临床诊治过程表现出与文化环境不同的思维活动，使人们怀疑中医临床活动的科学性，这种观念普通地存在于现代社会民众之中。观念支配人的行动，怀疑是对中医诊治活动科学性的偏见，直接动摇中医临床的社会地位，使社会的医学难题不再主要依靠中医学来解决。

其三，思维方式的差异是阻碍中医与患者文化交流的主要原因。医患之间在临床活动过程中关于疾病和健康问题的交流，是社会医学文化活动的重要形式，也是促进医学发展的重要因素。中医医疗在现代科学环境中依靠传统文化、传统技术、传统思维服务于民众，民众很难理解中医诊治思维的过程和道理，当人们用已知的有关医学或其他科学知识，理解中医的诊治过程时，医患之间的文化交流被不同的文化形态隔开，使中医文化和中医临床诊治的科学性很难深入人心。

（3）两种思维的互补　中医思维和西医学思维是中西方民族在两种文化背景下，在不同的历史时期分别形成的不同性质的思维模式。它们各有长处，各有不足。中、西医学各自已形成的理论不可能融通，只有思维之树长青，在解决未来社会医学难题的实践中，中医思维和西医学思维才可能发挥各自的优长，互补对方的不足，从而促进整个社会医学体系的发展。

2. 遵循中医临床固有的规律　传统科学文化在现代科学文化环境中生存的唯一途径是发挥它的特长，在解决现代社会实践的难题中发挥不可替代的作用。欲发挥传统科学的特长，必须遵循传统科学自身的规律。中医临床和中医养生理论及方法的魅力就在于它可以解决一部分现时代医学难问题，中医医疗和中医保健的特长集中体现在中医临床思维。因此，遵循中医临床思维的规律，是中医医疗事业长期存在于现代科学环境的必要条件。

（1）热爱中医临床事业　中医医疗事业能否在现代科技环境中生存下来，首先取决于主体因素，取决于现代中医群众是否热爱中医临床事业，是否齐心协力为它的生存与发展而努力。

首先，坚信中医。相信中医学的科学性，相信中医临床在解决现时代部分医学难题的能力是热爱中医的前提。现时的中医群体原本生活在现代科学文化环境中，社会中关于中医不科学的观念必然影响到中医群体，每个中医人只有熟悉中国传统文化，精研中医理论，特别需要勤求古训，多读中医经典原著，才能深刻理解中医学的科学性所在，从而形成坚信中医学的科学性信念，激发热爱中医的事业心，为自觉遵循中医临床规律打下心理基础。

其次，弘扬中医文化。中医临床诊治患者和接受保健咨询的活动，是中医人践行中医文化、宣传中医文化的过程，坚持在实践中依靠中国传统文化的知识和解决问题，坚持中医文化的疾病观，并运用中医文化向患者解释疾病的发生、发展和预后，用中医文化向社会的人们传播养生保健的知识和技术，是弘扬中医文化根本途径。

其三，驾驭中、西两种医学文化。在现代科学文化环境中践行传统的中医文化，不能以现代科学为标准衡量传统科技，也不能无视现代科学的存在，中医人需要在坚信中医学科学性的基础上，站在人类文化的高度驾驭中、西两种医学文化，防止混淆两种形态的医学文化，防止两种医学的相互否定、相互诋毁。在新的医学实践中分别遵循各自的医学规律，发挥各自的特长。

（2）遵循中医临床思维规律　遵循中医临床规律的核心是坚持运用中医临床思维的原则从事医疗活动。

首先，坚持中医学的疾病观。坚持以机体在活动状态下表现于外的症状，把握体内病机的疾病观，而不是以机体的实质病理改变作为判断发病和疾病性质依据。

其次，坚持依靠宏观感知获得病症信息，并借助形象思维的想象和联想，获得体内疾病活动的病机，坚持通过对病机的形象性概括，形成"证"的观念，作为对疾病的质性把握。而不是依靠西医学作出诊断后，再作证型分解。

其三，坚持中医辨证施治的原则。辨证而治不是对西医诊断中医分型的对应治疗，而是针对在诊断中形成的整体性动态病机，因势利导地制定扭转病机的原则性措施。

其四，按治则的要求构思治方。制定治疗处方的中医施治不能按逻辑推理的方法选药施治，而是根据扭转病机的要求，针对动态病机的整体情况，依据中药作用机制，选药组成一个动态的药力作用集体。

其五，在整个中医临床诊治活动中，坚持依靠形象思维的方式，灵活运用形象思维的方法，完成中医临床活动。

3. 传承中医临床技艺　中医学是活着的中国传统文化，其"活"的标志是有一个专业群体，在科学飞速发展的今天，仍然可以主要依靠传统文化的知识认识和解决医学问题。如何在现代科技环境中传承中医临床技艺，是继承祖国医学遗产的核心环节。

（1）中医临床技艺　其不是中医人在临床中对疾病所作的诊断和开出的治疗处方，而是中医人在诊断疾病和制定治疗措施过程所表现的思维技能。从思维学的角度说，对疾病的诊断和处方只是对具体病证认识的产物，它只属于形成诊断和开具处方的思维过程，而思维过程所体现的思维技巧才是具有长期作用的宝贵财富。因此，所谓中医临床经验、临床技艺，其核心是临床思维技艺。

医者对疾病所作的诊断和所开的处方，可以比较容易地用语言或文字表达于外，记录于纸，而关于诊治思维过程和技艺，却不是很容易表达出来的，因为中医临床思维的基本过程不是抽象的逻辑推理，而是以想象或联想为主的形象性构思，更有许多细微环节，往往需要意会才能悟到，这样的思维过程，如果不经过关于思维学知识的专门训练，是难以准确表达的。

（2）临床技艺的社会化　中医临床诊治技艺的社会化是指个性的临床思维过程和技巧通过语言表述为社会性知识的过程。传承中医临床技艺，必须经过技艺社会化的环节。现代科学文化环境中的中医诊治技艺社会化作用主要有二：其一，使业内同行了解他的思维过程和技巧，并作为知识或经验传给他人；其二，使患者及其监护人明白医者的诊治思路，从而进一步理解中医临床诊治的科学性。

诊治思维技艺社会化的主要途径有：通过思维主体的内省，即由医者在思维学原理的指导下，完整地表达其诊治思维过程和技巧；由研究者根据医者诊治思维过程回忆的资料，整理出临床诊治思维的过程、规律和技巧。

在中医临床技艺的传承过程中，最主要的途径是师传徒受，在现代教育条件下，摆在新一代临床中医人面前的一大任务是，怎样才能把前辈的诊治思维技艺学到手，在实践中熟悉运用，并代代相传。

（3）抢救名老中医经验　传承中医临床技艺的当务之急是抢救名老中医经验。核心任务是记录、整理和研究名老中医的经验，他们是怎样运用中医的理、法、方、药诊治疾病的，描述他们临床思维的过程、特点和技巧。

首先，名老中医要注意体会诊治过程中每一个细节的心理过程，如怎样注意的，注意力是怎样分配的，观察病情有什么技巧等；依据症状逐个追溯体内病机的思考技巧和方式怎样，微妙之处是什么等；借助什么形象并怎样在大脑中形成证的病机形象等。例如，张仲景根据患者大热的症状，追溯出热邪入里，郁在阳明，里热熏蒸的病机；根据大汗出的症状，追溯出热迫津液外泄的病机；根据大渴的症状追溯出热盛伤津耗液的病机；根据脉象洪大有力的症状，构思出是热邪在经，劲力鼓脉的病机。概括整体病机是依热盛于阳明之经，热有外达之势的病机，构思以生石膏打开内热之门，知母直清其热，且生石膏走而不守，可引热外达，甘草、粳米调胃护津。如果我们能捕捉到老中医上述生动的诊断思维过程和组拟治方的思维技巧，实是捕捉了中医诊治经验的精华。

其次，并不是所有的诊治过程都能表现出上述清晰的思维过程，对比较熟悉或简单病证的诊治过程，可能体会不出细微的思维过程。但是对于一个复杂病证的诊治过程，中医人是可以内省自我思维过程的，关键是每个临床中医都应该注意在临床诊治过程思路的发展。

其三，"医者意也"，是说中医在诊治过程中许多思维都是在意会中体味的，难以用语言表述，临床中医应当注意有关思维知识的学习，只有掌握了关于思维的一般原理和表现形式，才能准确表达自我思维的过程，才能体会别人诊治思维的技巧。所谓老中医多有保守技艺不外传的说法，是人们对中医的误解，中医不是不表白自己的诊治技巧，而是难以用通俗的语言表达其思维过程和技巧。

其四，抢救老中医经验有内省法和调查法，内省法是有经验的中医本人对自己诊治思维过程和技巧的表述，并加以整理；另一种是调查法，由熟悉中医临床诊治过程，又具有一定的心理学、思维学和哲学认识论水平，拟定调查提纲，对老中医和临床经验丰富的中医进行调查，再对调查资料进行科学整理。

第二节　中医学的传承与发展

一、中医学的传承

中医学传承是指将传统中医学的理论和技术，系统、全面地继承下来并传授给后代。

1. 中医学传承的含义　中医学传承含义的基本元素，其一是指传统的中医学，是能体现中国传统文化特色的中医学的理论及与之相符的技术体系；其二是指系统的而不是片面的，也不是某一时期某一专业领域的；其三是指全部内容的，不能以现代科学的标准评价其正确或错误，不能以现代的标准划分取舍，因为现被认为某些内容是错误的，是粗的，是糟粕，不一定将来是如此认识，如果每一代人抛弃一部分，那么若干代后就所剩无几了；其四继承是指保存和理解，只有理解传统理论和技术的原意，才能做到真正的保存，继承不是在现实的实践中照搬；其五传授是现时代的中医人在认识和解决医学问题的实践中，实际运用传统中医学的理论和技术，而不是将传统中医学以文字、实物或图形的形式存入库或馆舍中。

传承的标志是在一定的历史时期内，在一代又一代人的抗击疾病和寻求健康的实践中，都有一个庞大的专业群体，能主要运用传统中医学的理论和技术解决人们的疾病问题，引领社会健康文化的发展方向，为人类的健康事业做着特有的贡献。

中医学传承实践体系的结构有主体、过程和形式。传承中医学是一种社会实践，在这个实践中的主体是人，主力军是掌握和运用传统中医学的专业群体，需要接受传统中医服务的人，以及愿望了解中医学的民众等都是传承中医学这个实践体系中的主体。其传承过程有继承和传授两个环节，它们各有不同的表现方式。

继承的方式有自学有传授，在中国古代的传统文化环境中，相当一部分专业人员最初都是通过自学获得一部分中医学的理论和知识后，或自己摸索着从简单的用药治简单的病，或拜师继续学习；也有部分继承者从幼开始跟师学徒，直至学成后自己创业。在现代科学文化环境中，中医学的继承主要通过集中办学的方式，近半个多世纪以来国家通过从中、高等专业教育到硕、博士教育的各个层次的中医专业教育，欲达到继承的目的。继承的关键在态度，即以什么样的基本理念进入学习状态，如果继承者抱着不相信，不认可或者怀疑的态度学习中医学，是不可能达到真正继承的目的。继承的核心是理解，是领悟。

传承的传统方式有口头讲授和书面传授，古时的口头讲授主要是师者向徒弟的传授，现时代的口头讲授就是中医学教育的课堂讲解；书面传授著述者借助文字的载体将中医学的理论和知识传授给通过阅读学习的人。现代化的传递方式突破了传统传递在时间、空间等客观条件的限制，主要利用现代电子传媒技术传授需要传递的内容。

2. 中医学传承的内容、原则和方法 中医学的传承都传承什么，传承者们必须有清醒的认识，作为一门学科的传承，必须传承完整的学科体系，应主要包括如下内容。

其一是传承理论。中医学是一门具有完整理论体系的学科，传承过程有承袭和传授两个环节，欲真正继承中医学，必须完整的承袭中医学理论，承袭的第一层含义是理解，第二层含义是整体把握，第三层含义是正确运用理论。理解是对理论内容含义的领悟，而不是只知道有这些知识而已，更不是背诵一些理论的语词和阐述的语句；整体把握是指不能片面掌握中医学理论的部分内容，而是对整个体系的贯通性理解；正确运用是指能自觉而有效地运用中医学理论或理论成分指导中医实践活动。传授的环节是传授者必须在自己正确理解所讲授理论原意的前提下，运用适当的表述方式传递给承袭者。

其二是传承技术。中医学是一门实践性很强的学科，以临床技术为主体的实践体系是中医学的重要组成部分，也是传承的重要内容。中医学的技术传承分为诊病技术和治疗技术，技术传承的关键是传授者详细讲解掌握技术的细节和要领，承袭者应在理解的基础上反复练习，在实践中积累经验。

其三是传承思维方式方法。在文化的传承中，一切理论的理解，知识的了解和技术的掌握，都必须经过思考活动这个核心的环节。中医学的思维本质和规律与现代科学文化有着极大的区别，传承中医学必须传承中医思维方式、方法。传承中医思维方式，传授者须引导承袭者进行中医药思维能力训练，训练的基本内容有中国传统文化知识的了解，中国古代基本哲学思想的理解，中国传统文化认知之路的整体把握等；中医学思维模式是以形象思维为主导的思维过程，其主要思维方法有形象性想象、联想和构思。传承中医思维的关键在于跳出现代科学思维的惯性模式，不能将现代文化思维混同于中医思维。

其四是传承中医学术思想。中医学术思想非常丰富，有经学派、经方派，有金元四大家，有温病学派等，这些学术思想从不同方面、不同视角丰富和发展了中医理论，传承不是不折不扣地照古代的学术思想去做，而是理解各种学术派别和学术思想发生和发展的规律，从而更加深刻地体会、理解和自觉传承传统的中医学。

其五是传承中医学的真谛。中医学在长达数千年的传承和发展中，历代中医人在实践中悟到了许多理解中医理论的窍门和临床技术的绝巧，这些窍门或绝技一般很难用通俗的语言表述出来，需要承袭者耐心领悟传授者传递内容的每一个细节，才能实现传承真谛的愿望。

3. 中医学的现代教学 中医高等教育是现代科学文化环境中，传承中医学的主要形式，中医学专业课课堂是传承的主要场所。

在专业课堂上的专业教师担当着传授者的角色，他们应当坚信中医学的科学性，应当具备驾驭中西文化、中西医学的能力，并深刻理解教学的内容，用最恰当的方式向学生传递中医学的理论或技术。

中医学类专业的学生是继承中医学的承袭者，他们继承性学习的最大困难是，没有坚实而丰富的中国传统文化知识，却在中学阶段打下了现代科学文化的基础，他们陌生于中医学的文化形态，总是习惯性地运用抽象逻辑思维的方式理解所学的内容。克服学习困难的基本途径是自觉补充中国传统文化的相关知识，集中精力倾听专业老师的讲解，避免以现代文化和西医学知识理解中医学理论的含义，尽量减少学习中负迁移现象的发生。

中医学类专业学生学到、学好中医学的前提是树立所学专业的文化自信。因为学子们所处的文化环境和文化基础与所学专业存在着巨大的文化差异，这种差异很容易使学生们失去继承性学习的信心。

在现代科学文化环境中办中医学教育，欲真正达到传承传统中医学的目的，最根本的是在教和学的过程中培养学子的中医思维能力，其最佳途径是在中医类专业的教学中实施中医思维能力训练。

二、中医学的发展

1. 中医学发展观的基本认知　对具有强烈传统特色的中医学发展观的认知，完全不同于对现代科学发展观的认知，不能用现代科学关于发展的理念评价中医学。相对于近现代科学的发展，中医学的发展表现出如下特点。

其一，中医学在解决社会民众疾病和健康问题的实践中发展。中医学在我国第一个文化盛期形成理论体系以后，一直没有出现扬弃性的新型理论体系，历代中医人都以理解、阐释和践行经典理论作为己任，都以如何有效地解决民众的疾苦为最大的努力目标，无论是两汉时期的外感热病，还是金元时期的内伤杂病，及后来明末清初的温热病，历代中医人都是在元典理论的原则指导下，在抗击疾病的实践推动着中医学的发展。

其二，丰富的学术思想体现着中医学的发展。自从《黄帝内经》问世以后，中医学在长达两千多年的实践中，创造了丰富的学术思想，形成了多种学术派别，这些专业团队一方面深入实际探病施药，另一方面集思广益，从不同视角探究和阐发理论与临床诊治的内在联系。

其三，崇古理念体现着弘扬的精神。历代中医人都以尊崇古训为荣，但尊崇并不是完全不变，中医学的经典是对医理药理高度概括的原则性表述，后人将经典理论与自我经验相结合，并结合临床具体情况，灵活地运用于解决实际问题的思考中，这实际上是一种创新，中国传统文化以崇尚先祖和前贤为荣，一方面体现着弘扬传统，另一方面也记载着历代中医人创造性的发展历程。

其四，认知中医学关于"发展"的规律，不能依据现代哲学关于"发展"概念的内涵理解中医学关于发展的认知，因为中医学的发展都没有建立在对经典的否定的基础上，也不是批判地保留，没有发生质的飞跃。

2. 中医学发展的动力和标志　中医学发展的动力不是来源于原有理论的矛盾性，而是来源于社会的需要，其发展的标志是及时依靠自己的力量解决了社会提出的医学问题。

中医学自从形成体系以来，从未停止过自身的发展，其发展的根本动力不是像其他自然科学那样，来源于对物质世界认知的逐步深入，也不是来源于人的主观意念，而是来源于社会要求解决的健康和疾病重大问题的需要。

从中医学发展的历史看，第一次重大突破是从理论性医学向实践体系性医学模式转化，这是因为两汉之际社会战乱，苛疾四起，如果人们无能为力，任凭疾患肆掠，社会将面临更大的灾难。以张仲景为代表的一代中医人迎难而上，在抗击疾病的实践中积累了大量的临床经验，再经理性思考的升华创造了以六经辨证为核心的临床理论体系，张仲景的《伤寒论》和《金匮要略》则是中医学发展的实证，社会医学问题的解决是中医学发展的标志。

此后，中医学在中国传统文化环境中，在解决社会疾患的需求中不断得到发展，涌现了许多学术思想派别，使中医学的理论和技术在发展中不断完善。

中医学没有随着近、现代科学发展的模式和规律而发展，也没有被近现代科学所淹没，却顽强地生存于现代科学的包围之中，并且表现出惊人的生命活力，相对于环境中的自然科学，人们总认为中医学在近代以来一直没有大的发展。其实，一门具有完整体系的学科在完全不利于自身的文化环境中，能保持传统基因地生存下来就是一种特殊意义的发展。

中医学能否在现代科学的环境中得以发展，如何认知中医学的发展，是中医文化研究应该探讨的问题。

中医学在近代和近代以前解决的社会问题，都是民众在较低的生产力条件下和很低的社会生活水平条件下所出现的健康和疾病问题，现时代社会生产力和民众生活水平较现代以前，已发生质的变化，如果传统的中医学能在解决现时代医学难题的实践中，发挥自己的特长，取得突破性进展，这是传统医学解决的新问题，应属于创新性的发展。

综而述之，作为具有鲜明传统特色的中医学，其发展的标志不是看其理论有什么突破，也不是看其利用了多少现代科学和技术，而是看其利用传统的理论和技术能否解决和多大程度解决了现时代的医学难题。

3. 中医学发展与继承的关系　发展与继承的关系是中医思维学研究的重要内容，两者之间的关系主要表现在如下几个方面。

其一，在传承中医学的实践中正确处理发展与继承的关系。中医学的传承是一种具有时间一维特性的实践过程，在单位时间内人们的实践总是具体的而不是抽象的，抽象的议论发展与继承的辩证关系是不联系实际的空论。

其二，以中医学为主题的社会实践是中医事业，中医事业总是要发展的，它决定着中医学必须不断地发展，发展是总趋势，不断地解决社会上的医学难题是中医学永恒的目标，发展是在克难攻坚中体现的。

其三，不同的事业领域应有不同的侧重，中医教育事业当以继承为主。现代中医教育是在现代科学文化环境中，对打下现代科学文化基础的中学生，实施中国传统医学的教育，让大批的、一代又一代的青年学生学到、学好、热爱并从业于传统的中医事业，必须将继承置于首位。

其四，中医临床事业的诊治疾病和健康咨询是传承事业的过程，继承和发展有时候可能同时体现于同一个实践环节，针对现时的疑难、复杂病变，深入体会传统理论和技术的思维精髓，攻克了疑难，这个过程本身既体现了继承又展现了发展。同理，在努力提高全民健康水平的事业中，发挥传统中医学的优势，向全民宣传传统健康理念，引导全民培养良好的、健康的生活习惯，达到提高全民健康水平的目的，这种实践既是继承又是发展，是脚踏实地的传承。

其五，中医研究事业当以发展为重，但前提有二，一是从事中医研究的人员必定是中医学的优秀继承者；二是不能主要运用现代科学技术的理念研究中医学。中医研究的目的是如何发掘中医遗产，如何有效地保存中医遗产，如何才能使中医为现代和未来社会民众的健康服务。发掘出来，保存下去，解决了医学难题就是中医学最显著的发展。

三、文化环境与中医学的传承

1. 文化环境与文化生存　任何一种文化的发生和生存都与一定的文化环境有着必然的联系。其联系的必然性表现出一定的规律性。

首先，任何文化形式都是在特定的文化环境中产生的。所谓文化形式，是指某一具体领域的文化体系，如社会科学中的心理学、经济学、管理学、金融学等，自然科学中的物理学、化学、数学等，这些文化知识体系都以独立的形式存在于社会文化体系中。中医学就是社会文化大体系中的一种文化形式存在着。所谓文化环境，是指在一个相对地域内的相对时间里，社会上的各种文化形式共存于同一个社会环境中，形成一个特定的文化环境，社会的人们就在某种特定的文化环境中进行文化活动。由于地域的不同，社会发展阶段不同，社会生产力和经济方式的不同，民族心理趋向和文化底蕴不同，社会上可以形成许多具有不同特点的文化环境。在一个具体的文化环境中，常常由若干具有相同文化形态的文化形式共同形成某一文化环境的主流文化。任何一种文化形式都产生于一定的文化环境之中，中医学就是产生于中国文化的第一个盛期的中国传统文化之中。

其次，文化环境是不断变化的。文化环境形成以后，环境内的文化总量、文化内容、文化结构及主流文化的地位不是永久不变的，因为文化是人创造的，又被人所运用，因此文化呈现出不断变化的状态，有活动就有变化，变化的动力来源于人们对客观世界认识的不断深入，来源于人们认识的多样性，来源于人们在社会活动中的文化交流。例如中华民族在创造了辉煌的中国古代文化，形成了中国传统文化的环境，在近代西方文化传入中国以前的数千年间，这个文化环境一直保持着以中国传统文化形态为主流文化的文化环境，西方文化的不断传入从量变到质变地改变了中国社会的文化环境的性质。

其三，文化形式与文化环境的适应与不适应。我国现在的文化环境是一个有着复杂结构，有多个文化形式、多种文化形态共同组成的文化共同体，现代科学文化是其主流文化，引导着社会文化的发展方向。中医学及其实践体系的文化表现方式不吻合于文化环境中主流文化的表现方式，必然引起文化的碰撞。

2. 在中国传统文化环境中传承和发展的中医学　中医学在中国传统文化的环境中形成，并得到蓬勃的发展，有发展必然有传承，是什么原因使中医学得以有效的传承呢，从文化学的层面分析，主要有以下几个方面的因素。

首先，在中国古代文化环境中只有一种关于认识和解决疾病和健康问题的医学文化形式，有志于为解除民众疾苦，为民众指引健康之路的志士，他们没有别的选择，只能选择学习中医学，或埋头自学，或拜师学技。他们在学习中医学，在执业于中医的实践中传承中医学。

其次，在中国古代文化环境中，从事中医专业的人们对自己所追求和践行的中医学没有产生怀疑的态度，对中医学的高度文化自信是当时的中医人积极传承中医学的基本动力。

其三，全社会的民众对中医学的信任和依赖，从客观上激励中医学专业人员热爱和传承的积极性。中国传统文化在当时的文化环境中绝对主导地位，使关心自我性命和健康的广大民众深信于中医学，社会上所有的疾病与健康问题，全部依赖中医学的理论和实践去解决，为中医学的传承提供了坚实的客观基础。

其四，中医学的文化形态同构于中国传统文化，并适应于文化环境，处在中国传统文化环境中的中医人，可以不断吸收环境文化中其他文化的营养，文化环境内其他文化如儒学、道学、文学、历史、天文等文化领域里，随时出现的新理论、新观念等，都可能被中医人的认知思考所接受，从而促进中医学的传承和发展。

其五，继承的首要环节是学习，继承者只有学到中医学的知识、理论和技术，才可能从事为社会的人们解除疾苦和指导健康行为的中医实践，踏上传承之路。而学习中医学所需要的相关的自然和社会知识，都散在于中国传统文化环境中的其他文化形式之中，这些知识是学习者已有的文化基础，因为这些文化知识与中医学具有同构的文化形态，对学习中医学没有任何障碍。这是中国古代广大中医药人顺利传承中医学的文化条件。此外，在中国传统文化的环境中，有大量的文化人，如思想家、哲学家、宗教人士、文学艺术家等，他们或出于修身养性，或出于救人济世等目的，都不同程度地涉及中医学，探讨中医学的理论，有的甚至为人诊脉处方。这些文化人从客观上起到了推动中医学传承和发展的作用。

3. 在现代科学文化环境中传承和发展中医学　中国社会进入现代科学时代，自然、社会及思维等各领域的科学文化飞速发展，形成了以现代科学为主流文化的现代文化环境，在这个文化环境中，各种现代科学文化形式都展现出发展的活力。而在中国传统文化的土壤中成长并存活下来的中医学的传承和发展却显得极为艰难，这是什么原因，怎样激发传统中医学的活力，使其在现代科学文化环境中得以有效传承和不断发展，是中医思维学研究需要面对和回答的问题。

其一，现时代的中国文化环境相对于中国古代已发生了质的变化。我国现时代文化环境的主流文化是现代科学文化，其前身是从西方传入中国的近代自然科学，其文化形态与中国传统文化有着本质区别。在这个文化环境中，与主流文化具有同构形态的各种文化形式竞相发展，而与之不相同构的中国传统文化的各种形式，却处于生存和发展的困惑境地。

其二，中医学的文化形态没有发生变化。中医学在中国文化环境中不断发展，进入近代以来，中国社会的文化环境中的其他传统文化形式如数学、物理、天文等学科，都被从西方传入的近代科学所代替或改造。中医学却没有被代替，也没有被改造，仍然保持着中国传统文化的原有形态，在客观上出现了中医学与现代文化环境不相适应的局面，中医学不能及时吸收环境文化的新鲜营养。

其三，随西方文化传入的还有西方近代医学及其技术，它不断地分割着本来完全属于中医学的医疗阵地，又由于西方医学的许多优势，使全社会的人们对待中医学的态度发生着变化，从原来的完全相信和信任到后来越来越多的人质疑中医学的科学性，原来社会上所有的医学问题都由中医学来解决，现在却不依靠了，从客观上减弱着中医学发展的基本动力。

其四，中医专业队伍内部也存在着不坚定的思想倾向。现时代的中医学专业人员也生活在现代科学文化环境中，他们的知识基础也以现代科学文化为主，在"唯有近代以来的科学为科学"等观念的影响下，也动摇了对中医学科学性的坚定信念，自然也分散了传承中医学的精力，达不到有效传承的目的。

其五，难以把握的中医教育方向。中医教育的基本特征，是在现代科学文化环境之中，向打下现代科学文化基础的中学生，实施中国传统文化、中国传统医学的教育，文化时代的反差和文化形态的差别是中医教育的难点，如果教学体制内的教、学、管三方都不能清醒地认识到以上特点和难点，是很难把握在现代文化环境中实施中医教育的方向的。

西方文化不可能因为中国传统文化的存在而停止传入，我国社会的健康事业也不可能因为中医学的存在而不需要西医学，客观现实是既要现代科学文化又要中国传统文化；既要发展西医学又要传承传统的中医学。问题在于如何有效地将传统中医学保存和传承下去，在现时和以后的若干年间，在中国大地上始终都有一个强大的，能够主要运用传统的中医学理论和技术，解决当时部分医学难题的思维着的专业群体。实现上述目标的关键在于人的努力，对于广大中医学专业人员来说可以概括为如下三点，即坚定中医学文化自信，坚持中医学文化自觉，坚守中医学文化传统。

坚定中医文化自信的核心含义，是坚信中医学的科学性，中医学是中华民族在医学这个领域里数千年实践和思维的结晶。

坚持中医学文化自觉的核心含义，是发挥人的主观能动性，以最大的热情投入到传承中医学的实践中，在人类健康事业的奋斗中展现中医学的魅力。

坚守中医学文化传统的核心含义，是遵循中医学固有的认知规律，在医学实践中充分发挥中医学的优势，坚守中医的阵地，在解决现在和未来医学难题的实践中发掘中医学的潜力。

第三节 现代文化环境中的中医教育

在现代科学文化环境中进行传统文化的专门教育，环境文化必然从教和学的两方面影响教育过程，使中医教育表现出极大的特殊性。这是两种文化形态在教学过程中碰撞的反应。

一、现代文化环境与中医教育的反差

我国现时社会的文化特点是以现代科学为主导的科学文化环境，即处在现代科学文化环境中的中医教育与环境文化形成鲜明的反差，表现在教学内容、办学宗旨、办学模式和教学管理机制的各个方面。

1. 中医学与环境文化的反差 中医教育是在现代科学文化环境中进行传统文化的专门教育，教育环境、文化结构、思维方式及语言文字载体等诸多方面都与传统教育形成鲜明的文化反差。首先，教育环境的反差。在现代科学文化环境中，现代科学教育遍布各个领域，传授现代科学文化是现代教育共同的目标，而中医教育传授的是距今两千多年前的古老文化，教育内容的文化性质与现代教育环境的文化性质形成鲜明的反差。其次，文化基础的反差。中医学生在进入中医院校之前，打下的是现代科学文化基础，他们已经习惯于现代文化的认知方式和思维方式，进入中医院校却要接受古老的文化知识，学习内容与原有的文化基础形成鲜明的反差。其三，思维方式的反差。中医学生在接受现代文化知识时，已经习惯于抽象的逻辑思维，他们在认识事物时，习惯于寻找事物的实体，体会理论中的逻辑关系，而中医理论经过的是以形象思维为主导的思维途径，中医临床诊治过程也主要依靠形象思维把握疾病的本质和构思治疗的措施。其四，语言环境的反差。中医大学生自幼生活在现代语言的环境，并借助现代语言打下了现代科学文化基础，日常文化生活中亦是运用现代语言进行文化交流，当学习中医学时，接触的却是他们非常生疏的古代语言，并且要借助古代汉语理解和掌握中医理论和技术，语言环境的反差是大学生们学习中医学的一个重要困难。

中医教育所处的文化环境表现了如下的特征。首先，现代科学文化教育林立。现代教育是现代文化环境中最重要的文化活动，现代教育为现代社会培养着一批又一批具有现代科学文化的人才，从事着现代社会的各种实践；现代教育充分利用先进的设备，为培养现代化人才创造着最先进的教育环境；现代教育向求学者传授着现代科学最先进的文化和技术，传授着现代科学的思维方式。其次，文化生活的现代化。现代社会的人享受着现代文化生活，包括将要和正在从事中医文化学习的人，他们也同全社会一样生活在现代文化之中，现代文化和现代思维方式每时每刻都影响着社会每一个成员。其三，现代社会成员的文化水平在不断提高，一方面社会成员中人人都在努力学习，以求不断提高个体科学文化水平和从事社会实践的能力；另一方面，人们对事物的评价和认可越来越依据现代科学和文化发展的程度，事物的先进性和科学性是人们评价和认可事物的主要标准。其四，现时的人们学习现代文化的认知方式和现代文化的思维方式，中医大学生在学习中医学以外的时间里学习现代文化，也须通过抽象思维的方式认知新的知识。

现代文化以其庞大的文化体系，先进的文化水准和严密的文化结构，主导着现代文化环境；而中医文化却以独立的体系，传统的形式和特有的文化结构存在于社会实践中的一个领域，巨大的文化反差形成了中医教育的特殊性，也导致了中医教育的艰巨性。其特殊性一方面它是在现代科学文化教育环境中实施传统文化的专门教育，使中医办学理念表现出极大的特殊性；另一方面，从事中医教和学的师生已习惯于现代文化的认知规律，在讲授或接受中医学的理论和技能时，必须使思维活动符合中医文化认知的规律。中医教育的艰巨性表现在如下几个方面：其一，办学者、教学者和学习者必须清醒地认识到办教育本身不是一件容易的事，在现代文化环境中办传统文化教育其道更难，因为现时文化环境中已没有了形成传统文化的文化氛围；其二，办学者、教学者和学习者都必须克服日常文化生活形成的思维惯性，遵循特殊文化的认识规律办学，运用中医文化固有的思维规律施教，接受中医文化特有的认知规律学习；其三，要克服中医"不科学"的偏见和误解，因为在现代科学文化非常发达的社会里，人们对中医学科学性的怀疑导致对中医学的不信任，是中医教育的难点之一。

2. 办学宗旨的反差　我国现代教育的宗旨是培养现代科技人才，并以掌握现代科学理论和技术为标准。现代人才的含义可理解为：坚定正确的政治方向是先决条件；掌握相应专业的理论，具备相应的立体知识结构是基础；具有一专多能的技术能力是根本。与此相比，中医教育的宗旨不是要掌握现代科学理论和技术，而是培养能主要运用中国传统文化的知识认识和解决医学与保健问题的传统医学专门人才，有坚定正确的政治方向是先决条件；熟悉和了解中国传统文化，掌握中医理论是基础；掌握和解决医学问题的思维方式、方法和技巧是核心；中医教育的一切原则和方法必须围绕这个宗旨。

中医教育的宗旨是专一的，中医院校的办学方向却可以是多维的，中医教育和中医院校办学是两个不同的概念，中医教育是中医院校办学的一个标志性、主干型项目，但不是唯一的项目，中医院校可以根据社会发展的需要培养多层次、多专业现代中医药相关人才。

中医教育的宗旨是传承中医文化。中医教育必须把中医知识的传播和继承放在第一位，没有中医学的继承就没有中医教育的意义，更谈不上事业的发展。传承不是改造和整理，而是完全发掘和继承，只有把祖国医药学的全部知识、理论和技术都挖掘出来，代代相传，才能把中医文化完整地保存下来。传承不能"去粗取精"，不能"去伪存真"，什么是"精"，什么是"伪"，不能用现代科学的衡量标准。学习不是研究，学习的任务是继承，中医教育只有把祖国医药学完整地传承下来才是唯一的宗旨。

3. 办学模式的特殊　中医教育的特殊性决定中医办学模式的特别性。在现代科学文化环境中办传统文化教育，绝不能照搬现代科学教育的模式，课程设置应吻合于中医专门人才知识结构的需要；授课方式以有利于学生理解中医知识为原则；教材的内容应以准确表达中医理论原著的含义为标准，防止教材的抽象化、标准化和模式化。最容易出现的偏差主要有：其一，从观念上认为，在现代科学环境中培养人才必须以现代科学知识教育为主，因而将现代科学知识的教学并行于中医知识的教学，其结果必然干扰中医学知识的学习，使中医教育难以达到传承祖国医学的目的；其二，授课方式的现代化，用现代文化的语言、逻辑概括中医理论，容易失去其中固有的含义，造成教学中损失中医知识的现象；其三，按现代文化的模式编写教材，容易使生动的中医理论概念化，使之难以准确表达中医理论的含义等。

在现代科学环境中实施中医教育，必须遵循中国传统文化特有的认知规律办学。

4. 办学规律的差别　办学规律即传授科学文化的规律，其意是指为了实现办学目标而必须遵循客观存在的规律。现代教育围绕着怎样使学生高效率地学习，在数百年的实践中，摸索出了适应现代化教育的教学规律，即依据现代科学文化的特点，制定一系列以理论教学为主，实验教学为辅的教育机制。其理论教学充分体现科学文化的抽象性和逻辑性，实验教学充分体现实体性和实证性。

而中医文化的教育，只能依据中医知识的特点，制定适宜继承中医文化的教学措施。中医学乃至中国传统文化在认识自然界和人体的过程中，没有形成构造性自然观和构造性人体观，中医学关于自然界和人体的知识，都是在宏观层次根据自然和人体在活动状态下表现于外的信息，经过不脱离事物形象的思维活动，寻求事物之间的动态联系，揣摩其内部的活动规律，从而形成中医学的理论体系和实践体系。针对中医文化的这个特点，中医学的教学过程应当引导学习者熟悉传统文化的语言环境，运用与中医文化形成过程中相同的形象思维，体会中医理论的内在含义。中医办学模式的特殊还表现在教学过程时刻处在现代科学文化的环境之中，学习者亲近并容易接受现代科学知识，难以理解古老文化，在学习者没有形成中医学知识体系以前，没有获得辨别文化形态能力之时，必须充分认识到现代文化知识对学习传统文化知识的负迁移作用，从而制定先传授中医学知识的策略。

然而，几十年来中医教育的实践证明，基本没有找到适应中医认知特点的办学规律，没有认识到中医文化与环境文化是两种不可通融的文化形态，没有认识到环境文化对中医教育过程的冲击；也没认识到在现代文化环境中进行传统文化教育的艰巨性，却盲目地遵循现代科学文化教育的规律，办学宗旨追求时代性，办学设施追求现代性，知识结构追求时尚性，逐渐增加了中医专业的现代文化比率，使中医专业的五年制本科学习实际学习中医课程的学时不足同类教育的1/3。不仅如此，由于现代文化课与中医课程同时开设，甚至早于中医学课程的开设，使现代文化更加强烈地冲击着中医学的学习，使学生学习中医文化的困难更大，积极性更小，效率更差。

二、现代文化环境与学习中医文化的反差

现代大学生，在中学阶段打下的是现代文化基础，升入大学后学习各类现代科学的专业接受的是现代科学和技术，属于同一种文化形态之内的深造和专业学习。而中医大学生则要继承两千多年前陌生的传统文化，现代文化的思维惯性必然给中医文化的学习提出许多问题。

1. 陌生的文化形态　对于一个个刚走出中学校园的中医学生而言，突然进行新的却

又非常古老文化的学习，第一感觉是陌生。

首先，突然的文化时差。中学阶段学习的课程都是近、现代科学文化知识，他们已经非常熟悉这种知识的语言载体，语言逻辑和思维逻辑，并且生活在充满现代文化的社会环境之中，对现代文化环境已经很熟悉、很了解、很适应了。而进入中医院校接触的是医古文、中医基础理论等传统文化的知识，好像跨越了时空，一下子退到距今两千多年前久远的古代。学生们虽然在中学阶段也接触一些古汉语，但多是文学作品，并没有涉及自然文化，现在要借助古代汉语学习和掌握一门古代医学体系，实在是突然又茫然。

其次，陌生的语言。已经习惯于现代语言环境的中医学生，不仅要接触中医学的原著，而且要领会文中之意，面对浩瀚的中医著作，文字是陌生的，习惯于简化文字的大学生们阅读繁体字的中医书籍，虽能阅读下来，却比较费力；语言逻辑也是陌生的，习惯于白话文叙述方式的大学生们，常常循着中医古籍的语序，依白话文的阐述规律理解语义。

其三，陌生的文化形态。已习惯于现代文化认知规律的中医学生，领会中医理论时习惯地寻找事物的实体，把中医理论中的名词、术语认作概念，寻找概念之间的演绎关系，这种认知方式却不能理解中医学的真正含义。面对中医学陌生的文化形态，中医学生只有盲目地死记硬背。

2. 中西文化的碰撞　中医学生在现代文化环境中学习中医学，两种文化和两种思维方式的碰撞，典型地体现在学习过程中。

（1）自然观的碰撞　现代科学文化认识客观世界的基本出发点是从物质世界的实体出发解析形态结构，分析它的构成，把握它的内部联系。因此，现代科学关于客观世界的基本出发点是构造性自然观，近、现代科学所有关于物质世界的基本理论都是由此出发。例如，客观世界是由物质组成的，任何物体的物理最小单位是分子，分子是由原子组成的。西医学建立在构造性人体观基础上，人体解剖学、生理学、病理学是它的基础理论。学子们很容易接受西医学的理论，必然与中医学的理论发生矛盾。如中医学认为"心主神明、主神志""肺主治节""脾主运化"，可解剖学认为心脏是血液循环的中心，大脑才是思维的器官；脾脏是一个退化的器官，中医怎么说是生化之源；"三焦"到底指的机体哪些部位，怎样才能观察到；脾与胃、心与小肠、肝与胆等脏腑的表里关系能不能在解剖中证实等问题。中医基础理论与解剖学哪一种理论是正确的？中医学生没有能力分辨。更有甚者，当讲到气与气化时学生竟发问，人体内还可以冒烟吗？实不知，中医基础理论的关于人体结构与功能的阐述根本没有建立在构造性人体观的基础上，而是在中国传统文化关于客观世界有机动态自然观基础上形成的藏象学说。

两种文化的自然观碰撞于中医学生的认知过程，如果站在文化学的高度，具备分辨不同文化形态的能力，则可以分别从西方文化和中国文化理解解剖学和藏象学说的实质，但现实的绝大多数中医学生还不具备这种分辨中西文化形态的能力，必然给正确领会中医理论的含义带来相当大的阻力。

（2）思维方式的碰撞　任何文化都是人类在社会实践的基础上经过一定的思维加工

创造出来的，但是，不同民族的文化积淀可以表现出不同的思维方式。近、现代科学文化主要经过的是以抽象逻辑思维为主导的思维道路，中医学生在中学阶段接受现代文化知识的同时，也接受了现代文化的思维模式，又在现代文化生活中得到巩固，可以说已经形成了以抽象思维为主导的认识事物和学习知识的思维模式。中医文化是在中国传统文化的土壤中滋生和发展的，它是中华民族思维的产物。我们的祖先在认识客观世界的过程中主要经过的是以形象思维为主导的思维途径，古时中医在创造中医文化的过程中也经过了这样的思维模式，认知中医文化同样需要运用形象思维的思维方式，才能理解中医理论的思维过程，准确地领会中医理论的含义。

但是，绝大部分中医学生并不懂得这个道理，也不知道什么是形象思维，只是在学习中习惯地运用抽象思维模式理解中医知识。例如，习惯找实体，中医理论所述的"心""肝""三焦""肾水""气""气化"等，既然是体的内存在，那么打开人的机体就应找到上述词语的实体，如果找不到就认为是虚构的，不是科学的理论；又如中医气化学说的，"升、降、沉、浮"也是看不见摸不着的虚构，学生们则认为没有实体的理论是不可思议的；再如，学生如果接受了"肾属水"观念，却难以理解肾还能主火，是温煦全身的命门之火的含义。学习中医学过程出现的中、西文化碰撞，是学习中医学的关键性矛盾，绝大部分中医大学生不能自觉地解决这个矛盾，深刻理解中医理论就是一句空话，不理解的知识很难激发其学习的热情，但为了应付考试，只有死记硬背，时间一久，全都忘完。这是现时中医教学中普遍存在的问题。

3. 学习的负迁移　中医学生在现代文化环境中学习中医学所产生的陌生感和文化碰撞，很容易引起学习的负迁移，从而大幅度降低学习效率。

所谓学习迁移，是学习心理学研究中一个重要概念，是指人们在学习新知识的过程中，总是充分利用大脑中已有的知识参与新知识的认知活动，原有的相关知识对新知识的认知产生一定作用的现象，称为学习的迁移。如果原有的相关知识对新接触知识的理解、记忆产生促进或增强作用，提高学习的效率，称为学习正迁移；反之，如果原有的相关知识对新知识的学习产生一定的干扰，使学习过程不能正确领会新知识的含义，从而降低新知识的学习效率，这种现象称为学习负迁移。

中医大学生在学习中医文化的过程中，必然利用原有的文化基础，如果学生拥有扎实的中国传统文化基础，并且有自觉分辨中西两种文化形态的能力，就可以有效地克服现代文化给学习中医学带来的负迁移作用。事实上绝大部分学生基本上认识不到这个问题的性质，也没有分辨中西文化形态的能力，造成学习中医学的负迁移现象普遍地存在于中医生的学习过程中。

其一，现代文化基础引起的负迁移。在接受中医知识的认知过程中，学生们必然要利用原有的知识理解新学的知识，已有的知识属于近、现代科学文化的（即西方文化）的范畴，它们之间不能相互通融，不能互相解释、相互演绎。而中医学生很容易习惯而盲目地引用已知的知识理解中医学知识，例如，学习中医理论的藏象学说时借助解剖学、生理学关于心脏的知识领会中医学的"心"；用关于肺脏的知识理解中医学的"肺"；用关于水的代谢原理理解中医学的"运化"。所有这些都不能帮助学生正确理解中医理论的准确含义。值得重视的是中医大学生学习的负迁移现象，普遍地存在于学习过程，从而在认知过程的核心环节——理解过程中干扰了中医知识的学习，从而降低了学习效率。

其二，思维方式引起的学习负迁移。思维是认知新知识的重要环节，任何知识的理解、吸收都必须经过这个环节，只有这个环节才能使新学知识与本人已有知识建立起有机的联系，成为他本人已掌握知识网的组成部分。但是，中医大学生在现代文化环境中养成的抽象思维习惯，却无助于中医知识的认知过程，其主要表现形式有：第一，寻找中医理论的概念体系，如学习藏象学说时，总是习惯地寻找中医理论关于人体结构与功能的抽象概念，寻找中医理论名词和术语的定义，以及这些定义所规定的概念；第二，寻找中医理论之间的可演绎关系，如中医理论认为五脏都属阴的，五脏的所有功能都应当属阴，可为什么"心"还有"心火""心阳""心气"，"肝"还有"肝火""肝阳"等。

学习中医学的负迁移现象是在现代文化环境进行中医教育的必然现象，解决这个问题的根本出路在于遵循中医文化认知规律办学。

三、遵循中医学的认知规律

几十年来现代中医教育的实践证明，在现代文化环境中办中医教育，必须遵循中国传统文化的认知规律，按传统文化特有的认知方式进行教学。

1. 学习是特殊的认知活动　认知，是人们感知、认识世界，进而获得知识的普通心理活动，是心理学研究的重要内容。近半个世纪来，西方哲学家把人的感知认识和获得知识的心理活动作为专题研究，形成了一门新兴的认知心理学。1967年美国心理学家尼塞尔出版了《认知心理学》专著。认为人们获得知识的途径主要有两种，一种是在社会实践中经过感官的感知，再经过理性思维形成对客观世界的理性把握；另一种是通过传授的方式直接获得知识，即通过学习获得知识，学习是一种典型的认知心理活动，每个人所获得的一切知识，除少量是本人在实践中通过感觉和思维加工获得外，绝大部分的知识都是通过学习获得的。中医学生在中医院校学习中医学是获得中医知识的认知活动，它遵循着认知活动的基本规律。

2. 认知学习的基本规律　认知活动是一种复杂的心理过程，包括感知、理解、识记和回忆等四个环节。第一个环节是感知。学习的感知不是对客观事物的感觉，而是对知识信号的感知，是书本的文字信息或老师讲解的语音信息，求知者在学习过程中首先对获得的知识信号在大脑中转换知识信息，这时还不能说已经获得了知识，因为这时的知识信息只表示了客观事物是什么和怎么样。第二个环节是理解。要将获得的知识信息转化为掌握的知识，必须经过特殊的思维活动，这种思维活动不同于宏观认识论的理性加工，而是利用学习者大脑中已有的相关知识，对新接触的知识进行辨认、归类、组合等，将新接触的知识与已有的相关知识建立起有机的联系，即把新知识植入已知的知识库中。植入就是填补知识库的空白，扩大原有知识的知识网。上述过程即为学习中的理解。只有理解的知识，才是学到的知识。第三个环节是识记。学习知识的识记有两种形式，一种是对知识信息的直接识记，例如学习英语单词或课文，不论理解不理解，只是背诵；另一种是理解了的知识，即已与大脑知识库中建立有机联系的知识的识记。一般来说，后者获得的知识利于记忆，前者强行识记的知识，难以识记。第四个环节是知识提取，即回忆，人类所有学习的知识都是为了需要的时候能及时提取出来，从而在新的认识或思维过程中发挥作用。以上四个环节是完整的知识认知心理过程。

3. 中医知识的认知规律　学习中医学的认知过程必须遵循认知的一般规律，由于学习内容与文化环境的反差，使学习的认知过程表现出极大的特殊性。首先，感知过程。学习中医知识的认知过程同样从感知开始，因为中医的理论著作和中医教材关于中医理论的关键论述都是以古汉语为载体的，陌生的语言表述形式，为学生顺利获得知识信息带来一定的困难。近些年来中医教材的改革，逐渐用现代语言叙述中医理论，却失去了中医原著的滋味，原著中丰富的古代文化气息和蕴含的思维经过都体会不到了，因此学习中医学最好多读中医经典原著。

其次，认知思维。认知思维的环节是学习知识的理解过程，我们以学习中医基础理论的原著为例，其理解的微观过程表现出以下的细节：理解词义。原著的文字所含词义，绝大部分不同于现代汉语同样文字所表示的词义，必须借助古汉语的知识，逐个认知词义，理清语意。在理解词义的基础上，循原著阐述的语言顺序理清语意，并循着语序寻找原著的思路，根据思路的发展体会其中的思维方式，反复体会文中之意。想象和联想是理解中医原著时的实在因素。例如《黄帝内经》关于水在体内的代谢过程有这样一段叙述："饮入于胃，游溢精气，上输于脾，脾气散精，上归于肺，通调水道，下输膀胱。"当逐个认知了"饮""游溢""精""气"等词语的含义后，循着叙述的展开，在大脑中渐渐形成一个水饮入胃，在肾火温煦下胃中之水雾化为精微，转输于脾，由脾运化输布气化的精微上升归于肺，肺将水之精微像雾露那样输布全身，并循水道入膀胱。第三个细节是整体性概括。现代科学理论的学习过程是从个性事物的概念入手，根据理论阐述的逻辑，利用已有的相关知识，经判断、推理等一系列思维活动，形成对事物本质和联系的把握。中医理论的学习是通过一个个词所表示事物的观念，寻求事物之间的动态联系，最后在整体层次把握事物，并以事物的整体动态概括，实现对事物的把握。如在理解中医学关于某一个病证时，先依症状的描述掌握病证的基本情况，再循着分析病机的思路逐个形成每个症状的体内病机，最后逐渐在思维中形成一个动态的整体的病机形象，只有完成整体病机形象的概括才能实现对中医证的理解。上述关于认知过程的描述，是对古典中医理论认知过程微观机制的剖析，在通常情况下不一定每个人的认知过程都表现出如上细节。如果有很好的传统文化基础，他对于中医理论的认知过程可能很简单很容易理解，不会表现出上述复杂的认知细节。反言之，一个生疏于传统文化的学习者，面对复杂的中医理论阐述，在理解过程中则常常表现出上述认知过程。

其三，认知偏差。由于中医大学生的现代文化基础和抽象思维习惯，使他们在学习中医学知识的过程中常常表现出认知的偏差。其一是依现代汉语从字面上理解中医理论的阐述，其结果根本不能正确理解中医理论的含义。其二是不阅读中医原著，主要依靠中医教材对中医理论的白话文解释，使学习效果始终停留在一知半解的水平。其三是习惯地运用抽象思维的方式理解中医理论，习惯地寻找体内实质，将"脾"理解为脾脏，寻找"脾主运化"的体内实体；或者试图从中医理论中寻找推理的过程等。这些不当的学习中医的认知方法普遍地存在于中医生的学习过程中，是学生难以学到中医学真谛的主要原因之一。

其四，认知识记。任何知识的学习只有在理解的基础上记忆，如果在学习的理解阶段能充分利用已有的传统文化知识，循着中医学本来的思路，运用形象思维的方式理解中医理论的含义，把新学的知识与原有的传统文化知识建立起有机的联系，这样的学习必然有利于识记。反之，不当地使用学习方法，习惯地引用现代文化知识理解中医学，必然不能准确理解中医理论的含义，其识记只能是机械地死记硬背，其记忆效率非常不佳。

4. 遵循中医文化的认知规律办中医教育　中医教育在现代文化环境中表现着特殊的认知规律，中医教学应该适应其特殊性，遵循特殊的办学规律。

首先，必须从思想上把中医教育同现代文化教育区别开来。如果把中医教育与现代科学文化的教育等同起来，则违背了中医文化的认知规律。中医教育的办学、教学和学习三方都必须清楚地认识到，中医教育是在现代科学文化环境中办的传统中医学的教育，如果不明确这个特点，就很容易偏离传统文化教育的方向。办教育者应制定一系列的适应中医文化教育的政策和行政措施，不断检查、督促中医办学的传统文化方向；教学者应时刻将传统文化的传授作为宗旨，时刻注意把现代文化与传统文化区别开来，注意提高学生分辨两种文化的能力；学习者应时刻注意传统文化的训练，尤其不能把中学阶段的文化知识和思维方式带入中医学的学习过程中。

其次，将中医教育与中医院校办学区别开来。中医院校办教育可以根据社会发展的需要，拓展办学方向，为社会培养多层次、多专业的专门人才。中医教育是一种专业教育形式，它的宗旨就是培养出继承中医事业的专门人才，一切办学政策、措施、教学计划、教学过程，都应围绕这个目标，因为中医教育的目的最终是要为社会培养出一批又一批的能运用中国传统文化的知识认识和解决医学问题的专门人才。

其三，学习中医学之前，必须打下坚实的中国传统文化基础，包括中国古代哲学、古代汉语、古代科技，以及传统医学文化学、现代哲学认识论等。建立以文化基础、思维模式、文化氛围等因素为核心的立体文化结构，为学习中医学打下坚实的基础。

其四，必须遵循先学中医再学西医的中医人才培养规律。现代科学（包括西医学）的课程绝不能早于或同时开设于中医教学过程，否则学生绝对学不到中医学，只有当中医教育达到培养中医人才的目标后，才能根据社会发展的需要或个人的志愿适当选修部分现代文化课程。

第四节　中医思维能力训练

一、为什么要进行中医思维能力训练

中医教育是在现代科学环境中，对打下现代科学文化基础的中学毕业生，跨进中医药高校学习中医学类专业生的大学生，实施中国传统文化、传统中医学的继承性教育，由于历史时代的差距、文化的差异和认知思维模式的不同，必须对中医学类专业的大学生进行中医思维能力的训练。

1. 学习中医学的困难 进入中医院校学习中医学类专业的大学生们，刚在中学阶段打下现代科学的文化基础，转而进行传统而古老的中医学的学习，犹如突然掉进两千多年以前的文化深坑，思维立即出现模糊状态，学习出现了极端的困惑。对于同学们来说，应当主动思考为什么会出现困惑，又该怎样走出困境。

（1）学习中医学的困惑 首先是不理解中医理论的名词、术语，如气、气化、正气、邪气等，其含义是什么，很难懂；其次是中医理论关于人体结构的描述都没有实物的支持，如藏象学说本是回答人体的结构和组成，却在人的机体中找不到相应的实体；其三是找不到中医理论的逻辑关系，其名词和术语的含义都不是抽象的概念，更找不到其中可演绎、推理的逻辑关系，如心为什么可属阴又可属阳等；其四是中学时学的文化知识大多用不上，中学阶段学了大量的数、理、化知识与中医理论没有递进关系，在学习中医学时基本用不上；其五是中医学专业课的任课教师教学中最大的困难是学生不理解，青年教师大多没有经过临床实践的历练，很难联系临床实际说清中医学理论的含义；其六是中医学的理论本是关于人的机体是什么和怎么样的阐述，为什么都不能展现其实体存在，为什么不能借助实验的方法辅助教学；其七是中、西医学理论交替开设于同一个学业之中，同一类事物却有不同的理念、不同的阐述，学生很难在学业中获得如何区别和驾驭中、西医学的能力。

（2）问题的严重性 中医学生在学习中医学的过程中所出现的困难由来已久，并且普遍存在于中医教育的各个环节。首先，严重影响中医教学效率。学生在课堂上听不懂教学内容，不理解知识点的正确含义，更难以在整体层面把握中医学各相关科目的知识体系，期末考试成绩全是死记硬背出来的，一个学期下来，不少学生感到没有学到中医学的多少知识；整个学业结束了，毕业了还没有真正体会到中医的感觉。其二，专业思想不稳定。学习中医学遇到困难，又找不到突破困境的途径，必然引起对专业认知的疑问，甚至怀疑中医学的科学性。其三，西医化的趋势。由于找不到学习中医学的有效方法，西医学的理论和技术却容易接受，加之见习、实习的西医化倾向，导致最后的结果是，绝大部分的中医类专业毕业生都不能坚持以传统中医理、法、方、药的理念和原则从事医疗实践。其四，如果上述情况不能有效地改变，当老一代中医整体离开临床第一线后，中医事业的后继乏人、后继乏术的结局将是不可避免的。

2. 寻找走出困境的途径

（1）值得反思的学习方法 现代中医高等教育体制基本上是采用现代科学的专业教学模式，但是中医学与现代科学有着不同的文化形态，如果运用现代科学的教学方式则不利于中医学的传承。其一，中医学生在不理解中医知识点含义的情况下，主要依靠背诵教材的学习方法难以系统学到中医学；其次，学习中缺乏自主学习和独立思考的学习能动性；其三，将西医专业课与中医专业课置于同等地位，很容易冲淡钻研中医专业课的信心。

（2）应当进行中医思维能力训练　欲学到中医学，欲悟到中医学的真谛，必须了解和熟悉古代中医人创造中医学的思维本质和规律，进行中医思维能力训练。其一，应当了解和理解中医传统思维，只有了解和理解古代中医人是怎样认知思考人的健康和疾病的方式和特点，才能为遵循传统中医思维创造基本条件；其二，应当熟悉和了解传统中医认知思维的观念、理念、方法和技巧，才能为有效进行中医思维能力训练寻找方向；其三，有计划地进行思维的训练，因为中医思维能力训练是一个复杂的工程，需要认真研究，精心设计，形成一套完整的寓知识、理论和规范为一体的训练体系。

二、中医思维能力训练

1. 学习中的中医思维　学习中的中医思维不同于学西医学课的思维，它们分别表现为不同的文化思维体系，中医思维属于中国传统文化的认知思维体系，而学西医学的思维属于现代科学文化思维体系。关于中医思维的认知，本教材已在第二章中进行了系统的论述，本节主要从中医学生进行中医思维能力训练的角度做进一步的专题阐述。

中医学生可以联系自己的思考活动及其对客观事物的认识，体会关于思维的含义，因为你在清醒状态下每时每刻都在思考，理解了思维一词的含义，你就容易理解中医思维了。

学习中的中医思维有如下三层含义。

其一，学习中的中医思维是指在学习中医学活动过程中的思考活动。如中国古代人思考自身疾苦的原因，寻找解除疾苦的办法；中国古代人思考人体内部都有什么结构，各部分又分别起什么作用；中国古代有人专门从事为人解除疾苦的社会实践，思考各种病症的原因和病情，寻找解除疾苦的办法，促进人体恢复正常活动；现时代的广大中医人员运用传统的中医理论和技术诊治疾病过程中的思考等。这些都属于中医思维。

其二，学习中的中医思维的本质是"中"，换言之，中医思维是中国传统文化在认知人的健康和疾病领域里的具体体现，这是中医思维"中"的核心含义。如中医思维运用的语言是汉语言，运用的文字是表意性汉字；中医人认知的基本观念是遵循中国传统文化的有机动态自然观，从"天人合一"的基本认知观以及事物的动态联系中把握事物；中国古代自然哲学、人文哲学、人伦哲学，以及天文、地理、气象等知识都是中医人认知思考的基础性知识。可以说，没有中国传统文化就没有中医思维。

其三，学习中的中医思维属于中国传统思维的范畴。中医思维不是现代思维，而是古代的思维，是学生们体会古代人在中国传统文化的环境中，在认知和解决医学问题的实践中逐渐形成的思维体系，现时代的中医人运用传统中医理论和技术的思考人的健康和疾病问题，属于传统中医思维的传承。

2. 中医思维能力

（1）能力　首先，能力是人社会实践力的综合体现，也是作为一个个体的人基本素质的核心；能力是人的社会存在的基本体现，一个人之所以能生存在大自然之中，之所以能生活在人类社会之中，是因为人能不断地获得和增强生存和生活的能力。人的实践能力可分为认知能力和动手操作能力，人在自然和社会中生存并生活，必须不断地认识客观事物，在一定程度上把握客观世界的本质、规律和联系，不断丰富和深化自身的知识；同时不断地锻炼自己的动手操作能力，进而不断地提高自己的劳动能力，其中包括脑力劳动和体力劳动，不断地为社会也为自己创造越来越多的物质和精神生活资料。其次，能力表现为一种心理驱动力，具有极强的主观能动性，也具有社会性的特点，因此，人的自然本能不属于素质性能力的范畴。其三，能力可以不断增强，能力可以通过学习、练习和训练等途径不断得到加强，如人的观察能力、思考能力、语言表达能力、记忆能力等都属于素质性并可以不断提高的能力。

能力不同于本能。本能是人不经学习和练习就可以进行的活动，例如吃饭、走路、视物等。能力体现着人的主观性，其本质特点有三。其一，能力都是人有目的的行为，人的任何积极的劳动都是在一定的目的支配下进行的；其二，能力的体现过程都可以创造价值，为社会创造财富；其三，能力的体现过程是可以调节的，可以施用适宜的方法体现能力的能动效率。

每个人都有自己的梦想，每个人都有自己的愿望，但是从现实到梦想，从现实到实现愿望，中间还有一定的过程或距离，意志支配下的行动力就是能力，意志是行动的原始驱动力，因为意志可以不断地推动人的能动力，调整行动的方向、方法和策略，直至达到人的目的。

（2）思维能力　人的社会实践能力有两大内容，一是认识客观世界，二是适应和利用客观世界，这两大内容都离不开人的认知思维，只有较强的思维能力，才能正确地把握客观事物，才能有效地从事一切创造社会效益的实践。思维能力是人的精神状态的支持力，因为人的一切精神活动都是由思维活动作为支撑的。思维能力是人的思想状态的表现力，因为人的一切思想、观念或理论，以及人们对事物的态度，都来源于人的思维能力；思维能力还是一切创造力的源泉，人类的一切发明，一切创造，都必须有思维的参与。

智力正常的人都有一定的思维能力，没有思维能力就不可能自立于社会，人的认知客观事物，适应自然和社会环境，利用自然和社会以生存和发展自己，都需要思维能力，这是最基本、最一般的思维能力。

人与人的思维能力不可能都一样，由于人们社会实践行业的不同，人们的心理素质和兴趣不同，人们所获得的知识不同，人们所表现的思维性质也一定不同，一部分人可能表现出与众不同的思维能力，例如有人心算能力很强，有人理论推理能力很强，有人想象力与众不同，有人艺术创造能力很出色等，都说明人的特殊思维能力的存在。

人的思维能力可以通过思维获得产物的质量和数量来评价，这是衡量一个人思维能力效率的重要参考。人的思维能力又可以通过一定的学习和训练不断得到提高。

（3）中医思维能力　是中医专业人员在从事中医医学活动过程中所体现的思维的心理驱动力。与社会一般人的思维能力相比，与西医人员从事西医医学过程的思维活动相比，这是一种特殊的能力。

中医思维能力是一种综合认知能力的体现，其中包括阅读、领会中国传统文化著作的能力；阅读、领悟中医经典著作以及历代中医文献的能力；运用中国传统文化的知识和传统中医理论认识并解决健康及疾病问题的能力等。

对于在中医药高校学习中医学的学生们来说，中医思维能力首先体现在理解中医学的知识、理念、观念、理论和技术的效率上；其次体现在有效地利用中国传统文化的知识，较为准确地领会老师在课堂上讲解的中医学课程内容；其三能在老师的指导下阅读并理解有关中医相关文献；其四能利用学到的知识和理论独立思考并解决学习中的问题，逐渐培养自主学习中医学，获得中医学真谛的能力；其五体现在能自如将所背诵的经典运用于学习、理解中医理论知识的过程。

3. 中医思维能力训练　所谓训练，即通过一些规范和科学的方法，将相关知识或技能以训导和练习的方式，使训练者逐渐获得一种能力。

中医思维能力训练的目的是为中医学生驾起一座桥梁，这是一座从现代科学文化通向中国传统文化，通向中国传统医学的桥梁，学生们可以借助这座桥梁获得理解和领悟中医学理论和技术的能力，从而达到帮助学生学到、学好中医学的目的，达到激发学生们对中医学的兴趣和热爱中医学热情的目的。

中医思维能力训练的性质属于技能性训导和练习，因为中医学的文化特质所限，不能通过实物、实体、图案、测量等实验性手段和方法辅助教学，却可以利用中医认知思维的特点，根据古代中医人主要依靠以形象思维为主导的认知思维之路，熟练掌握"司外揣内""医者意也"等认知思维方法，设计模拟古代中医人的思维之方式、方法，使学生们实际感悟古代中医人的思维过程和特点，这种实训的教学方法实质上属于实验的范畴，是模拟实际思维的体验。

中医思维能力训练的意义，首先在于有利于提高中医学生的学习效率，因为这种训练有利于学生们较快理解、领悟专业课的教学内容，有利于学生们快速进入中国传统文化、中医文化的认知思维境地；其次在于弥补文化的不足，因为中医学生们非常缺乏中国传统文化、中国文化传统思维模式的底蕴；其三在于为中医高等教育探索新的教学方法和途径。

中医思维能力训练应当遵循一定的原则：其一是科学性，中医思维能力训练应当充分利用现代科学技术，吸收现代思维科学研究的成果，以设计先进的思维训练途径和方法；其二是适应中医思维的需要，适应中国传统文化思维规律的需要；其三是寻找中医学生们乐于接受的方法，使他们在轻松、兴趣浓厚的环境中学习；其四是循序渐进展开，因为能力的获得是一种慢慢获得的过程，不可能通过一两次引导或练习就能达到要求的水平，应当根据学生的文化基础和兴趣趋向，设计由简单到复杂，由近及远的训练计划，并在进行中不断总结经验教训。

三、怎样进行中医思维能力训练

1. 中医思维能力训练的内容　中医思维能力训练的主要内容有知识训练和技能训练。

（1）思维知识的训练　有关于思维学理论和知识的学习；关于文化学方面知识的学习和驾驭；关于中国传统文化的了解；关于中医药文化的系统理解。

思维学知识的训练是进行思维能力训练的基础，一定要了解关于思维的知识，其主要内容如下。

其一，关于思维含义的理解，思维有两层含义：一是在理论、理念、知识层面的含义，这是在人对客观事物认识获得的思想层面对思维概念的解释；另一层含义是在思考活动这个层面对思维的解释。中医思维能力训练主要在思考活动的层面理解关于思维的含义。

其二，关于人类思维活动生理基础的理论和知识的学习，这是利用现代科学关于生命科学、人体科学等学科对人类思维活动的认知。

其三，关于人类思维的发生和发展，人类思维活动的主要表现形式及人类思维发展规律的理论的掌握。如果不能在人类思维发生和发展的层面理解思维和人类文化的创造，就难以驾驭中西文化，难以驾驭中、西医学文化。

其四，关于中华民族思维发生、发展、表现形式及其与西方思维的区别与联系，中西方民族是在什么层面走出了不同的认知思维之路。

古代中医与中国古代社会思维环境的关系，任何专业群体的认知活动都是在一定的社会思维环境中生存和发展的，中医思维与中国古代社会思维环境有着密切的关系，它们共同体现着中华民族认知思维心理活动的特征。

现代的中医学生是在现代科学文化思维环境中，学习中国古代传统的思维方式，他们生活的文化环境与学习中的中医思维有着巨大的差别，需要中医学生在学习中注意分辨和驾驭两种不同的思维。

（2）文化知识的训练　思维与文化有着密切的关系，进行思维知识的训练必须同时进行文化的知识训练。中医学是一种文化，中医人的医学活动是一种文化活动现象，中医思维能力训练必须进行与中医学相关的文化知识训练，因为文化是经过思维的桥梁创造的。

文化知识训练的主要内容包括：①关于文化释义的知识训练，文化的本质是什么，文化有怎样的分类，文化有什么作用等。②关于文化与思维的关系，如没有文化思维是否存在，思维与文化有什么内在的必然联系等。③关于人类文化的发生和发展，人类文化发展的规律等。④中国文化发生、发展的轨迹，中国文化的发展与中医学的生存和发展的关系等。⑤中西文化发展为什么走了不同的道路，这与当今中医事业的生存与发展有着什么样的必然联系等。⑥中国社会文化环境主导文化的变迁与中医思维的关系等。

2. 中医思维能力的技能训练　思维的技能主要包括思维方式、思维方法和思维技巧，思维技能训练则从上述几个方面进行。

（1）中医思维方式训练的内容　根据人类思维发生、发展过程所经历的主导思维方式，引导学生了解和理解人类曾经经历过思维方式，这些思维方式主要有动作思维、形象思维、抽象思维和顿悟思维；根据中国传统文化、中医学所表现的主导思维方式，主要引导同学们掌握形象思维的特点和规律。

（2）中医思维方法训练的内容　每一种思维方式都有其指导下的若干思维方法，如形象思维模式下的想象、联想和形象性构思则是形象思维的具体体现。

（3）中医思维技巧训练的内容　古代中医在借助形象思维认知客观事物的过程中，创造了若干技巧性思维方法，如司外揣内、比类取象、医者意也、意会等思维方法的运用。

3. 中医思维能力训练的实施　本章的内容属于中医思维学课的拓展教学内容，主要通过引导性训练使学生们逐渐领悟古代中医人认知思维的特点和规律。主要通过课堂引导训练与课外自主训练相结合的教学方法实施。

（1）课堂引导训练　主要利用课堂教学的条件，设计一系列学生们乐于接受的实际思维训练，起到实际体验的作用。

（2）课外自我训练　能力的训练不能主要依靠课堂上的教师引导，重要的是将训练内容和方法融于日常生活和学习，在生活中训练，在学习中训练，在独立思考中训练。

主要参考书目 ▷▷▷▷

［1］陈昌曙.自然科学的发展与认识论［M］.北京：人民出版社，1983.

［2］（英）洛克.人类理解论［M］.北京：商务印书馆，1983.

［3］钱学森.关于思维科学［M］.上海：上海人民出版社，1986.

［4］潘吉星.李约瑟文集［M］.沈阳：辽宁科学技术出版社，1986.

［5］王庆宪.中医思维学［M］.重庆：重庆出版社，1990.

［6］杨善民，韩锋.文化哲学［M］.济南：山东大学出版社，2002.

［7］方汉文.比较文化学［M］.桂林：广西师范大学出版社，2003.

［8］姜守明，洪霞.西方文化史［M］.北京：科学出版社，2004.

［9］张岱年，方克立.中国文化概论［M］.北京：北京师范大学出版社，2004.

［10］王庆宪.中医思维学［M］.北京：人民军医出版社，2006.

［11］王庆宪，王海莉，王海东.中医思维学［M］.郑州：河南科学技术出版社，
2014.

［12］马伯英.中国医学文化史［M］.上海：上海人民出版社，2020.

［13］王海莉.中医思维能力训练［M］.开封：河南大学出版社，2020.

［14］王海莉，李根林.中医药文化探微［M］.郑州：河南科学技术出版社，2021.